群组化母婴保健

——助产士实用工作手册

主　编　翟巾帼

副主编　朱社宁　张宏玉　杨明晖

黎秋妹　周小利

北京大学医学出版社

QUNZUHUA MUYING BAOJIAN——ZHUCHANSHI SHIYONG GONGZUO SHOUCE

图书在版编目（CIP）数据

群组化母婴保健：助产士实用工作手册 / 翟巾帼主编. —北京：北京大学医学出版社，2021.10
ISBN 978-7-5659-2495-8

Ⅰ. ①群… Ⅱ. ①翟… Ⅲ. ①妇幼保健②助产士—手册 Ⅳ. ①R17②R192.7-62

中国版本图书馆 CIP 数据核字（2021）第 183429 号

群组化母婴保健——助产士实用工作手册

主　　编：翟巾帼
出版发行：北京大学医学出版社
地　　址：（100191）北京市海淀区学院路 38 号　北京大学医学部院内
电　　话：发行部 010-82802230；图书邮购 010-82802495
网　　址：http://www.pumpress.com.cn
E - mail：booksale@bjmu.edu.cn
印　　刷：中煤（北京）印务有限公司
经　　销：新华书店
责任编辑：张李娜　　责任校对：靳新强　　责任印制：李　啸
开　　本：710 mm×1000 mm　1/16　　印张：13.25　　字数：260 千字
版　　次：2021 年 10 月第 1 版　2021 年 10 月第 1 次印刷
书　　号：ISBN 978-7-5659-2495-8
定　　价：55.00 元

编者名单

主　编　翟巾帼（南方医科大学）

副主编　朱社宁（深圳市妇幼保健院）

　　　　张宏玉（海南医学院）

　　　　杨明晖（昆明医科大学第一附属医院）

　　　　黎秋妹（东莞市松山湖中心医院）

　　　　周小利（重庆医科大学附属第一医院）

编　委（按姓名拼音排序）

　　　　包金莲（深圳市罗湖区妇幼保健院）

　　　　毕　琳［大连市妇女儿童医疗中心（集团）］

　　　　陈蜜蜂（荆门市第二人民医院）

　　　　樊雪梅（南京市妇幼保健院）

　　　　黄美凌（广州医科大学附属第三医院）

　　　　江　会（上海市第一妇婴保健院）

　　　　李秋云（首都医科大学附属北京佑安医院）

　　　　柳韦华（泰山医学院）

　　　　陆天慧（安徽省妇幼保健院）

　　　　罗晓菊（四川省妇幼保健院）

　　　　田瑞华（首都医科大学附属北京佑安医院）

　　　　万　宾（山西省妇幼保健院）

　　　　王　芳（浙江大学医学院附属妇产科医院）

　　　　王香枝（郑州市妇幼保健院）

　　　　王宇波（汉中市中心医院）

　　　　吴丽雅（暨南大学附属第一医院）

　　　　邢新丽（聊城市东昌府区妇幼保健院）

　　　　于晶晶（江苏省人民医院妇幼分院 江苏省妇幼保健院）

　　　　张　蓟（郑州市妇幼保健院）

　　　　张金玲（四川大学华西第二医院）

　　　　周　菊［大连市妇女儿童医疗中心（集团）］

　　　　周明芳（重庆医科大学附属第三医院）

　　　　周　琴（江苏省人民医院妇幼分院 江苏省妇幼保健院）

　　　　朱　珠（南京市妇幼保健院）

　　　　邹文霞（广东省妇幼保健院）

秘　书　温雪恒（深圳市福田区妇幼保健院）

　　　　王雪岩（南方医科大学）

前　言

生命最初的 1000 天，从妊娠、分娩、产后到婴儿 2 岁之间，关系到两代人的健康。2021 年 7 月国家发展改革委、国家卫生健康委发布的关于印发《“十四五”优质高效医疗卫生服务体系建设实施方案》的通知中明确提出“提高全方位全周期健康服务与保障能力”。随着我国计划生育政策的调整和优生优育理念的广为接受，如何适应国家需求、促进我国妇幼事业由“保生存”向“促发展”的转变，提高生命最初的 1000 天的生命质量，是一项意义深远的事业。

最初认识到基于中心化的群组保健（centering-based group care，CBGC），是 2015 年我在美国德州医学中心就读博士学位期间。基于中心化的群组保健模型采用孕产妇围成一个圆圈的形式开展，舒适的环境和让人放松的沟通氛围，孕产妇彼此之间、孕产妇与促导者之间的平等、尊重和信任，让一种对生命的爱不由自主地流动在这个空间。我被深深地吸引了。这种我从未见过的和谐，是对孕产妇赋权的充分体现，改变了“医疗就诊”时紧张、忙碌的状态，是一种社会化的、融洽的、让人舒服的体验。

当时，我就树立了一个信念——一定要将 CBGC 全球群组化母婴保健服务模式带回中国。

在我的博士生导师 Lynda Tyer-Viola（美国德州儿童医院副院长）和 Mary Traub（贝勒医学院的助产部门主任）的引荐下，我认识了 Sharon Schindler Rising，一位了不起的助产人。她在 1993 年开发中心群组化产前保健模式（group prenatal care model，Centering Pregnancy），并在不断的摸索中开创了全球群组化保健（Group Care Global，GCG）机构。在我更加深入了解之后，我感到非常惊喜。我发现原来母婴保健在群组化的模式下，可以在满足常规产检内容的前提下，有更广泛的专业范畴，能够涵盖管理领域、人文沟通及团队建构技术等，并很好地融合在临床医疗工作中。其所提供的基于循证的母婴保健教材，采用游戏互动、小组讨论、情景模拟等灵活互动的教育方法，专业化的促导技巧，系统化的母婴教育体系，让原本狭小的就诊空间变成了一个广阔的社交平台，孕产妇和家庭成员、医疗服务提供者、社会工作者之间彼此认识、互相帮助、共同分享知识，是那么让人放松和舒服。

我一直在期冀着，希望有一天群组化母婴保健服务模式能够在中国开展，把它带给我们国内的家庭和助产同仁们。

终于，在 2018 年 9 月，Sharon 带领三名 GCG 国外师资，在中国深圳开展了首批全球群组化母婴保健的现场培训，受到了 43 名学员的热切关注。按照合约，我们原本仅仅招收40名学员。至今，我都还清晰地记得，增加的3名学员在课室门口守望着，恳请能够入班的眼神。我被深深地感动了，这也更让我坚定了群组化母婴保健服务模式能够在中国落地的信心。我也被GCG机构认证为中国首位顾问和培训师，致力于让更多的人了解群组化母婴保健服务模式。

之后几年，在我自己实施全球群组化母婴保健的过程中，我深深地体会到了它的益处。毫不夸张地说，每周与孕产妇的群组化活动都是我这一周所期盼的事情，我享受这个过程，我想这也是我们群组妈妈们的心声。在群组的活动中，有大家一起潸然泪下的场面，让我感动；也有大家一起欢声笑语的场面，让我开心。记得第一组群组妈妈和爸爸在分娩后抱着自己的宝宝来参加第一次产后群组化活动时，大家相拥祝贺，问候的话语、彼此热切的眼神远远超过了医疗服务提供者和就诊者的关系，更像是一场老朋友的聚会，让人难忘！

我在思考，作为一名助产士，能够让我的孕产妇和家庭得到更安全、更自然、更开心的服务体验；能够让我的工作伙伴医生和辅助人员更高效地利用工作时间，有更好的团队氛围；能够为医疗单位节约人力成本，形成品牌效益，实现更好的服务产出，促进更完美的医疗保健，这难道不是一名助产士的终极职业价值体现吗？

然而，我国助产学专业普通高等教育起步较晚，2017年我所在的南方医科大学才成为教育部首批公布的4所能够开设助产学本科专业教育的院校之一。当前从事助产工作的人员的知识结构和体系有待进一步完善，因为群组化母婴保健活动中对促导者的多学科专业知识、语言艺术、沟通技巧、倾听技术、组织管理能力和现场掌控能力都有较高的要求。我总结了近几年实施群组化母婴保健服务模式的经验，并且和多位国内各地的早期开拓者进行了经验总结。这就是我们编写此书籍的初衷。

写到这里，最后，衷心地感谢群组化母婴保健服务模式发展的今天，支持我们的所有机构和专家；编写年余，讨论删修数十次，殚精极虑的编委们；还有永远奋斗在母婴保健一线的同仁们，希望此书能成为您群组化母婴保健工作的得力助手。

翟巾帼

Jinguo Helen Zhai

2021年9月

To Helen,

Best wishes for successful spread of group prenatal care in China.

Warmly,

Sharon Schindler Rising

——Sharon Schindler Rising 为翟巾帼致辞

Jinguo Helen Zhai（China）

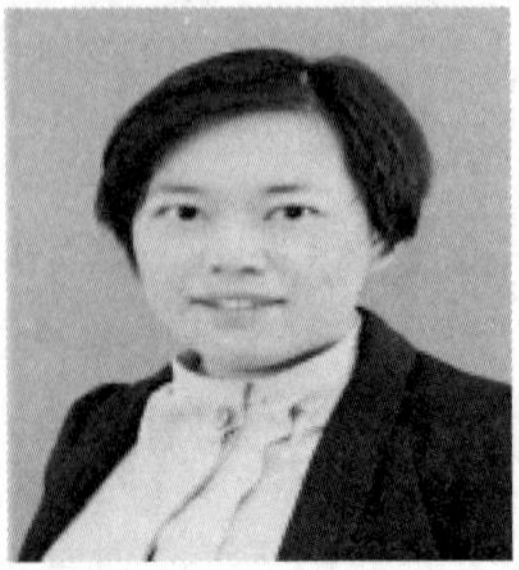

Jinguo Helen Zhai, Ph.D, Ass.Prof, RN, RM., is the head of the Midwifery Department at the Nursing School of Southern Medical University. She is the first midwife to develop and pilot group care with Group Care Global in China in 2018. She has been a PHD fellow at Baylor College of Medicine and Texas Children's Hospital for one year.

GCG 官方网站顾问/培训师介绍——翟巾帼
（https://groupcare.global/，2021 年 9 月 1 日）

目　录

第一章　群组化母婴保健概述

第一节　群组化母婴保健的内涵

一、群组化母婴保健介绍

全球医疗保健体系不同，服务模式也有所不同。然而，产前保健（antenatal care），也称“产前检查”，是世界各国为孕妇提供的一项关键性的母婴保健服务。产前保健是指孕妇在妊娠期所接受的医疗和护理服务，通过监测母胎身体、对妊娠期各种风险和问题进行早期识别和预防、健康宣教及社会心理支持，达到改善母婴健康结局的目的。

当前，群组化母婴保健服务模式在产前保健中的服务效率和有效性越来越受到关注。群组化母婴保健是在传统孕产期保健的基础上进一步提升的群组化模式的访视和保健，通过医务人员介入，孕妇共同分享和学习彼此的经验并参与自我为主导的母婴保健模式。该模式使传统的以医务人员为中心的服务模式转变为以孕产妇为中心，能够提供有效的、可持续的保健；将孕妇和临床工作人员从隔离的检查室带入更社会化的群组空间，从而提供了密切关注孕产妇主诉的机会，能够更加有效地改进分娩结局。

全球群组化保健（Group Care Global，GCG）机构于 2018 年在美国成立，与全球各卫生系统及站点合作，致力于改革对孕产妇及其家庭所提供的妊娠期及产后保健服务模式。这项工作建立在美国助产士 Sharon Schindler Rising 二十多年的中心群组化产前保健模式（group prenatal care model，Centering Pregnancy）的经验基础上。她在 1993 年开发此模式，并由 Centering Healthcare Institute 组织推行。翟巾帼博士作为中国首位 GCG 机构认证具备资质的顾问和培训师，在 2018 年 9 月首次在中国与 GCG 合作引入该项目，并在深圳开展了首批学员培训。

2016 年，世界卫生组织出台了关于产前护理的综合指导意见，强调了正向妊娠体验的重要性。进而将“群组化产前保健”确定为一种创新的保健模式，以利于提高医疗资源的利用率，改善孕产妇的健康状态和妇女的妊娠体验；表明其具有连续性服务的特性，且能满足个体需要，呼吁加强此方面的临床应用、推广和研究。

二、群组化母婴保健的工作范畴和特点

(一) 群组化母婴保健的工作范畴

群组化保健是一个基于社交关系的群组服务模型，在妊娠期、产后到婴儿2岁之间，即生命最初的1000天，为女性及其家庭以群体形式提供保健。可以在大型医院、诊疗中心、社区服务中心或妇女家庭照顾机构实施，由助产士、护士、医生或营养师、康复师及其他经过专业培训的社区健康工作者等担任促导者提供服务，为女性提供更多医疗保健的选择。目标是改变生命最初的1000天的保健服务模式。这一模式强调孕产妇是保健的主体，重视其价值观和能力，鼓励其在保健中的参与，促进正向反馈。促导者（facilitator）是负责提供全球群组化母婴保健服务的人员，包括主要促导者（provider-facilitator）和辅助促导者（co-facilitator）。主要促导者由医务人员担任，包括医生、助产士、执业护士、医师助理以及其他临床一线服务人员，辅助促导者可以由社区卫生工作者或其他与社区密切联系的人担任。群组化母婴保健服务模式通常由三个部分组成：健康保健、交互式学习和社区建设，这三个部分具体阐释分别为小组活动中所提供的健康保健，由促导者所引导的互动式学习和讨论，参与者之间所形成的稳定的同伴支持关系。这三个部分是群组化母婴保健必须具备的核心内容。

1. 健康保健　包括健康评估、健康教育和健康促进，且要求在群组的空间环境下进行连续性评估。健康评估过程应在群组的空间环境内进行。评估限制在3分钟之内，在群组化活动前进行，包括整体健康数据的评估、胎儿评估及其他的个人问题。孕产妇可在医务人员指引下采集并记录自己的健康数据，如体重、血压、胎心和尿液等简单检查，并采用自我评估表进行记录。除了高危孕妇需要增加门诊检查次数外，孕期检查全部在小组内进行。并且在这一过程中，促导者、辅助促导者和孕妇等人员各司其职，充分赋予孕妇自主性和互动性。在检查期间，促导者会为孕妇营造一种愉快、放松的氛围，如播放舒缓的背景音乐，便于孕妇之间进行交流。孕妇除了参与孕期检查和互相交流外，还会对重要问题进行讨论并自我评估。结束前，医务人员应与孕产妇一起制订一个定期持续评估的计划，并注意保护隐私。

2. 交互式学习　交互式群组体验是开展群组化活动的基础。孕产妇和家庭成员围坐成一个圈，参与并体验一种全新的保健模式。每次群组化活动都会有围绕孕产妇健康需求而设计的特定主题，整个群组课程应至少包括8次活动，每次活动1.5～2小时。每次活动由1位主要促导者和1位辅助促导者引导进行。每次的小组人数以8～12位成员为宜。在群组化活动中，通过良性的互动引导讨论的主题，为孕产妇提供有效的信息。在群组化活动前，促导者应接受过GCG系统、规范的倾听和促导技巧培训。促导技术有系统的学习体系和教学

方法，涉及医学专业领域、管理领域、人文沟通及团队建构技术等领域，且能够很好地融合在临床服务工作中，推广性强，如确认（Acknowledge）—群组成员建议参考（Refer）—返回提问者（Return）—信息联结（Thread）（ARRT）的促导技巧。鼓励群组成员之间进行分享、互动，不建议采用传统的说教演示。知识教育的接受方式由传统的被动接受转变为主动提出、积极讨论、深入思考和形成记忆的正向促进方式。在这一过程中，促导者依据结构化资料对孕产妇进行引导、鼓励和信息联结。

每一次课程都有预设的教育主题，但实际的内容依据小组设定的健康教育主题和孕妇所处孕周所带来的共同问题而定，相对灵活，但循序渐进，包括营养、活动、心理健康、家庭暴力、性健康等话题。例如，当处于妊娠中期的时候，孕妇们可能更加关注妊娠期肥胖、妊娠期糖尿病等问题；当处于妊娠晚期的时候，会讨论关于育儿经验的问题。根据需要，还会讨论一些孕产妇在生活中所发现的重要话题。活动中采用游戏互动、小组讨论、情景模拟等形式进行，不建议采取常规的说教式教学。注意在交流过程中给孕产妇充分赋权，鼓励孕产妇自主发问、探索、交流，注重提高产妇自我管理能力。活动期间给予每位成员同等关注，即时解答交流过程中出现的问题。活动结束后，采用评估工具来评估该话题是否有继续讨论下去的价值及下一次活动的计划。

3. 社区建设　为了达到社区建设的效果，每个群组的促导者、支持人员、孕产妇及家庭成员应基本固定。告知参与者关于隐私保密的要求。不鼓励携带孩子参与。最好准备一些健康适宜的零食和水。

在社区建设中，孕产妇能够获得三个方面的社会支持：①母婴保健提供者对孕产妇的支持：群组化保健模式下能够提供更具连续性、全面性的助产服务，给予专业的知识指导。②家庭成员对孕产妇的支持：群组化母婴保健服务中鼓励家庭成员，尤其是丈夫，积极参与群组化活动，学习生育相关知识和生活照顾。父亲角色对孕产妇的支持是改善夫妻伴侣关系的潜在策略，这将影响到夫妻关系、婴儿和家庭生活。群组化母婴保健模式能够有效地建立和谐的家庭关系，减少家庭矛盾，促进夫妻间的情感交流，进而给孕产妇带来极大的情感支持。③同伴间的相互支持：参与群组化母婴保健服务的孕产妇因孕周相近，往往具有相似的知识需求。孕产妇们通过互相分享信息、交流经验，能够获取彼此的相互支持，以更加积极的心态面对生育过程。特别是具有分娩经验的孕妇能够发挥榜样作用，增加群组中其他孕妇的信心，具有正向引导作用。

（二）群组化母婴保健的特点

与传统围产保健服务模式不同，群组化母婴保健模式具有服务个性强、连续性好、服务内容规范系统、孕妇参与性高、护理时间高效、差异化支撑性强及易于教学研究等优点。首先，在服务特点方面，传统的围产保健服务模式的地点多在一对一的诊室，由医务人员独立完成，服务提供者不固定；而群组化母婴保健采用一个团体的空间进行活动，活动地点的环境布局要求体现温馨、放松、平等的氛围。由医务人员和孕产妇共同完成健康检查，提供连续性的保健。其次，在服务内容方面，传统围产保健服务模式下，知识教育多采用说教式教育，与孕产妇互动较少，健康检查关注疾病预防和治疗；而群组化母婴保健的服务人员经过标准化的培训，依据结构化的教育材料，提供交互式教育，注重孕产妇赋能。且对于孕产妇的参与度来说，传统的围产保健服务模式下，孕产妇所得到的保健服务较为零散，缺乏系统化的体系；而群组化母婴保健服务采用一站式服务，涵盖内容更为全面，包括生理、心理、社会和行为因素等。再次，从时间管理和计划方面来讲，参加群组化母婴保健服务的孕妇在首次参加活动后，即约定之后 8～10 次产检的时间段，每次由 8～12 人组成一个小组，服务时间和服务提供者相对固定，能够增进医护与孕产妇之间的了解，减少重复性工作，提高工作效率，提升服务的连续性、动态性、针对性。

总而言之，群组化母婴保健的所有保健内容均是立足于小组这一整体性概念开展实施，能够形成一个多成员、互动性的管理模式。这种模式从根源上解决了医疗服务机构压力大、医疗资源占用率高的体系性问题，再利用多元化的教学方法调动孕妇学习和自我护理的积极性，提高孕妇对妊娠期保健服务满意度，可以达到医方和患方双赢的效果；且自我保健过程以家庭为核心，由医务人员对孕妇提供相关的知识和技能的支持，孕妇主动参与妊娠期以及分娩的多项决策，增加了孕产妇的自控感。

三、群组化母婴保健的意义

（一）对孕产妇的益处

孕妇们往往更渴望在一个群组化的信任的环境中分享敏感信息，以培养她们对生育的自信心。群组化母婴保健服务为孕妇、家庭成员提供更有趣的孕育时期，是一个学习和增进理解的时期；孕周相近的孕产妇在相同的地点和时间，由同一组促导者完成产检的同时，结成了良好的同伴关系，共同分享和成长；参与者之间更容易建立信任关系。参与者之间的人际信任促进了社会群体化的过程，作为彼此提供社会支持的基础。

与传统母婴保健模式相比，群组化母婴保健服务的优势有：①可以降低孕妇发生早产、极低出生体重儿和胎儿死亡的风险，且孕产妇参与群组化保健模式的次数越多，发生早产或低出生体重儿的概率就越低；②预防艾滋病的传播，包括减少性传播和母婴传播；③显著提高自然分娩率，提高母乳喂养成功率，更好地进行体重管理；④降低产后 6 个月内再次妊娠率；⑤促进孕产妇之间的知识和经验分享，增加彼此的交流，增强生育赋权，促进孕产妇对于积极生活方式的选择，提升自我保健能力，为个人提供更广阔的社区空间，收获更多的知识、关爱、支持和鼓励；⑥可以改善孕产妇的心理调适，表现为自尊感显著提高，心理压力降低和社会冲突减少，产后1年内的抑郁发生率降低。

（二）对医务工作者的益处

群组化母婴保健能够使医生、助产士、护士及其他人员组成相对固定的团队，塑造团队氛围；重新建构在医疗保健服务中风险评估和教育的理念，进而关注到影响女性健康的更广泛的社会决定因素，提高孕妇服务满意度；再者，能够让医务工作者更高效地利用时间，且具有趣味性，能够使医务人员在个人和工作层面体验到新的乐趣，增进与孕产妇的互相了解，便于做出医疗决策。

（三）对医疗体系/机构的益处

群组化母婴保健可作为一种解决妇女、儿童和家庭健康需求的一种创新的方法。在相同的就诊频次内，完成规定的产检内容，同时能够兼顾保健知识教育、社交联系建立、团体心理辅导，促进孕产妇自我健康评估、同伴互助关系的建立，体现了创新保健服务的连续性和个体化，能够提升服务对象的参与度和体验感。同时，群组化保健模式能够节约人力成本和时间成本，却可以实现完全不同的服务产出。该服务以循证为基础且具有成本效益，能够在确保医疗质量的前提下，降低医疗成本的可负担性。再者，其作为医疗机构一个很好的营销工具，能够增加就诊人数，提高医疗人员的工作效率，增加就诊者获得医疗保健服务的途径，减少非预期就诊率，使医务工作者充分利用诊疗时间。最终，能够促进更完美的医疗保健，更好的健康，同时降低医疗护理成本，促进医疗资源合理分配，提升医院服务质量，形成品牌效益，提升社会美誉度。

（翟巾帼）

第二节 群组化母婴保健的发展史、现状及展望

一、群组化母婴保健的发展史

（一）国外群组化母婴保健的发展史

20世纪70年代，美国孕产妇和卫生保健人员对传统的围产保健服务模式普遍不满，孕产妇强烈要求个性化、针对性、可积极参与的保健服务。1989年，美国公共卫生服务专家小组发布的声明中评判了传统的孕期保健模式，强调了孕期健康教育需要群组化的证据。在此背景下，1993年，美国助产士Sharon Schindler Rising开发了中心化孕期保健（centering pregnancy，CP）模式，强调孕妇是保健的主体，应重视其价值观和能力，促进其参与孕期保健，孕妇和健康照顾的提供者应正向反馈。之后，该模式被普遍推广应用，受到美国乃至国际范围内的广泛关注，在欧美各国广泛应用。当前，此模式广泛应用

于美国和加拿大境内的600多个中心，比利时、荷兰、英国、科索沃、苏里南、加纳、南非等国家或地区成立区域中心，有超过200篇/部相关的论文和书籍出版。在发展过程中又将“群组化产前保健”与“亲子群组化保健”结合在一起，范围扩大至群组化母婴保健模式。近年来，在尼泊尔、巴西、中国、坦桑尼亚、马拉维、墨西哥、埃及、尼日利亚和卢旺达区域中心的工作再次表明，群组化母婴保健服务模式能够适应不同国家的文化和医疗保健系统的差异。

（二）国内群组化母婴保健的发展史

在我国，2018年9月由翟巾帼博士首次引入全球群组化母婴保健服务模式，并得到GCG机构认证，作为国内第一个区域中心，开展了首批学员的现场培训。当时共有Sharon Rising等3名GCG师资及43名学员参加了培训，得到了学员们的高度评价。翟巾帼博士被认证为GCG机构中国首位顾问和培训师。此项目在我国具有实用性、新颖性，对孕产妇、医疗机构、医务人员都极具推广意义。

2021年6月30日，受GCG的邀请，翟巾帼博士作为GCG中国区域代表在第32届国际助产士联盟（International Confederation of Midwives，ICM）进行了中国区域全球群组化母婴保健项目的汇报（图1-1）。

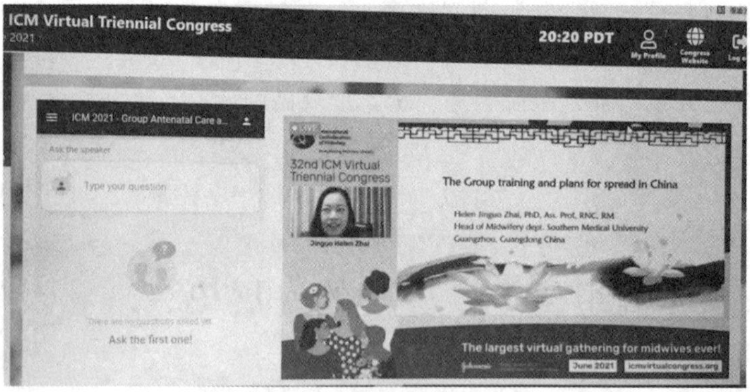

图1-1　翟巾帼博士在第32届ICM大会上作报告

二、群组化母婴保健的现状和展望

群组化母婴保健服务作为一种现代医学模式，其理念与我国所倡导的以孕产妇为中心的理念高度契合；能够突破“预约诊疗”的瓶颈，满足孕产妇需求，为孕产妇提供生理、心理及社会支持。群组化母婴保健模式的应用对我国传统的医学保健模式来说，既是机遇又是挑战，但无论如何，群组化母婴保健模式与传统模式相比，更加凸显了其连续性、动态性和反馈性。作为一种有效和科学的母婴保健模式，这是我国医务工作者在母婴保健方面进一步努力的方向。

1. 实施人员问题　群组化母婴保健模式的实施、管理和运行，依赖于助产士、医生等主要参与的医护人员，尤其是在临床实践流程中与孕产妇的沟通，彼此信任关系的建立。在模式运行中，医务人员是否能够成为一名优秀的促导者，将有着至关重要的影响。

2. 高龄、高危孕产妇问题　高龄、高危孕产妇往往需要更多的特定诊断及护理，这将有别于常规的群组化保健模式，需要专门开展高危孕产妇的群组化保健活动。

3. 与我国医疗保健模式的结合　只有通过与孕产妇的深入接触、与本土化医疗保健运行系统的整合，群组化母婴保健模式才能展现出“更好的医疗质量、更好的结果和更低的成本”优势，进行优化和传播。

（翟巾帼　黎秋妹）

参考文献

[1] https：//groupcare. global/，2021-09-01.

[2] Suze Jans，Zhai J，Rising SS. Stories from China，Little pearls，Group Care Global. Amsterdam：Medior Scientist Integrator，2020.

[3] Rising SS，Quimby CH. The Centering Pregnancy? Model：the power of group health care. New York：Springer Pub. ，2017.

[4] Pekkala J，Cross-Barnet C，Kirkegaard M，et al. Key Considerations for Implementing Group Prenatal Care：Lessons from 60 Practices. J Midwifery Women's Health，2020，65：208-215.

[5] Deibel M，Zielinski RE，Rising SS，et al. Where Are the Dads? A Pilot Study of a Dads-Only Session in Group Prenatal Care. J Perinat Neonatal Nurs，2018，32（4）：324-332.

[6] Novick G，Womack JA，Sadler LS. Beyond Implementation：Sustaining Group Prenatal Care and Group Well-Child Care. J Midwifery Women's Health，2020，65：512-519.

[7] 翟巾帼，陈小荷，沈健，等. 助产士门诊临床实践专家共识的构建. 护理学报，2021，28（05）：62-65.

[8] 翟巾帼，郑艳芳，蔡文智，等. 孕产妇对助产士门诊服务需求的调查分析. 中华护理杂志，2016，51（01）：45-48.

[9] Zhai JG，Hu X，Wen Z，et al. Promoting healthy lifestyle considerations during pregnancy in midwifery clinics in China：A best practice implementation project. Int J Evid Based Healthc，2020.

[10] Zhai JG，Elaine Jefford. Empowering Midwives Decision-making. London：Routledge，Taylor and Francis Books Ltd. ，2019.

第二章　妊娠 12～16 周群组化母婴保健

第一节　产前检查及报告

一、产前检查及胎儿健康评估

（一）妊娠期群组化保健的目的

妊娠和分娩是女性生命周期中一个特殊的生理过程，而影响妊娠过程的诸多因素会直接或间接地对孕妇或胎儿的生命健康构成威胁。因此，妊娠期间应该由产科医生定期给予产前检查，助产士动态给予健康指导，以助于及早发现孕妇或胎儿的健康问题，及早进行治疗及处理，预防妊娠合并症与并发症的发生，或将妊娠合并症与并发症造成的危害降到最低，使孕妇顺利度过妊娠期。妊娠期群组化保健是在群组化活动中通过定期系统的产前检查，即完整的病史资料收集、体格检查、必要的辅助检查、一般状态检查和健康教育指导，为孕妇及胎儿提供连续性照护，达到降低母儿并发症发生率及死亡率、减少出生缺陷发生的目的。

（二）产前检查的时间和频次

合理的产前检查次数不仅能保证妊娠期保健的质量，也可节省医疗卫生资源。世界卫生组织（WHO）于 2016 年发布的孕期保健指南指出，应产前检查的孕周分别为妊娠＜12 周、20 周、26 周、30 周、34 周、36 周、38 周和 40 周，共 8 次。根据目前我国妊娠期保健的现状和产前检查项目的需要，我国《孕前和孕期保健指南（2018）》推荐的产前检查孕周分别为妊娠 $6\sim13^{+6}$ 周、$14\sim19^{+6}$ 周、20～24 周、25～28 周、29～32 周、33～36 周、37～41 周，共 7～11 次。有高危因素者，酌情增加检查次数，并且强调在 12 周之前应有一次产前检查。在群组化保健中，产前检查应对母体和胎儿两部分进行健康评估并收集资料。

（三）产前检查的内容

妊娠 12～16 周期间的产前检查的内容包括：详细询问妊娠的经过、常规检查、必要的辅助检查、一般状态检查和健康教育指导。

1. 常规检查

（1）测血压：正常孕妇血压不应超过 140/90 mmHg，或与基础血压相比，升高不超过30/15 mmHg。

（2）称体重：应根据孕妇孕前的体重指数（body mass index，BMI）决定孕妇在整个妊娠期的体重增长阈值。2009年美国医学研究所（Institute of Medicine，IOM）修订的不同妊娠前BMI孕妇的妊娠期体重增长指南见表2-1。妊娠期体重控制不良会增加妊娠期糖尿病等合并症的发生。

表2-1　根据不同妊娠前BMI分类推荐的妊娠期体重增长（kg）（IOM，2009）

妊娠前BMI分类	单胎孕妇		双胎孕妇
	妊娠期总增重	妊娠中晚期每周增重	妊娠期总增重
体重不足（<18.5 kg/m²）	12.5～18	0.51（0.44～0.58）	暂无
正常体重（18.5～24.9 kg/m²）	11.5～16	0.42（0.35～0.50）	17～25
超重（25～29.9 kg/m²）	7～11.5	0.28（0.23～0.33）	14～23
肥胖（≥30 kg/m²）	5～9	0.22（0.17～0.27）	11～19

2. 产科专科检查　此妊娠周期需行腹部检查，必要时行阴道检查和绘制妊娠图。检查前告知孕妇检查的目的和步骤，以取得合作。检查时动作尽可能轻柔，检查者如为男医生，应有助产士陪同，注意保护孕妇的隐私。

（1）腹部检查：孕妇排尿后，仰卧于检查床上，暴露腹部，双腿屈曲分开，放松腹肌。

①测子宫底的高度：随着妊娠的进展，子宫逐渐增大，妊娠满12周时，子宫底高度在耻骨联合上2～3横指；妊娠满16周时，子宫底高度位于脐耻之间，子宫增长过度或迟缓均为异常。

②胎心音：妊娠12周时用多普勒胎心听诊仪经孕妇的腹部能探测到胎心，此时，胎心音多在脐下正中或稍偏左、右听得最清楚。胎心音应与子宫杂音、腹主动脉音、脐带杂音相鉴别。胎心率随着妊娠的不同时期而发生变化，妊娠第9～11周末可能达到最高175次/分，此后胎心率下降，至14周以后维持在110～160次/分。

③胎动：一般认为，初产妇于妊娠18周左右能感觉到胎动，而经产妇可提前至16周左右，胎动在一天内的变化规律是：晚上明显增加，午夜后显著减少，早餐有所增加，上午较少且有波动。正常胎动是胎儿状态良好的标志。

（2）阴道检查：妊娠早期初诊时已行阴道检查，若此妊娠期间没有特殊情况，应避免不必要的阴道检查。

（3）绘制妊娠图：将产前检查结果，如血压、体重、子宫底高度、腹围、胎位和胎心率等填于妊娠图中，绘制曲线图，观察图形动态变化，及早发现和处理孕妇或胎儿的异常情况。

（4）辅助检查及健康教育：每次产前检查都应根据我国《孕前和孕期保健

指南（2018）》进行辅助检查，并给予相应的健康教育及指导。其中常规保健内容、健康教育及指导和辅助检查中的必查项目适用于所有孕妇，有条件的医院或有指征时开展其备查项目。

3. 评估高危因素　对有不良孕产史（如流产、早产、死胎、死产史）、生殖道手术史、有胎儿畸形或幼儿智力低下史的孕妇动态评估。注意有无妊娠合并症，如慢性高血压、心脏病、糖尿病、肝肾疾病、系统性红斑狼疮、血液病、神经和精神疾病等，评估是否可继续妊娠；高危妊娠继续妊娠者，评估是否转诊。

4. 辅助检查　根据我国《孕前和孕期保健指南（2018）》，在妊娠 $6\sim13^{+6}$ 周行第一次检查，其内容为：

（1）血常规

①血红蛋白、红细胞比容、红细胞计数：协助判断孕妇是否贫血。

②白细胞计数：妊娠期若白细胞升高并伴有发热，应考虑感染可能。

（2）尿液检查：尿蛋白、尿糖、pH 值、尿比重，尿中是否有红细胞、白细胞及中段尿培养。

（3）血型：检验 ABO 血型及 Rh 血型，以便在妊娠期、分娩期出血时能立即备血，或有 Rh 血型出现母儿血型不合时便于及早处理。

（4）人类免疫缺陷病毒（HIV）及梅毒血清学筛查：在第一次产前检查时就应该做此项检查，若为阴性，应在妊娠 12 周后做第二次检查（若在窗口期检查，结果可能为阴性），若为阳性，应规范进行母婴传播阻断治疗。

（5）风疹抗体效价筛查：协助判断孕妇是否有对风疹的免疫力。

（6）肝肾功能、乙肝检查：协助判断孕妇肝肾功能状况。

（7）糖尿病筛查：空腹血糖水平，高危孕妇行 75 g OGTT（口服葡萄糖耐量试验）检查。75 g OGTT 的试验方法：试验前 1 日晚餐后禁食至次日晨，至少禁食 8 小时；试验前连续 3 日应正常饮食和正常体力活动；试验时在 5 分钟内口服含有 75 g 葡萄糖的液体 300 ml，记录口服第一口葡萄糖水的时间，分别抽取服糖前、服糖后 1 小时和 2 小时的静脉血，测定血浆葡萄糖水平；试验期间应静坐、禁烟。

（8）地中海贫血筛查（广东、广西、海南、湖南、湖北、四川、重庆等地区为高发地）。

（9）有死胎、死产史，胎儿畸形史和患遗传性疾病者，应检测孕妇血甲胎蛋白水平，羊水细胞培养行染色体核型分析等。

（四）胎儿评估

1. 基础超声检查　确定是否宫内妊娠，并明确孕周、胎儿数目、胎盘的位置及羊水量。

2. 产前筛查　产前筛查是减少出生缺陷儿，提高人口素质的一项重要工作。产前筛查试验不是确诊试验，筛查阳性者仅意味着患病的风险升高，并非是对疾病的确切诊断，需要进一步确诊；筛查阴性者提示风险未增加，即低风险但并非零风险。筛查是在知情同意的原则下，通过可行的方法对一般妊娠妇女进行检查，以发现子代具有遗传性疾病高风险的可疑人群。

（1）唐氏综合征：①妊娠早期，妊娠 $11 \sim 13^{+6}$ 周筛查：包括孕妇血清检查及 B 超检查胎儿颈项透明层厚度；②妊娠中期筛查：包括血清甲胎蛋白（AFP）、人绒毛膜促性腺激素（hCG）和游离雌三醇（E_3）；③妊娠早期及中期还应行超声软指标筛查。

（2）神经管畸形：无固定遗传方式，需要重点注意各种高危因素，再通过孕妇血清 AFP 检查和超声检查进行筛查。

①血清 AFP：可作为筛查指标，筛查应在妊娠 14～22 周进行。

②超声筛查：99%的开放性神经管畸形可通过妊娠中期的超声检查检出。

3. 产前诊断　对筛查出可疑者进一步确诊，是预防遗传性疾病患儿出生的重要措施。产前筛查和诊断均要遵循知情同意原则。

（1）绒毛膜取样术

①检查目的：早期诊断染色体异常、血友病、地中海贫血、肌肉萎缩症。

②检查时间：妊娠 $10 \sim 13^{+6}$ 周，通常在妊娠 10 周检查，其为有创检查，即在超声引导下取胎盘绒毛膜上的绒毛组织做染色体细胞培养或 DNA 分析，以检查胎儿是否有遗传性疾病。

③检查后风险：流产、感染。

（2）羊水穿刺

①检查目的：通过抽取羊水及羊水培养，协助诊断染色体病变或各种基因病变。

②检查时间：妊娠 16～22 周。

③检查后风险：阴道流血、轻微腹痛，休息后可缓解，极少数（<1%）可发生流产、胎膜早破。

二、产前检查报告解读

（一）血常规检查

（1）血红蛋白正常值 110～150 g/L。血红蛋白<110 g/L 及血细胞比容<0.33 为妊娠期贫血，其中血红蛋白≤60 g/L 为重度贫血。

（2）白细胞计数：妊娠期若白细胞升高并伴有发热，应考虑感染可能。

（二）尿常规检查

（1）尿液中若有尿蛋白，应排查高血压、低蛋白、水肿等。

（2）尿中若有红细胞、白细胞，可能有泌尿系统感染。

（3）中段尿培养有细菌生长，可能发生无症状菌尿。

(三) 血型检查

多数妇女为 Rh 阳性血，少数为 Rh 阴性血（俗称“熊猫血”），其为稀有血液，分娩前应提前备血以应对突发的产后大出血。

(四) HIV 及梅毒血清学筛查

若筛查为阳性，应行确诊试验，确诊后则应规范进行母婴传播阻断治疗。

(五) 风疹抗体效价筛查

筛查阳性者对风疹有免疫力，反之则无。

(六) 糖尿病筛查

空腹血糖：<5.1 mmol/L。

口服葡萄糖后 1 小时：<10.0 mmol/L。

口服葡萄糖后 2 小时：<8.5 mmol/L。

其中，任何一个时段的血糖值达到或超过正常值即可诊断为妊娠期糖尿病。

(七) 唐氏综合征筛查

唐氏综合征筛查（简称唐氏筛查）是根据母血指标来评估胎儿染色体风险的检查技术，一般在妊娠 $11 \sim 13^{+6}$ 周进行早唐筛查，在 $14 \sim 21^{+6}$ 周进行中唐筛查。该技术属于筛查技术，意味着唐氏筛查提示高风险并不代表一定会生出唐氏综合征患儿，当然也并非中度风险或者低风险的孕妇就一定不会生出唐氏综合征患儿。各实验室受质控因素影响，对唐氏综合征的检出率各不相同。如果筛查结果是高风险，应建议孕妇做羊水穿刺，确认胎儿是否是唐氏综合征患儿。一般来说，35 岁以内的孕妇做唐氏筛查的最佳时间是妊娠 16～22 周。不论是提前还是错过，都会影响结果的准确性，如需进一步明确胎儿染色体风险，可选择羊水穿刺。

此外，根据我国《母婴保健法》规定，高龄孕妇应该直接做羊水穿刺进行染色体疾病的确诊。年龄大于 35 岁的产妇称为高龄孕妇，高龄孕妇怀有染色体异常胎儿的概率大大增加，属于高危人群，羊水穿刺检查可以达到产前诊断的目的。

（杨明晖）

第二节 健康饮食

一、妊娠期营养的重要性

妇女妊娠后，每日所吃食物除了维持自身机体代谢所需外，还要供给体内胎儿生长发育所需。有研究表明，营养作为重要的环境因素，对母亲和子代的近期远期健康将产生至关重要的影响。妊娠期营养不仅与流产、早产、难产、死胎、畸形胎儿、低出生体重、巨大儿、妊娠期贫血、子痫前期、妊娠期糖尿病、产后出血等相关，也会对子代出生后的成长和代谢产生不利影响。因此，均衡营养、合理饮食、控制体重、适当妊娠期运动是群组化母婴保健的重要主题。

二、营养需求

1. 热量　妊娠期总热量的需要增加，包括提供胎儿生长，胎盘、母体组织的增长、蛋白质和脂肪的储存及增加代谢所需的热量。妊娠早期不需要额外增加热量，我国居民的主要热量来源于主食，孕妇应每日摄入主食200～450 g。

2. 蛋白质　蛋白质是人体细胞生长、发育和组织修复的物质基础。妊娠期对蛋白质的需求增加。妊娠早期不需要额外增加蛋白质，妊娠中晚期胎儿生长加速，妊娠中期开始增加蛋白质15 g/d。蛋白质主要来源于动物食物，如鱼、禽、蛋、瘦肉和乳制品。

3. 碳水化合物　碳水化合物是机体主要供能物质，其提供的热量宜占总热量的50%～60%。妊娠中晚期，大约每日增加主食35 g即可。

4. 脂肪　脂肪提供的热量占总热量的25%～35%，摄入过多会导致超重，易引起妊娠并发症。长链不饱和脂肪酸已经证实对胎儿大脑和视网膜发育有帮助，故适当多吃鱼类海产品，尤其是深海鱼类、核桃等食物有一定好处。

5. 维生素　维生素参与机体重要的生理过程，是生命活动中不可缺少的物质，也是胎儿生长发育所必需，尤其是胚胎发育早期，供给不足或过量都可能增加胎儿畸形的风险。妊娠中晚期胎儿快速生长，维生素的需要量也增加。因此，整个妊娠期需要增加维生素的摄入。维生素主要从食物中摄取，包括水溶性维生素（维生素B族、维生素C）和脂溶性维生素（维生素A、维生素D、维生素E、维生素K）两类。

6. 无机盐和微量元素　无机盐中的钙、铁、碘等为胎儿生长发育所必需的营养物质，缺乏易导致胎儿发育不良，早期缺乏易导致胎儿畸形。妊娠期血容量增大易发生生理性贫血，因此，需在整个妊娠期增加微量元素摄入。除了铁，几乎所有微量元素均可以在日常膳食中得到补充。

7. 膳食纤维　妊娠期应多食膳食纤维丰富的食物，如蔬菜、低糖水果和粗粮，预防和改善便秘。

三、孕妇食物禁忌

科学的“0岁前营养规划”将使宝宝终身受益。妊娠期饮食应每天达到“九个一”标准，包括：1～2杯奶制品（约500 ml）；1份粮食（250～300 g），粗、细粮搭配；1斤蔬菜（500 g）；1～2个水果（150～300 g）；100 g豆制品；100 g肉类；1个鸡蛋；一定量的调味品，油（20～25 g），盐<6 g，不用或少用糖；一定的饮水量（约2000 ml）。国际妇产科联盟（International Federation of Gynecology and Obstetrics，FIGO）和中国营养学会对妊娠期女性的营养建议见表 2-2。

表 2-2　FIGO（2015 年）和中国营养学会（2016 年）对妊娠期女性的营养建议

营养素	FIGO	中国营养学会	食物来源
蛋白质（g/d）	71	70～85	畜肉、禽肉、鱼、蛋、乳制品、豆类、坚果等
脂肪（%）	15～30	20～30	坚果、植物油等
碳水化合物（g/d）	175	130	谷物、根茎类蔬菜等
叶酸（μg/d）	400～600	600	动物肝脏、绿叶蔬菜、柑橘类水果等
维生素 A（μg/d）	750～770	770	黄或橙色蔬菜、鱼肝油、蛋类、动物肝脏等
维生素 D（μg/d）	≥15	10	鱼、蛋、乳制品等
磷（μg/d）	220	230	海带、紫菜、鱼、虾、贝等海产品，加碘盐等
镁（mg/d）	27	24～29	瘦肉、动物肝脏、家禽、鱼、海产品等
钙（mg/d）	1000～1300	1000	乳制品、豆类等
锌（mg/d）	11～12	9.5	贝壳类海产品、禽肉类、蛋类等

此外，妊娠期饮食还应遵循以下原则：

1. 妊娠早期饮食宜清淡、适口　有利于减轻妊娠反应，可进食各种新鲜蔬菜、水果、大豆制品、鱼、禽肉、蛋及各种谷物食品。

2. 少食多餐　根据孕妇的食欲、早孕反应来定进食的次数和量，以保证摄入足量丰富的营养物质。

3. 摄入足量蔬菜和富含碳水化合物的食物　蔬菜和谷物是健康饮食的一部分，且脂肪含量低，是维生素、矿物质、蛋白质和膳食纤维的主要来源。对于妊娠期妇女，蔬菜是叶酸的主要来源，谷物是叶酸和铁的宝贵来源。

4. 补充叶酸　妊娠早期叶酸缺乏可增加胎儿神经管畸形和早产发生的风险，2016 年中国营养协会发布的《孕期妇女膳食指南》建议孕妇在一般人群膳食指南的基础上常吃富含叶酸、铁、碘的食物。妇女应从计划妊娠开始，除每日补充叶酸 400～800 μg 外，还应多摄入富含叶酸和铁的深绿色蔬菜、动物肝脏、豆类以及富含碘的海带、紫菜等食物。

5. 戒烟、禁酒　烟草中的尼古丁和烟雾中的氰化物、一氧化碳等可导致胎儿缺氧和营养不良、发育迟缓。酒精亦可通过胎盘进入胎儿体内，造成胎儿宫内发育不良、神经系统发育异常等。因此，妊娠期妇女应戒烟禁酒，并且避免吸入“二手烟”。

6. 每日进食应注重营养合理、膳食均衡，荤素搭配、粗细搭配的原则，不宜进食过生、过油、过咸、过浓的食物，不要用水果代替蔬菜，不宜用饮料代替白开水，少吃罐头制品等。

7. 对于妊娠剧吐者，不过分强调膳食平衡，但孕妇每天应摄入至少130 g碳水化合物，优先选择富含碳水化合物的粮谷类且易消化的食物；早孕反应严重，不能进食者，应立即到医院就诊，避免对胎儿早期脑部的发育造成不良影响。

8. 对于患有妊娠期糖尿病的孕妇，饮食控制应遵循以下原则。

（1）合理控制总热量，保证孕妇和胎儿的营养需要。每日摄入总能量应根据妊娠前体重指数和妊娠期体重增长速度确定（表2-3）。

表2-3　根据不同妊娠前体重指数推荐的孕妇每日能量摄入

妊娠前体重指数（BMI）（kg/m^2）	能量系数［kcal/(kg·d)］	平均能量（kcal/d）
<18.5	35～40	2000～2300
18.5～24.9	30～35	1800～2100
≥25.0	25～30	1500～1800

（2）均衡饮食，避免偏食，合理控制水果摄入量，避免甜食。

（3）合理分餐，少食多餐。每日的饮食分成5～6餐，分成3顿正餐和2～3顿加餐（表2-4），早餐提供的热量约占30%，午餐约占40%，晚餐约占30%。

（4）定时定量进餐，减少血糖波动。

（5）选择低血糖指数的食物，避免高血糖指数的食物，如粥、面条等。

表2-4　2000 kcal/d能量食谱举例

餐次	食谱	重量
早餐（08：00）	玉米面馒头50 g	富强粉35 g，玉米面15 g
	煮鸡蛋1个	60 g
	牛奶	150 ml
	椒油菜花	菜花50 g，油3 g
上午加餐（10：00）	杏仁	10 g
	苏打饼干3片	25 g
午餐（12：00）	米饭75 g	大米50 g，小米25 g
	清炖小排骨	排骨100 g
	豆腐干炒芹菜	豆腐干25 g，芹菜150 g
	清炒油菜	150 g
	植物油	10 g

（续表）

餐次	食谱	重量
下午加餐（15：00）	酸奶	65 g
	全麦面包 25 g	25 g
晚餐（18：00）	无糖窝头 50 g	玉米面 50 g
	清蒸鲈鱼	鲈鱼 150 g
	木耳炒圆白菜	圆白菜 150 g，干木耳 2 g
	蒜蓉西兰花	150 g
	植物油	10 g
睡前加餐（21：00）	牛奶	100 ml
	全麦面包 25 g	25 g
	橘子	300 g

四、饮食日记在群组化活动中的应用

饮食日记的目的：记录孕妇每天的饮食情况，便于与推荐标准进行对照，以发现妊娠期营养不良或营养过剩。

饮食日记的内容：重点记录每餐食物内容和食用量，妊娠期糖尿病患者则应定期监测空腹血糖、餐前血糖及餐后 2 小时血糖并记录。

五、群组化活动饮食日记记录单

孕___周，___年___月___日—___年___月___日					
时间	饮食情况（包括吃的东西和喝的东西的量及时间）		饮水量（ml）	摄取的营养物质	血糖监测（mmol/L）
星期一	早餐			□碳水化合物	
	上午加餐			□蛋白质	
	午餐			□脂肪	
	下午加餐			□维生素	
	晚餐			□矿物质	
	夜宵			□膳食纤维	

（续表）

孕___周，___年___月___日—___年___月___日					
时间	饮食情况（包括吃的东西和喝的东西的量及时间）		饮水量（ml）	摄取的营养物质	血糖监测（mmol/L）
星期二	早餐			□碳水化合物	
	上午加餐			□蛋白质	
	午餐			□脂肪	
	下午加餐			□维生素	
	晚餐			□矿物质	
	夜宵			□膳食纤维	
星期三	早餐			□碳水化合物	
	上午加餐			□蛋白质	
	午餐			□脂肪	
	下午加餐			□维生素	
	晚餐			□矿物质	
	夜宵			□膳食纤维	
星期四	早餐			□碳水化合物	
	上午加餐			□蛋白质	
	午餐			□脂肪	
	下午加餐			□维生素	
	晚餐			□矿物质	
	夜宵			□膳食纤维	
星期五	早餐			□碳水化合物	
	上午加餐			□蛋白质	
	午餐			□脂肪	
	下午加餐			□维生素	
	晚餐			□矿物质	
	夜宵			□膳食纤维	

（续表）

孕___周，___年___月___日—___年___月___日					
时间	饮食情况（包括吃的东西和喝的东西的量及时间）		饮水量（ml）	摄取的营养物质	血糖监测（mmol/L）
星期六	早餐			□碳水化合物	
	上午加餐			□蛋白质	
	午餐			□脂肪	
	下午加餐			□维生素	
	晚餐			□矿物质	
	夜宵			□膳食纤维	
星期日	早餐			□碳水化合物	
	上午加餐			□蛋白质	
	午餐			□脂肪	
	下午加餐			□维生素	
	晚餐			□矿物质	
	夜宵			□膳食纤维	

（杨明晖）

群组化活动主题示范：健康饮食

【主题名称】健康饮食

【用物准备】各类食物卡片或模型、3～5个食物托盘、妊娠期合理体重增长范围的挂图

【组内成员】主要促导者、辅助促导者、8～12位孕妇及各自所陪伴的一位家属

【活动目标】认识到妊娠期健康饮食、合理营养的重要性，学习健康的饮食方法，了解妊娠期体重控制范围，了解妊娠期糖尿病的高危因素

【活动内容】

1．开场　采用三次深呼吸开场。进行第一次呼吸：深吸一口气后，保持，长长地呼气，让大脑清空所有的想法；进行第二次呼吸：深吸一口气后，保持，长长地呼气，让自己保持平静；最后一次呼吸：深吸一口气后，保持几秒钟，缓慢呼气，同时轻轻睁开眼睛。

群组化活动主题示范：健康饮食（续）

2．促导基本过程

(1) 将所有食物模型/卡片放在圆圈的中间。

(2) 将参与者分为2～3人一组，给每个小组一个食物托盘，每个托盘上标注一个任务条，分别为：健康早餐、健康午餐、健康晚餐、健康零食、不健康食品。

(3) 让各小组参照拿到托盘的任务条，自行讨论并选择相应的食物模型/卡片，放到各自的托盘中。

(4) 请各小组成员讲述选择食物模型/卡片的原因，以及该种食物对妊娠期健康的影响。

3．结束　采用所有群内成员共同口述的形式结束。每个人拿一件最喜欢的食物模型/卡片，在主要促导者的带领下，所有孕产妇一起说："管住嘴、迈开腿，我要更健康的饮食。"

（邢新丽）

第三节　健康生活方式

妊娠期间的生活环境和生活习惯均对孕妇身体健康以及胎儿的正常生长发育造成直接影响，不良的生活习惯容易导致妊娠期糖尿病、肥胖等慢性疾病发生。因此，妊娠期保健也越来越被准父母们重视。关于产前保健，相关临床实践指南也强调了向孕妇提供妊娠有关信息和进行有关健康生活方式教育的重要性。

健康生活方式是群组化母婴保健活动的重要内容，它以孕妇为中心，关注孕妇需求，赋予其权利，并为孕妇提供持续性的、个性化的护理。

一、入院和交流

在进行健康生活方式的群组化活动前，组织者需确保活动所需相关材料等准备齐全。对于首次参加的孕妇，采用简单清晰的方法介绍群组化母婴保健活动的组织方式，使其了解活动过程。热情接待孕妇及其家人，记录参加人员，提供场所和机会使其能够对活动充满期望。

二、健康评估

孕妇需要提交所有医疗记录，以便促导者进行活动前评估。

1．孕妇需学会自我保健健康评估，如测量自己的血压、体重，记录自己的饮食习惯、用药状况、妊娠期运动等。

2. 可以采用图或表格的方式书写，鼓励孕妇定期做笔记，进行自我数据收集和追踪。

3. 给予短暂的私人时间，让孕妇和促导者讨论其自我评估情况。提供定期体检，对于产妇的疑问给予解答。对孕妇的个人信息严格保密，参会者需要签署相关知情同意书及隐私保密协议，最大程度保障孕妇个人隐私，给予安全感。

三、开场

所有参与者围成圆圈，可以开展两人一组的活动，两人互相采访，了解彼此对于健康生活方式促进的看法，同时记录。数分钟短暂的相处了解后，回到群组圈内，以抛倾听球（即一个柔软、易抛掷的球）的形式依次发表意见。

四、活动内容

对妊娠期工作、食物获得性感染、药物使用、妊娠期运动、妊娠期性生活、妊娠期饮酒吸烟、旅行、信息获取等相关重要知识点给予重点宣教。

（一）妊娠期工作

告知孕妇其享有的工作权利及福利。

1. 应告知孕妇其生育权利和福利。生育是每一个女性的权利，任何单位和机构不得以工作为由禁止女性怀孕。产科医生或者助产士可以告知孕妇在妊娠期间可以放心进行正常的工作和中等量的运动，这些都是安全的，并且有利于促进消化，使心态更加放松，更加积极，有助于分娩。

2. 应明确妇女在妊娠期间的职业，以识别因职业暴露而处于较高风险中的妇女。如化工厂员工；需要长期接触铅、苯、甲苯等化学物质的特殊工作；噪声较大的工作；体力劳动繁重，需要经常弯腰、下蹲或攀高等的工作。针对孕妇不同的职业和工作模式进行促导，给予针对性意见。

（二）食物获得性感染

妊娠期抵抗力下降，容易从饮食中获得感染（如李斯特菌、沙门菌感染等），因此孕妇的饮食需注意清淡，营养全面，更要非常重视食物的安全。

1. 减少李斯特菌感染的方式

（1）只喝巴氏杀菌或超高温灭菌牛奶。打开后尽快饮用完毕。

（2）奶酪富含蛋白质和钙，但也有细菌污染的风险。建议孕妇不吃卡门培尔奶酪、布里奶酪和蓝纹奶酪等成熟的软奶酪（切达奶酪、干酪或加工奶酪等硬奶酪没有风险）。

（3）不吃未经烹煮或未煮熟的饭菜。

2. 减少沙门菌感染的方式

（1）避免进食生鸡蛋或半熟鸡蛋或可能包含鸡蛋的食物（如蛋黄酱）。

(2) 避免进食生肉或半熟的肉，如三文鱼、家禽等。

(三) 药物使用

妊娠期用药需要规范合理化，指导孕妇身体不适时应前往正规医院就诊，在医生的指导下用药，切勿自行随意服用药物。医生开药需要平衡对孕妇的可能利益以及对胎儿的潜在伤害。只有少数几种药物在妊娠期中证明是安全的。一般原则为以尽可能小的剂量开出相对安全且经过测试的药物，并且仅在对孕妇的好处大于对胎儿的风险时使用。

(四) 妊娠期运动

妊娠期需要维持健康的体重，以控制体重增长来控制胎儿的大小，尽量控制 BMI 在 18.5～23.9 kg/m^2 范围。运动可以控制体重增长，控制血糖，缓解腰背部疼痛，预防抑郁，改善睡眠，目前已被越来越多的孕妇所重视。

妊娠期定期体力活动可以改善或保持体质，有助于体重管理，降低肥胖女性发生妊娠期糖尿病的风险。妊娠期体力活动的风险极小且有益于大多数女性，但在推荐某项运动计划前，医生应对孕妇进行全面的临床评估，以确保没有禁忌运动的医学问题。当出现阴道出血、腹部疼痛、胎膜早破、呼吸困难、头晕、头痛等情况时，应当立即停止运动，并及时就医。

产科医生或助产士应告知孕妇妊娠期间某些活动的潜在危险，如接触性运动（拳击、足球、篮球等）、高处下落的运动（滑雪、冲浪、越野车等）和剧烈的球拍运动、热瑜伽、深度潜水等，这些活动可能会导致腹部受伤、跌倒或过度的关节压力，以及可能导致胎儿出生缺陷和其他疾病。妊娠期适宜的有氧运动包括散步、慢跑、游泳、健身操、健身房中的脚踏车，以及有专业指导的瑜伽或者普拉提等。

(五) 妊娠期性生活

妊娠期并非禁止性生活，但应关注自身特殊情况并选择合适的时间。在妊娠前 3 个月，胎盘处于发育阶段，易造成流产。有 60%～70%的先兆流产是因妊娠早期的性生活引起，因此妊娠早期的性生活应尽量避免。在妊娠中期可以有适当的性生活，但应对孕妇进行性功能评估后进行。在妊娠晚期，由于子宫处于高敏状态，性高潮可能引起宫缩并导致早产，因此，此阶段的性生活应控制频率和时间，以免发生意外。如有腹痛、阴道出血、流产或者早产征象，多次流产史或孕产史，合并前置胎盘等孕妇不宜同房。需要注意的是，妊娠期发生性生活建议采用交叉位、后侧体位等，动作应轻柔，并做好卫生清洁，减少感染发生，以免因感染而引起流产。

(六) 妊娠期饮酒

告知孕妇妊娠期间大量饮酒会增加流产、死产的风险。妊娠早期饮酒可以降低婴儿定向能力及运动能力成熟度。因此要对孕妇做好饮酒危害的宣教，减少出生缺陷。

（七）妊娠期吸烟

妊娠期吸烟容易导致围产儿死亡、胎儿生长异常、胎盘早剥、自然流产、早产、胎膜早破等，还可能导致其他的许多围产期并发症，如畸形、智力低下等。因此，妊娠期应加强禁烟宣教，若家庭里有其他成员吸烟而导致孕妇被动吸烟，应向家属做好宣教，告知吸烟对孕产妇的不良影响，希望其戒烟，或者在吸烟区抽烟。

（八）旅行

妊娠期可乘坐飞机，但应告知孕妇长途的航空旅行会增加静脉血栓的风险，正确穿戴弹力袜可以有效地降低风险。如需出国旅行，需要和医生讨论飞行、疫苗接种等内容。开车旅行时应告知孕妇正确使用安全带，如采用“三点式安全带”，系于腹部上下，而非腹部。

（九）信息获取

主要包括信息获取的方式和内容。

1. 孕妇应及时向母婴保健人员获取妊娠期保健信息。在群组化母婴保健活动中，产前信息应以易于理解和访问的形式提供给有其他需求的孕妇（如有残疾、听力障碍者等），形式可多样化，如视频、文字、图片等。

2. 根据现有资料向孕妇提供信息，帮助其做出明智的决定，并让孕妇参与讨论和提出问题。为孕妇提供个性化的健康教育，包括：

（1）流产的认知与预防。

（2）生活方式的指导。

（3）妊娠中期胎儿染色体非整倍体异常筛查的意义。

（4）非贫血孕妇，如血清铁蛋白＜30 μg/L，应补充铁元素 60 mg/d；如确诊为缺铁性贫血，应补充铁元素 100～200 mg/d。

（5）根据孕周，常规补充钙剂 0.6～1.5 g/d。

五、结束

活动结束时可以进行头脑风暴，如何采用多种方式向孕妇传播健康的生活方式，帮助孕妇做出正确的选择，学会避免不利因素。同时制订相关个人目标，并进行不断跟进，激励孕妇学会反思和改进，从而促进妊娠期健康生活方式的养成。

六、复盘

两位促导者共同评价此次活动，同时对下次活动内容及所需材料等进行讨论商议，合理分工，确保活动有效性和高效性。

坚持妊娠期健康的生活方式，并不断学习妊娠保健知识，不仅有利于孕妇自身的身心健康，更有利于胎儿的发育和生长，有助于减少分娩时的风险。因此，作为群组化保健促导人员，应将健康的生活方式相关知识传达到每一位孕妇，使其都能拥有美好的孕育体验。

（王　芳）

第四节　早孕反应症状的缓解与异常情况识别

早孕反应是指妊娠早期出现畏寒、头晕、乏力、嗜睡、食欲不振、恶心呕吐、尿频、情绪改变等一系列症状，多在12周后消失。目前，早孕反应的发生机制尚待研究，多认为是生理和心理共同作用的结果。早孕反应通常互相刺激，不同程度的恶心呕吐、尿频容易导致孕妇产生不良的情绪，而不良情绪又会加重恶心呕吐。严重的早孕反应如不及时得到纠正，容易影响孕妇的身心健康及胎儿的生长发育。

一、活动前准备

组织者在活动前确保活动所需相关材料物品准备齐全。简单向首次参会者介绍群组化母婴保健的活动形式，确保每个人都能理解。促导者可以通过播放轻音乐、热情问候、提供相关书籍等方式接待孕妇及其家属，记录参会人员，给予孕妇及家属更多关爱和关注。

二、健康评估

活动前，孕妇需要提交所有医疗记录，以便促导者进行会前评估。

1. 指导孕妇学习自我保健健康评估，如测量自己的血压、体重，记录自己的早孕呕吐情况、缓解方式、情绪改变等。

2. 可采用图或表格方式收集、追踪数据，鼓励孕妇定期做笔记和症状严重程度评价，如记录早孕呕吐的次数、量等。尊重孕妇隐私，告知其为自己而准备，而不是为了信息共享。

3. 通过私人问询，让孕妇舒心地和促导者讨论其自我评估情况。过程中解答孕妇的潜在疑惑和忧虑。

三、开场

以三次深呼吸开场，参与者分小组互相讨论早孕反应的症状。促导者需了解每个小组需求，帮助寻找优先需要考虑的问题以及潜在的问题，例如，如何缓解和治疗妊娠呕吐。

所有参与者需要签署相关知情同意书及隐私保密协议，保障个人隐私。

四、活动内容

呕吐的分类、表现、缓解及治疗，情绪改变，尿频问题等相关重要知识点给予重点宣教。

（一）呕吐

在早孕反应中，以恶心呕吐最常见。约有50%的孕妇在妊娠早期有恶心呕吐症状，导致女性的生活质量降低，并显著增加医疗保健成本和工作时间。其原因尚不清楚，可能与人绒毛膜促性腺激素（human chorionic gonadotropin，HCG）增多、胃酸分泌减少及胃排空延长有关。如孕妇母亲曾有妊娠呕吐，则很有可能遗传。孕前有晕车或者胃病史，也可引起妊娠呕吐。

1. 分类及表现　妊娠期恶心呕吐（nausea and vomiting of pregnancy，NVP）严重程度可用相关评分量表进行评分及分度，目前较广泛使用的是妊娠期恶心呕吐专用量化表（pregnancy-unique quantification of emesis，PUQE），用于评估妊娠早期恶心呕吐的严重程度。依据妊娠期恶心呕吐专用量化表评分，将妊娠期恶心呕吐分为：总分≤6分为轻度，7～12分为中度，≥13分为重度。

妊娠剧吐是指妊娠早期的孕妇出现严重持续的恶心呕吐，并引起脱水、酮症甚至酸中毒，是妊娠早期最常见的住院指征。通常由妊娠期有恶心呕吐的孕妇发展而来，其发生概率为0.3%～1%。如出现以下状况，则提示可能发生妊娠剧吐：

（1）24小时内无法摄入任何液体饮料或食物。

（2）每天呕吐多次或饭后呕吐。

（3）有腹痛，排尿困难或发热。

（4）不像平时一样排尿或者尿色较深。

（5）当站起时，感到虚弱、头晕或晕倒。

（6）1周内无体重增加或体重反而减轻。60%～70%的妊娠剧吐孕妇容易并发短暂甲状腺功能亢进，严重者可因维生素B_1缺乏并发Wernicke脑病。

对于妊娠剧吐的诊断需仔细询问病史，结合辅助检查，排除其他可能引起呕吐的疾病。必要时及时就医。

2. 缓解与治疗　一般呕吐不会造成严重的妊娠结局，如轻、中度呕吐。群组化活动中母婴保健人员可以给出建议，首先考虑通过非药物方法缓解。

（1）饮食与休息指导：告知孕妇呕吐会在妊娠16～20周缓解，无需特别使用药物，尽量放松心情，建议改变饮食习惯和饮食频率，做到少量多餐，避免高脂肪食物，避免冷、酸或甜的饮料。可根据孕妇的饮食偏好针对性地为其订制合理的饮食计划，建议休息并且摄入少量的碳水化合物（如饼干、吐司等），可以减少呕吐，呕吐后应指导使用温开水清洁口腔。

（2）生姜疗法：使用上述措施如仍无法改善，可以食用生姜。推荐每日4

次，每次250 mg。

(3) 群组化活动中建议：若呕吐影响日常作息，可以向产科医生或者助产士咨询，由专业健康保健人员依据群组化保健模式，结合孕妇个体实际情况，提出针对性指导意见，制订适合其个人体质的健康教育内容。如建议2～3小时进食一次，而不是等到饥饿了再进食。针对饮水习惯，应少量多次饮水，冷饮会比热饮更能减少呕吐。银杏叶、薄荷油芳香疗法、柠檬香疗法可缓解恶心呕吐。维生素 B_6 有助于症状改善。建议孕妇在孕前三个月停止服用含铁补充剂。

当使用非药物治疗仍无法缓解呕吐或发生妊娠剧吐时，孕妇可以与自己的产科医生或助产士共同寻找适合自己的药物。尽早治疗恶心呕吐可以预防发展为妊娠剧吐。A类证据支持的药物，如维生素 B_6 安全有效，可用作一线治疗药物；也可食用富含维生素 B_6 的食物，如香蕉、马铃薯、黄豆、胡萝卜、核桃、花生、菠菜等植物性食物，动物性食物中以瘦肉、鸡肉、鸡蛋、鱼等含量较多。并建议在受精前服用1个月维生素，可减少恶心呕吐的发生率和严重程度。

(二) 情绪改变

妊娠是妇女经历的一个特殊时期，虽然是正常的生理现象，但却经历着一系列生理心理的改变，对于女性来说是一个挑战。孕产妇的整个妊娠期心理发展呈"U"形变化，妊娠早期和产褥期的心理状态较差。妊娠12～16周孕妇主要担心胎儿是否会畸形，妊娠合并症（如糖尿病、高血压等）是否会对胎儿造成不良的影响。缺乏对疾病的认识容易产生焦虑的情绪，导致睡眠质量差，精神紧张。妊娠期的不良情绪不仅容易加重早孕反应，也会影响后代的认知和行为发育。

群组化母婴保健人员应从妊娠早期就与孕妇进行沟通，了解孕妇的心理诉求以及情绪改变的原因，并进行针对性的疏导。

1. 建立沟通，健康宣教　自我介绍，与孕妇取得良好的关系，了解孕妇的成长环境、文化背景、家庭环境等，向孕妇讲解妊娠生理知识及此阶段一些常见的妊娠反应，使孕妇了解相关知识以及如何做好日常保健。知晓情绪改变是正常的早孕反应，无需太过焦虑。

2. 个性指导，心理护理　向孕妇提供个性化的健康服务，进行一对一心理指导，告知孕妇缓解不良情绪以及早孕反应的方法，如避免食用辛辣刺激食物。对于压力较大的孕妇，应向其提供清洁、安静、舒适的环境，对孕妇目前的身心状况提出计划。对孕妇提出的问题进行逐一解释，消除其不良心理。

3. 倾诉与发泄　建议与其他有早孕反应但乐观积极的孕妇进行沟通交流，使其能够向对方学习缓解不良情绪的方法，并有倾诉的对象。

4. 鼓励沟通，温暖照护　做好家庭保障，使家庭成员加入到妊娠计划中，让孕妇了解到并不是一个人在努力。鼓励家属多与孕妇进行沟通，并提供陪伴和照顾，使孕妇感受温暖。

5. 活动指导　参加一些户外活动，如郊游、散步等，可以缓解紧张的情绪，身心得到放松。

（三）尿频

妊娠早期容易出现尿急尿频症状，这是由于激素水平的变化导致母体代谢产物增加，增加了肾的负担，同时子宫增大，压迫膀胱所导致。随着妊娠的进展，子宫逐渐增大，当12周时，子宫超出盆腔后，尿频的症状便会缓解。

1. 妊娠期尿频主要表现　主要为排尿次数的改变。

（1）排尿次数增多，白天排尿次数明显超过妊娠前。

（2）排尿过程中无尿急、尿痛、灼热等不适感觉。

（3）尿液色泽正常，无血尿等。

尿频容易对孕妇的生活质量和心理造成一定程度的影响。夜尿次数越多，越容易造成孕妇睡眠质量变差，继而影响孕妇白天的日常生活和工作。

2. 群组化保健指导　包括理论讲解、心理护理和健康宣教。

（1）理论讲解及心理护理：群组化母婴保健人员应向孕妇解释此为正常的妊娠期生理状态，耐心讲解原因，在排除尿路感染等情况后安抚孕妇心理。

（2）健康宣教：建议孕妇可采取以下措施缓解尿频：

①及时补充水分，不能因为害怕尿频而限制水分的摄入。

②有尿意时应及时如厕，防止憋尿造成膀胱炎。

③对于咳嗽、打喷嚏会漏尿的孕妇，可以指导进行缩肛运动，加强盆底肌肉的训练，如凯格尔运动，这样有助于控制尿液，并预防盆底肌肉松弛而造成产后漏尿。

④夜间入睡前尽量少喝水，这样可以减少夜尿的次数。

⑤睡觉时尽量左侧卧位，不要平躺。侧卧可以减轻子宫对输尿管的压迫，并增加胎盘的血流量，既缓解尿频又可增加胎儿的血供。

定期讨论相关问题，设置个人目标，跟进孕妇做得好和需要改进的地方，督促、激励孕妇学会反思，不断提升自己，优化孕产经历。

五、结束

活动结束进行总结分析，展望下次活动主题，制订新的活动计划等。

六、复盘

促导者共同评价此次活动，讨论下次活动相关内容及材料物品的准备工作，确保下次活动按时有效进行。

早孕反应虽然不是严重的妊娠并发症，却容易对孕妇造成身心不适，继而影响生活和工作，尤其对于初次妊娠孕妇，缺乏经验和知识，如早孕反应严重，不及时就诊会对孕妇造成不良的妊娠期体验。群组化保健人员应及时发现并给予指导、宣教和疏导，帮助孕妇顺利度过妊娠早期。

（王　芳　翟巾帼）

第五节　流产的认识与预防

胚胎或胎儿尚未具有生存能力而妊娠终止者，称为流产（abortion，miscarriage）。不同国家和地区对流产妊娠周数定义不同。我国将妊娠<28周、胎儿体重<1000 g而终止者称为流产。妊娠<12周流产者定义为早期流产，妊娠≥12周流产者则称为晚期流产。流产分为自然流产和人工流产。自然流产是妊娠早期最常见的并发症，80%的自然流产发生于妊娠12周前。认识流产并采取一定的预防措施对防止流产有着重要的意义。

本节介绍群组化母婴保健中自然流产主题的相关知识及群组化活动的主要内容。

一、自然流产病因

病因包括胚胎因素、母体因素、环境因素和其他因素。

（一）胚胎因素

早期流产中，胚胎染色体异常是最常见的原因，且流产孕周与染色体异常所占比例呈反比。染色体结构异常以染色体易位最常见，数目异常以单体、三体或部分三体较为常见。

（二）母体因素

母体因素包括解剖因素、免疫因素、内分泌因素、感染因素和全身性疾病。

1. 解剖因素　子宫畸形（子宫发育不良、双子宫、纵隔子宫等）、子宫肌瘤、宫腔粘连、宫颈功能不全等因素均可导致流产。其中，以宫颈功能不全和纵隔子宫最常见。

2. 免疫因素　包括自身免疫和同种免疫，免疫功能异常时则可能引起流产。抗精子抗体、抗卵巢抗体、抗心磷脂抗体等抗体均与流产有着密切联系。少数ABO血型不合者亦可能导致流产。

3. 内分泌因素　母体内分泌异常，包括黄体功能不全、多囊卵巢综合征、高催乳素血症、甲状腺功能亢进或减退、高胰岛素血症等因素均与流产相关。

4. 感染因素　生殖道感染被认为是自然流产的原因之一。相关微生物有解脲支原体、沙眼衣原体、弓形虫、单纯疱疹病毒、风疹病毒、巨细胞病毒等，解脲支原体和沙眼衣原体感染为感染流产的重要原因。

5. 全身性疾病　母体患有全身性疾病，如严重感染、严重贫血、心力衰竭、血栓性疾病、慢性消耗性疾病等，可导致流产。

（三）环境因素

过多的放射线、铅、苯、甲醛等化学物质及电离辐射等物理因素的影响均可能导致流产。

（四）其他因素

包括不良生活习惯、流产史、创伤刺激和不明原因。

1. 不良生活习惯　过量吸烟、酗酒，过量摄入咖啡，吸食毒品，缺乏微量元素（如锌、硒、钙等）均与流产具有相关性。

2. 流产史　反复多次药物或人工流产史、流产不久后再次妊娠均可能引起流产。

3. 创伤刺激　经历强烈应激（手术、性交过频、直接撞击腹部等）或精神心理创伤（过度紧张、恐惧、焦虑）等不良刺激均可导致流产。

4. 不明原因　其他利用已有医疗技术手段仍无法查明的原因，有待进一步研究取证。

二、临床表现

主要是停经后阴道流血和腹痛。

早期流产时绒毛与蜕膜剥离，血窦开放，开始阴道流血，剥离的胚胎组织和宫腔内积血刺激子宫引起子宫收缩，出现阵发性下腹部疼痛，妊娠物排出前胚胎多已死亡。晚期流产的过程与早产相似，胎盘在胎儿娩出后娩出，出血不多。其特点是先有腹痛，后阴道流血，与早期流产相反。

三、临床类型及处理

根据自然流产发展的不同阶段，临床上分为以下类型：

（一）先兆流产（threatened abortion）

妊娠28周前出现阴道流血，下腹痛或腰背痛，阴道出血量少。

妇科检查：宫颈口未开，胎膜未破，子宫大小与停经周数相符。经过休息及治疗后可以继续妊娠，无效则可发展为难免流产。

处理：以保胎为主，宜卧床休息，禁止性生活，必要时给予药物治疗。黄体功能不全者可每日肌内注射黄体酮20 mg或口服孕激素制剂，甲状腺功能减退者可补充小剂量甲状腺素片。

（二）难免流产（inevitable abortion）

在先兆流产的基础上，阴道流血量增多，下腹痛加剧，或出现阴道流液，流产不可避免。

妇科检查：宫颈口已扩张，有时可见胚胎组织或羊膜囊堵塞于宫颈口，子宫大小与停经周数相符或略小。

处理：确诊后应尽早排出宫内物。早期流产可及时行清宫术，如有必要可行病理检查及绒毛染色体核型分析。晚期流产可引产，流产后可使用宫缩剂加强宫缩。对妊娠物需仔细检查，必要时行刮宫术清除宫内残留物，同时预防感染。

（三）不全流产（incomplete abortion）

部分妊娠物排出，部分妊娠物残留在宫腔内，在难免流产的基础上发展而来。患者表现为阴道流血不止、腹痛，甚至失血性休克。

妇科检查：宫颈口扩张，可见妊娠物堵塞于宫颈口或持续性出血，子宫较停经周数小。

处理：确诊后尽快清除宫内残留物，同时抗感染，抗休克，积极防治并发症发生。

（四）完全流产（complete abortion）

妊娠物已全部排出，阴道流血逐渐停止，腹痛逐渐消失。

妇科检查：宫颈口已关闭，子宫接近正常大小。

处理：确诊后需观察患者有无感染及持续出血，无异常则无需处理。若超声检查未确定宫内妊娠，排出物未行病理检查，则需随访HCG水平，以确认自然流产。

（五）稽留流产（missed abortion）

胚胎或胎儿死亡后滞留在宫腔内未及时自然排出者，称为稽留流产。患者表现为有或无任何症状，早孕症状消失，子宫不再增大，反而缩小。若已到中期妊娠，孕妇自觉胎动消失。

妇科检查：宫颈口未开，子宫较停经周数小，未闻及胎心音。

处理：以往手术是标准治疗，行清宫术便捷，降低宫腔内容物残留概率，但存在子宫穿孔、宫腔粘连等风险。近年，期待治疗或药物治疗成为可接受的替代治疗。期待治疗使妊娠物自然排出，避免手术。

（六）复发性自然流产（recurrent spontaneous abortion，RSA）

指与同一性伴侣连续发生3次及3次以上的自然流产。但大多数专家认为连续发生2次流产即应重视并予评估，因其发生再次流产的风险与3次者相近。复发性自然流产病因与偶发性流产基本一致，但各因素所占比例不同。除遗传因素、解剖因素、内分泌因素、免疫功能异常、感染因素、孕妇的全身性疾病及环境因素外，血栓前状态、流行病学等因素也与复发性自然流产相关，各因素引起早期、晚期复发性自然流产的比例亦存在差别。

处理：妊娠前做好产前咨询和筛查，针对不同病因进行相关治疗。

（七）流产合并感染（septic abortion）

若流产过程中，阴道流血时间过长，有宫腔组织物残留或非法堕胎，可引起宫腔感染，常合并细菌感染，严重者可扩展至盆、腹腔，甚至全身，危及生命。

处理：控制感染，注意阴道流血量，积极抗感染，合并休克者积极抗休克治疗，再行清宫术。若感染严重或形成盆腔脓肿，行手术引流，必要时切除子宫。

四、流产的认识与预防群组化保健活动

（一）活动前准备

通过充分入院健康评估和交流后，做好活动前准备，包括场地准备、环境准备等。

促导者需接受过流产相关知识培训，包括理论、实践、识别、预防、并发症管理、超声、咨询等及其他与流产的认识与预防有关的培训。

（二）健康评估

结合病史和临床表现及辅助检查结果进行健康评估。

1. 病史　询问停经史、流产史；有无腹痛及腹痛部位、性质、程度；有无阴道流血及流血量、持续时间；有无阴道流液及妊娠物排出；有无发热，阴道分泌物性状及气味。

2. 体格检查　测量生命体征，关注有无贫血及感染。必要时进行妇科检查。

3. 辅助检查结果　包括尿 HCG 测定、血液检查和超声检查结果。

（1）尿 HCG 测定：胶体金法 HCG 检测试纸条检测尿液，从而快速判断是否妊娠。

（2）血液检查：血 HCG 测定较尿 HCG 测定法敏感度更高，动态测定更有意义。HCG 水平下降或增高较预期缓慢考虑可能为失败的宫内妊娠或异位妊娠。血孕酮波动程度较大，临床意义不大。阴道流血者，可能发生贫血和感染，红、白细胞计数和红细胞沉降率等血液检查指标可能伴随改变。

（3）超声检查：经阴道超声检查是诊断早期妊娠的必要方法。可以明确妊娠囊的位置、形态及心搏，确定妊娠部位以及胚胎是否存活。

（三）活动内容

1. 采用身边朋友、同事经历分享的形式开场。

2. 过程中可采用游戏等形式，促导者引导群组成员开展活动。

（1）流产基础知识：介绍流产的定义、病因及临床表现。

（2）流产的预防

①孕前健康检查：备孕期夫妻双方行必要的健康检查，远离环境中放射线和电离辐射，戒除不良生活习惯，规律作息，保证足够睡眠，保持心情愉悦，评估可能影响生育的问题。有家族遗传史、自然流产史、人工流产史者等需进

行针对性妊娠期知识的指导，遵从医疗建议，优生优育。

②活动指导：妊娠期可进行日常生活基本活动，根据个人条件、习惯和喜好活动，避免剧烈运动，以不感到劳累为宜，注意休息。先兆流产者绝对卧床休息，禁性生活。出血增多、腹痛加剧时，应及时就诊。

③饮食指导：加强营养，维持营养均衡，以增强机体抵抗力；饮食清淡，不吃辛辣刺激性食物，保持大便通畅。

④用药指导：妊娠期用药需咨询医生，切忌盲目服药。

⑤专科护理：指导孕妇关注腹痛和阴道出血。出现异常情况或症状加重及时就诊。必要时遵医嘱使用镇静、止血、抑制宫缩、保胎等药物及抗生素。

⑥心理护理：结合孕妇实际情况，制订完善的心理疏导计划。耐心倾听孕妇内心真实感受，增加沟通交流，注意沟通时的语气及方式，营造和谐的相处氛围。鼓励孕妇维持良好的心态，运用心理学技巧，增强信心，同时引导孕妇及时发泄不良情绪。鼓励孕妇建立良好的家庭关系，增进亲属沟通，使孕妇在轻松有爱的氛围中生活。了解孕妇及家属对于流产知识的掌握程度，倾听孕妇及家属提出的疑问，耐心解答，详细讲解流产相关知识。

（3）应急处理：促导者需了解如何与早孕的妇女进行敏感沟通，考虑流产发生可能以及每个孕妇的个体情况和不同情绪反应，为孕妇提供敏感信息指导支持及早孕评估服务。让孕妇及家属知晓，如果经历新的或者恶化的症状，如何获得紧急护理，何时以及如何寻求帮助。

3. 注意事项　促导过程中应以孕妇为中心，关注小组内每一位成员，适时解答。引导成员间互相沟通，彼此关心，分享经验。解读妊娠期检查相关指标，指导各位成员学习评估自身妊娠期状态，主动了解自身健康情况。鼓励组员思考讨论，增强学习积极性及主动参与感。需要一对一健康咨询时，应结合孕妇实际情况，制订适合孕妇的指导计划。注意保护孕妇个人隐私，为孕妇提供单独沟通机会来讨论她对流产的担忧。

（三）结束与复盘

促导者共同讨论此次活动，并计划下次活动相关内容。

（王　芳）

参考文献

[1] 秦耕，宋莉，庞汝彦，等．全国助产士岗位培训基础教材．北京：人民卫生出版社，2019.

[2] 漆洪波，杨慧霞．孕前和孕期保健指南（2018）．中华围产医学杂志，2018，21（03）：145-152.

[3] 安力彬，陆虹．妇产科护理学．6版．北京：人民卫生出版社，2017.

[4] 宋树良，郭晓辉．实用胎儿电子监护学．北京：人民卫生出版社，2016.
[5] 白宇翔，漆洪波．提高孕期保健质量防范子痫前期．中国实用妇科与产科杂志，2018，34（05）：512-515.
[6] Hanson MA，Bardsley A，De-Regil LM，et al. The International Federation of Gynecology and Obstetrics（FIGO）recommendations on adolescent，preconception，and maternal nutrition："Think Nutrition First". Int J Gynaecol Obstet，2015，131（Suppl 4）：S213-253.
[7] 中国营养学会．孕期妇女膳食指南．中华围产医学杂志，2016，19（09）：641-648.
[8] National Health and Medical Research Council. Australian dietary guidelines（2013）. http://www.nhmrc.gov.au/files nhmrc/file/publications/n55 australian dietary guidelines1. pdf11.
[9] Caut C，Leach M，Steel A. Dietary guideline adherence during preconception and pregnancy：A systematic review. Matern Child Nutr，2020，16（2）：e12916.
[10] 左小霞．怀孕每周吃什么．南京：江苏凤凰科学技术出版社，2019：48-50.
[11] Antenatal care for uncomplicated pregnancies. National Institute for Health and Care Excellence：Clinical Guidelines，2019. London：National Institute for Health and Care Excellence（UK）.
[12] 宋蒙九，李婷．妊娠期运动．国际妇产科学杂志，2014，41（03）：225-228.
[13] ACOG Committee Opinion No. 650：Physical Activity and Exercise During Pregnancy and the Postpartum Period. Obstet Gynecol，2015，126（6）：135-142.
[14] 姚继霞．妊娠期的性生活．家庭医学，2005（12）：19.
[15] Sayle AE，Savitz DA，Williams JF. Accuracy of reporting of sexual activity during late pregnancy. Paediatr Perinat Epidemiol，2003，17（2）：143-147.
[16] Schneider ML，Moore CF，Becker EF. Timing of moderate alcohol exposure during pregnancy and neonatal outcome in rhesus monkeys（Macaca mulatta）. Alcohol Clin Exp Res，2001，25（8）：1238-1245.
[17] 中华医学会围产医学分会．妊娠期铁缺乏和缺铁性贫血诊治指南．中华围产医学杂志，2014，17（07）：451-454.
[18] 厉萍，张文新．早孕反应的相关心理社会因素研究．中华护理杂志，2005，40（02）：90-93.
[19] Nausea and Vomiting During Pregnancy. J Midwifery Women's Health，2016，61（2）：293-294.
[20] 欧阳振波，尹倩，全松，等．中、美、加、英妊娠期恶心呕吐及妊娠剧吐诊治指南的解读．现代妇产科进展，2017，26（11）：875-877.
[21] 陈露露，漆洪波．美国妇产科医师学会"妊娠期恶心呕吐指南 2018 版"要点解读．实用妇产科杂志，2018，34（06）：421-426.
[22] 谢幸，孔北华，段涛．妇产科学．9 版．北京：人民卫生出版社，2018：81-82.
[23] Erick M，Cox JT，Mogensen KM. ACOG Practice Bulletin 189：Nausea and Vomiting of Pregnancy. Obstet Gynecol，2018，131（5）：935.
[24] 付霞．预防性护理干预缓解早孕反应的临床效果观察．世界最新医学信息文摘，2017，17（16）：205-206.

[25] 曾秀，刘理颖，曾智，等．孕早期孕妇心理健康状况现状及影响因素分析．中国妇幼保健，2018，33（19）：4485-4488.
[26] 叶惠萍. 孕产妇在不同妊娠时期心理咨询剖析．中国妇幼保健，2010，25（25）：3688.
[27] 宋丽青，李金莲，陶敏．孕妇妊娠压力状况及其影响因素调查．中华护理杂志，2013，48（09）：808-811.
[28] 谢幸，孔北华，段涛．妇产科学．9 版．北京：人民卫生出版社，2018：70-74.
[29] 彭威，漆洪波．早期流产的病因及机制．实用医院临床杂志，2016，13（6）：10-13.
[30] 韩潇．113 例自然流产者相关病因调查分析．吉林：吉林大学，2010.
[31] 魏碧蓉．高级助产学．北京：人民卫生出版社，2015：112-115.
[32] 阿兰・H. 德切尼，劳伦・内森，内里・拉斐尔，等．妇产科学最新诊断与治疗（第 11 版）. 翟全新，译．天津：天津出版传媒集团，2018.
[33] 中华医学会妇产科学分会产科学组．复发性流产诊治的专家共识．中华妇产科杂志，2016，51（1）：3-9.
[34] 李洁．2016 年中国“复发性流产诊治的专家共识”与 2017 年欧洲“复发性流产诊治指南”的解读．实用妇产科杂志，2018，34（11）：822-825.
[35] National Abortion Federation. 2018 Clinical Policy Guidelines for Abortion Care. 2018. http://www. prochoice. org/.
[36] 张婧．预防早期流产的护理分析．东方食疗与保健，2016（11）：159-161.
[37] National Institute for Health and Care Excellence. Ectopic pregnancy and miscarriage: diagnosis and initial management. 2019. http://www. nice. org. uk/guidance/ng126.

第三章　妊娠 16～20 周群组化母婴保健

第一节　妊娠生理及身体改变

妊娠 16～20 周，孕妇能感受到明显的胎动。此时，身体器官发生最大变化的是子宫，主要表现为体积增大、血流量增加和子宫下段形成，以利于妊娠并为分娩做准备；同时血容量及心排血量均明显增加，妊娠合并心脏病（包括妊娠前已有心脏病及妊娠后新发的心脏病）者易在妊娠、分娩期发生心力衰竭。此时孕妇的主要生理及临床变化表现如下。

一、生殖系统的改变

（一）外阴、阴道的改变

1. 生殖系统的变化包括外阴、阴道的变化。首先，外阴伸展性增强，充血，皮肤增厚，大小阴唇色素沉着，大阴唇的血管增多及结缔组织变松软。妊娠早期母体的雌激素、孕激素发生变化，血清雌二醇水平随着孕周增加而增加。高浓度雌激素与阴道上皮雌激素受体结合，可以使阴道上皮增生变厚，促进糖原生成。其次，阴道伸展性增强，阴道黏膜着色增厚，皱褶增多，结缔组织变松软。再次，糖原是阴道乳杆菌产生乳酸的底物，随着妊娠的进展，雌激素水平的升高对乳杆菌的活性和增殖有积极作用，从而影响阴道酸性环境，导致阴道微生态发生变化。

2. 妊娠期阴道黏膜充血水肿，细胞通透性增加，糖原含量增多，导致阴道分泌物增加和湿润，有利于细菌的生长和繁殖，易发生阴道炎症。同时，妊娠期由于雌、孕激素水平明显高于非妊娠期，乳杆菌使糖原分解成乳酸，阴道内乳酸含量增多、pH 降低，而且阴道分泌物的 pH 与妊娠时间呈负相关性，阴道的防御功能增强。

（二）子宫的改变

1. 随着妊娠的进展，子宫体逐渐增大变软，到妊娠 16 周时，小腹已经明显向前突出了，可以在腹部触摸到子宫底（子宫位置最高的部位）。子宫可出现不规律无痛性收缩，特点为宫缩稀发、不规律和不对称，但宫缩时宫腔内压力通常为 5～25 mmHg，持续时间不足 30 秒，不伴子宫颈的扩张，这种生理性无痛宫缩称为 Braxton Hicks 收缩。

2. 随着子宫的增大，支持子宫的韧带被拉伸，同时牵拉周围的神经，孕妇可能会感觉腹股沟和下腹部有些疼痛，有时疼痛感会放射到会阴部。疼痛可能是短时间的锐痛，也可能是长时间的钝痛，咳嗽或打喷嚏时疼痛最明显，卧位和坐位可减轻疼痛。

3. 妊娠的前几个月，子宫壁显著增厚，但随着妊娠的继续，子宫壁逐渐变薄，在此期间子宫肌壁的厚度仅为 1.5 cm 或更薄。在随后的几个月中，子宫变成了一个壁薄而软且可以随时收缩下压的肌肉囊，通过腹壁可以很容易触及胎儿（表 3-1）。

表 3-1　不同孕龄的子宫底高度和子宫长度

妊娠周数	手测子宫底高度	尺测耻上子宫长度（cm）
12 周末	耻骨联合上 2～3 横指	
16 周末	脐耻之间	
20 周末	脐下 1 横指	18（15.3～21.4）
24 周末	脐上 1 横指	24（22.0～25.1）
28 周末	脐上 3 横指	26（22.4～29.0）
32 周末	脐与剑突之间	29（25.3～32.0）
36 周末	剑突下 2 横指	32（29.8～34.5）
40 周末	脐与剑突之间或略高	33（30.0～35.3）

（三）卵巢的改变

卵巢排卵和新卵泡发育均停止，体积略微增大，妊娠 10 周前由黄体产生雌、孕激素维持妊娠，妊娠 10 周后黄体功能由胎盘取代。

二、乳房的改变

妊娠早期乳房明显增大、充血，乳头有着色变黑，乳晕上的皮脂腺形成蒙氏结节，胎盘分泌的大量雌激素刺激乳腺管的发育，孕激素刺激乳腺腺泡发育，垂体催乳素、人胎盘催乳素等都参与乳腺发育完善，为哺乳做好准备。妊娠末期挤压乳房可有少量初乳。出现妊娠期特征性皮肤变化，如色素沉着、颧颊部皮肤黄褐斑、腹壁皮肤妊娠纹等。

三、心血管系统的改变

（一）心脏

1. 妊娠期增大的子宫使膈肌升高，心脏向左、上、前方移位，心脏沿纵轴顺时针方向扭转，加之血流量增加及血流速度加快，心浊音界稍微扩大，心尖搏动左移 1～2 cm。

2. 静息脉率在妊娠期增加约 10 次/分，部分心音可能有所改变。例如，第一心音分裂加重，第一、第二心音的响度增强及第三心音响亮易闻及。另外，部分孕妇可出现Ⅰ～Ⅱ级柔和吹风样收缩期杂音，分娩后会迅速消失。

3. 正常妊娠在心电图上一般不会出现特征性改变，因心脏位置的改变可能致电轴左偏约 15°。

（二）心排血量

1. 妊娠期孕妇动脉压及血管弹性下降而血容量、体重及基础代谢率增加，这些可能会影响心排血量。静息时心排血量自妊娠开始即显著增加，其持续增加并在以后的妊娠期间保持较高的水平。

2. 心排血量和血容量的增加。妊娠后血容量增加，心排血量增加及心率增快，增加心肌耗氧和心脏负担。

（三）血压

孕妇在妊娠早期，血压相比非妊娠期有轻微下降，在妊娠 16～20 周血压趋于平稳，收缩压维持不变，舒张压轻度降低，脉压增大。妊娠晚期仰卧位时，增大的子宫更加持续地压迫静脉系统，阻止了血液从身体下半身的回流，以至于心脏充盈量减少，心排血量下降。这种情况可造成明显的动脉低血压，常称为仰卧位低血压综合征。

四、血液系统的改变

（一）血容量

妊娠期循环血容量增加以适应子宫胎盘及各组织器官增加的血流量，对维持胎儿生长发育极为重要。血容量于妊娠 6～8 周开始增加，至妊娠 16～20 周可增加 10%～15%。其中血浆增加 1000 ml，红细胞增加 450 ml，使妊娠期极易出现生理性贫血。

（二）血液成分

1. 红细胞　妊娠期骨髓造血增加，网织红细胞轻度增加。由于血液稀释，红细胞计数约为 $3.6\times10^{12}/L$（非妊娠期约为 $4.2\times10^{12}/L$），血红蛋白值约为 110 g/L（非妊娠期约为 130 g/L），血细胞比容从未孕时的 0.38～0.47 降至 0.31～0.34。

2. 白细胞　妊娠期白细胞计数轻度增加，一般为（5～12）$\times10^{9}/L$。临产和产褥期白细胞计数也显著增加，一般为（14～16）$\times10^{9}/L$，有时可达 $25\times10^{9}/L$。

3. 血小板　目前对于妊娠期血小板计数的变化尚不明确。妊娠期由于血小板破坏增加、血液稀释或免疫因素等，血小板减少，部分孕妇在妊娠晚期会进展为妊娠期血小板减少症（gestational thrombocytopenia）。

4. 凝血因子　妊娠期血液处于高凝状态，为防止妊娠期出血做好准备。凝血因子Ⅱ、Ⅴ、Ⅶ、Ⅷ增加，仅凝血因子Ⅺ及Ⅻ降低。妊娠晚期凝血酶原时间

(prothrombin time，PT）及活化部分凝血活酶时间（activated partial thromboplastin time，APIT）轻度缩短，凝血时间无明显改变。血浆纤维蛋白原含量比非孕妇女约增加50%，妊娠末期平均达4.5 g/L（非孕妇女平均为3 g/L)。妊娠期静脉血液淤滞、血管壁损伤均导致妊娠期血液处于高凝状态，使妊娠期女性发生血管栓塞性疾病的风险较非孕妇女增加5～6倍。这些生理性变化使产后胎盘剥离面血管内迅速形成血栓，是预防产后出血的另一重要机制。产后2周凝血因子水平恢复正常。

5. 血浆蛋白　由于血液稀释，血浆蛋白自妊娠早期开始降低，至妊娠中期达60～65 g/L，主要是白蛋白减少，约为35 g/L，以后持续此水平，直至分娩。

五、呼吸系统的改变

妊娠早期胸廓加宽加大，膈肌上升，呼吸时膈肌活动的幅度也会增加。妊娠中期肺的通气量大于耗氧量，有利于为孕妇和胎儿提供氧气，通气量每分钟约增加40%，潮气量约增加39%，残气量约减少20%，肺泡换气量约增加65%。由于膈肌上升，孕妇呼吸较深，平卧后可能会出现呼吸困难，应尽量选择侧卧位或抬高头部，以缓解症状。受雌激素影响，妊娠期上呼吸道常有不同程度的充血、水肿，约30%的孕妇出现鼻炎样症状，鼻塞伴分泌物增多，症状多在妊娠早期的末期出现，妊娠晚期最显著，常于分娩后48小时缓解。

六、内分泌系统的改变

(一）甲状腺

妊娠期受促甲状腺激素（TSH）和人绒毛膜促性腺激素（HCG）的作用，甲状腺呈中度增大，血清中甲状腺激素水平自妊娠6～9周开始增加，妊娠18周达到高峰，直至分娩后。

(二）垂体激素

妊娠期促甲状腺激素和肾上腺皮质激素分泌增加，但无甲状腺或肾上腺皮质功能亢进的表现。促黑素细胞激素的分泌增多，使孕妇自妊娠16周开始皮肤出现色素沉着。

七、泌尿系统的改变

1. 肾血浆流量和肾小球滤过率均有所增加。妊娠期由于代谢产物增加，加大了母体的肾负担，母体泌尿系统及心血管系统也发生显著变化：肾血流量增加和肾小球肥大导致妊娠期肾长度增加约1 cm，肾体积增加约30%；妊娠期全身血管显著舒张，导致血压下降和心排血量增加，肾血浆流量及肾小球滤过率增加持续到妊娠晚期，但是肾小球囊内压无明显增加；妊娠期总体液量增加6～8 L，细胞外液增加4～6 L，肾血浆容量增加40%～50%。由于肾血浆流量和肾小球滤过率受体位的影响，仰卧位时尿量增加，所以妊娠期妇女的夜尿有所增加。

2. 妊娠早期由于增大的子宫压迫膀胱，孕妇常常出现尿频，随着孕周的增加，子宫增大超出盆腔，一般在妊娠 12 周时，上述症状会消失。

3. 妊娠期受孕激素的影响，泌尿系统的平滑肌张力降低，妊娠中期肾盂、输尿管轻度扩张，可出现尿液逆流的现象，孕妇容易发生急性肾盂肾炎。

八、消化系统的改变

妊娠早期孕妇会出现不同程度的恶心、呕吐、食欲不振等早孕反应，一般在妊娠 12 周消失。妊娠中、晚期由于受雌激素的影响，消化道的平滑肌张力降低，肠蠕动减少和减弱，胃排空时间延长，孕妇常会出现上腹部饱胀感。由于膈肌上升，胃部受压，食管下段括约肌压力减小，胃内容物也会反流到食管的下部，引起胃烧灼感，肠蠕动减弱，出现便秘。

九、皮肤的改变

妊娠期促黑素细胞激素（melanocyte stimulating hormone，MSH）分泌增多，加之大量雌、孕激素有黑素细胞刺激效应，使黑色素增加，导致孕妇乳头、乳晕、腹白线、外阴等处出现色素沉着。色素沉着于颧颊部并累及眼眶周、前额、上唇和鼻部，边缘较明显，呈蝶状褐色斑，称为妊娠黄褐斑（chloasma gravidarum)，俗称“蝴蝶斑”，一般于产后自行消退。

十、骨骼、关节及韧带的改变

进行性脊柱前凸是正常妊娠的一个特征。妊娠时骶髂关节、骶尾关节和耻骨联合的活动度增加可能导致孕妇姿势的改变，造成腰部不适，特别是在妊娠晚期。

十一、眼的改变

妊娠时眼内压的下降部分造成了玻璃体外流的增加，角膜敏感性降低，妊娠晚期尤为严重。由于水肿，大多数孕妇角膜的厚度均有轻微增加。

十二、新陈代谢的改变

为了适应胎儿和胎盘的快速增长，孕妇的新陈代谢发生显著的变化。

（一）体重增加

妊娠期体重的增加大多是由子宫及其内容物、乳腺、血容量和血管外细胞的增加而引起，体重增加的另一小部分原因是由于代谢的改变，Hytten（1991）报道平均体重增加 12.5 kg（表 3-2)。

表 3-2　妊娠期间生理改变造成体重增加的分布

组织和体液	组织和体液累计增加重量（g）			
	10 周	20 周	30 周	40 周（总计）
胎儿	5	300	1500	3400
胎盘	20	170	30	650
羊水	30	350	750	800
子宫	140	320	600	970
乳腺	45	180	360	405
血液	100	600	1300	1450
细胞外液	0	30	80	1480
母体储存（脂肪）	310	2050	3480	3345
总计	650	4000	8500	12500

(二) 水分代谢

液体潴留的增加是妊娠期正常生理改变。一部分是由于血管紧张素的渗透压阈值改变，使血浆渗透压下降约 10 mOsm/kg 而引起（Lindheimer 和 Davidson，1995）。这种现象在妊娠早期就已出现，然而，随着水肿的加重，病理性水钠潴留通常伴有先兆子痫。

(三) 蛋白质代谢

妊娠期体内需储备足够的蛋白质，除供给胎儿生长发育及子宫、乳房增大的需要外，还要为分娩期消耗做准备。若蛋白质储备不足，血浆蛋白减少，组织液增加，出现水肿。

(四) 脂肪代谢

妊娠期能量消耗增加，母体脂肪积存多，糖原储备减少。Hytten 和 Thomson（1968）及 Pipe 等（1979）指出脂肪的储存主要在中央而不是外周，妊娠晚期随着胎儿对营养需求的显著增加，脂肪的储存减少。

(五) 矿物质代谢

妊娠期钾、钠储存增加，但由于血容量的增加，血清中钾、钠浓度与非妊娠期相近。胎儿生长需要大量的钙，足月妊娠胎儿骨骼储存约 30 g 钙，其中 80%在妊娠最后 3 个月积累，因此，妊娠中、后期应注意加强钙的摄入。妊娠期孕妇约需要 1000 g 的铁，主要在妊娠晚期，约 6～7 mg/d（Pritchard 和 Scott，1970）。

十三、胎儿发育特征

以 4 周为一个孕龄单位，描述胎儿发育的特征（表 3-3）。

表 3-3 胎儿不同孕周发育特征

孕周	胚胎、胎儿发育特征			
	身长（cm）	顶臀径（cm）	体重（g）	特征
4 周末				可辨认胚盘与体蒂
8 周末				初具人形，能分辨眼、耳、鼻、口、手指及足趾，心脏已形成
12 周末	9	6～7		外生殖器可辨别性别。胎儿四肢可活动
16 周末	16	12	110	外生殖器可确认胎儿性别。出现呼吸运动，无皮下脂肪，部分孕妇可感受到胎动
20 周末	25	16	320	可见少许头发。开始有吞咽、排尿功能。体重呈线性增长，胎动明显增加
24 周末	30	21	630	各脏器均已发育，细小支气管和肺泡已经发育，出生可有呼吸，但生存力极差
28 周末	35	25	1000	眼睛半张开，四肢活动好，有呼吸运动，出生后可存活
32 周末	40	32	1700	皮肤深红色，仍呈皱缩状。生存能力尚可
36 周末	45	32	2500	皮下脂肪较多，指（趾）甲已达指（趾）端，出生能啼哭及吸吮，存活率高
40 周末	50	36	3400	胎儿发育成熟，出生后哭声响亮，吸吮能力强，能很好存活

（一）胎儿的生理特点

1. 呼吸系统　妊娠 11 周时，B 型超声可见胎儿胸壁运动；妊娠 16 周时，出现呼吸运动，每分钟 30～70 次。

2. 胃肠道系统　妊娠 11 周时，胎儿小肠已有蠕动；妊娠 16 周时，胃肠功能基本建立，胎儿能吞咽羊水，吸收水分、氨基酸、葡萄糖及其他可溶性营养物质。

3. 泌尿系统　妊娠 11～14 周时，胎儿肾已有排尿功能；妊娠 14 周时，膀胱内已有尿液。胎儿通过排尿参与羊水的循环。

4. 神经系统　妊娠中期，胎儿内、外及中耳已形成；妊娠 24～26 周时，胎儿在宫内已能听见一些声音；妊娠 28 周时，胎儿对光开始出现反应，对形象及色彩的视觉出生后才逐渐形成。

（二）羊水

充满在羊膜腔内的液体，称为羊水（amniotic fluid）。

1. 羊水的来源

（1）妊娠早期主要来自母体血清进入羊膜腔的透析液。

（2）自妊娠16～18周开始，胎儿尿成为羊水的主要来源，使羊水渗透压逐渐降低。

（3）妊娠晚期胎肺参与羊水的生成。

（4）羊膜、脐带华通胶及胎儿皮肤渗出液体，但量少。

2. 羊水的吸收

（1）羊水的吸收约50%由胎膜完成。

（2）胎儿吞咽羊水，足月妊娠胎儿每日可吞咽羊水500～700 ml。

（3）妊娠20周前，胎儿角化前皮肤有吸收羊水的功能，但量少。

3. 羊水的功能

（1）保护胎儿：保持羊膜腔内恒温，对胎儿有缓冲作用，避免胎儿受到挤压，防止胎儿肢体粘连，避免子宫或胎儿对脐带的直接压迫。

（2）保护母体：减少胎动所致的不适感。

4. 羊水量　从胚胎期形成羊膜囊时起，羊水量增长的速度很快，至妊娠12周时平均为50 ml，在妊娠中期时约为400 ml，至妊娠36～38周时羊水量达最大，约为1000 ml。

羊水在羊膜腔内不断进行液体交换，以保持羊水量相对恒定。母儿间的液体交换主要通过胎盘，母体与羊水间的交换主要通过胎膜，羊水与胎儿间主要通过胎儿消化道、呼吸道、泌尿道以及角化前皮肤进行。

（王香枝　张　蓟）

第二节　常见不适症状的处理

妊娠16周后，孕妇恶心、呕吐、乏力、嗜睡等早孕反应会逐渐消失，其情绪也趋于稳定，但随着妊娠周数的增加，孕妇乳房、子宫会逐渐增大，部分孕妇可能出现胃灼热、头痛、牙龈出血的情况。

一、胃灼热

胃灼热（烧心）（heartburn）是妊娠期妇女常见的胃肠道症状，指胸骨后烧灼不适，并常伴有灼热感。一般妊娠中期发病，频率与强度随着妊娠进展而增加，于分娩后逐渐消失，并且产后不再复发。据统计，30%～50%的孕妇会有烧心感，有些地区的孕妇发病率接近80%，烧心感是孕妇最常见的主诉之一。

（一）发病机制

1. 食管下段括约肌功能不全是引发该病的主要因素，可能是由于激素作用引起的食管下段括约肌压力降低。

2. 妊娠期间，逐渐增大的子宫压迫胃，使之向上移位及胃内压力升高，导致发生频繁反流。

（二）临床表现及诊断

胸骨后烧灼不适伴有灼热感，常足以提示反流存在，可进行治疗而不需进一步的诊断性检查。

（三）治疗

治疗的目的是减少反流或者中和反流物。

1. 中和胃酸　氢氧化铝或氢氧化镁可单独或联合应用，均优于碳酸氢钠。应避免选用含碳酸氢钠的食物（如苏打饼干）或药物，以免所含的钠离子促使水钠潴留，造成电解质紊乱。

2. 增加食管下端括约肌压力，改善食管环境，清除食管酸，促进胃排空。

3. 抑制胃酸分泌　需采用Ⅱ型组胺（H_2）受体阻滞剂。西咪替丁和雷尼替丁均是B类药物。若症状仍未缓解，需考虑内镜检查。

（四）预防

1. 妊娠期生活方式的调整　指导孕妇避免进食过热或辛辣对胃部产生刺激的食物，少量多餐，进食过多或摄取过多脂肪及油炸食品均会使胃部过度收缩，胃部烧灼感增强。

2. 饮食的改变　进食含丰富胡萝卜素的蔬菜及富含维生素的水果。两餐之间进食液体，如牛奶、豆浆、果汁等，食物应清淡，避免难以消化的食物；同时适当咀嚼口香糖，刺激唾液腺分泌，有助于中和酸性物质；劝导孕妇戒酒和禁烟，以减少反流症状。

3. 睡前抬高床头　应告知孕妇餐后30分钟至1小时内避免卧床；卧床时头部抬高约15厘米，防止反流。

二、头痛

头痛（headache）是妊娠期妇女最常见的门诊主诉之一，为发作性神经-血管功能障碍，以反复发生的偏侧或双侧头痛为特征。超过80％的女性会在生育年龄期主诉头痛。大部分妊娠期头痛的患者在妊娠前就已明确头痛病因，约10％的妇女是妊娠期首次出现头痛或明确头痛病因。18％的美国妇女患严重的偏头痛，约2％的妇女在妊娠期间首次出现，通常在妊娠早期出现第一次偏头痛。

（一）分类

头痛根据病因分为三大类：原发性头痛，也可称为特发性头痛，包括偏头痛、紧张性头痛、丛集性头痛等，偏头痛和紧张性头痛是最常见的头痛类型；继发性头痛，包括头颈部外伤、头颈部血管性因素、颅内非血管性疾病、感染、物质戒断、精神因素等多种原因所致的头痛；其他如脑神经痛、中枢性头痛及其他类型头痛。

妊娠期头痛根据疾病发生时间可分为三类：患者妊娠前有头痛症状，妊娠后头痛症状再次出现；患者妊娠前有头痛症状，但妊娠后头痛的频率、程度和特点与之前不同；患者妊娠前无头痛症状，妊娠后首次出现头痛症状。

偏头痛根据有无先兆可分为：偏头痛不伴先兆、偏头痛伴先兆。

（二）发病机制

偏头痛的发生与性激素之间的关系密切。女性偏头痛的患病率高于男性，好发于生育年龄。研究显示，偏头痛症状不依赖于血液中黄体酮水平，其起源关键可能是内在的下丘脑神经元雌激素受体的敏感性。

（三）临床表现

先兆症状一般是短暂出现的神经系统症状和体征，可以在头痛之前、头痛时或头痛后发生。妊娠期偏头痛表现各异，头痛时常伴有恶心、呕吐、畏光、畏声等症状。触发因素包括压力、视觉刺激、天气变化、空腹、睡眠障碍及某些食物等。偏头痛缓解的定义为头痛不再发生、发生频率减少、持续时间缩短或者症状减轻。由于妊娠期雌激素水平的升高，50%～80%的患者偏头痛发作的频率在妊娠期有所减少，尤其在妊娠晚期。而妊娠前出现经期无先兆偏头痛的妇女则有可能在妊娠早期出现症状缓解，但约5%的孕妇会病情加重，不过这些患者的偏头痛多有发作先兆，其余患者则症状没有变化。

（四）治疗

1. 对于妊娠期急性发作的偏头痛，其治疗不同于非妊娠期。考虑到药物对胎儿的影响，首选药物为对乙酰氨基酚。证据显示对乙酰氨基酚可以有效治疗偏头痛且不增加对孕妇或胎儿不利影响的风险。二线药物为阿司匹林，此药物在妊娠中期使用是安全的。三线药物为阿片类药物，如吗啡、哌替啶，对治疗伴恶心呕吐的偏头痛比较有效。

2. 对经常性偏头痛的患者可采取预防性治疗措施，如按摩、冰疗、放松治疗、生物反馈、认知行为治疗；指导孕妇正确的生活方式，包括合理休息、充足睡眠、规律饮食、避免刺激因素等。每日使用最低有效剂量的β受体阻滞剂和钙通道阻滞剂可作为预防性治疗，但需要与神经科医生共同管理。

（五）预防

1. 妊娠期偏头痛的预防需要医生与患者的持续配合、共同努力才能获得益处。预防措施包括非药物治疗和药物治疗。非药物治疗对所有患者都有益处，包括有氧运动、生物反馈、放松训练、针灸、经皮神经电刺激、认知行为治疗、生活方式管理等。当孕妇每月至少发生3～4次长时间的、严重的头痛时，可选择药物治疗，在应用药物前一定要经过孕妇及其配偶同意。

2. 妊娠20周后出现的头痛须严密关注子痫前期及其相关并发症。临床医生应重视妊娠期头痛评估及流程管理，关注妊娠期头痛病因的排查，发现恶性头痛应及时进行神经系统影像学检查或脑脊液分析等检查，针对妊娠期头痛病因给予相应管理，防止误诊误治。

三、牙龈出血

牙龈出血（gingival bleeding）是孕妇常见的症状之一，主要是由牙龈炎和妊娠龈瘤引起。妊娠期牙龈出血给孕妇生活带来了不良影响，由于出血频繁，除影响正常进食外，也常引起孕妇紧张和担忧，造成较大的精神及心理压力，甚至可能导致不良妊娠的发生。因此，加大对妊娠期牙龈炎及妊娠龈瘤的认识以及进行有效预防和治疗，对保障孕妇妊娠期生活质量及母婴健康极其重要。

（一）发病机制

1. 由于妊娠期血液中的激素水平变化，牙龈毛细血管扩张，导致牙龈内的炎症细胞和体液渗出增加。牙龈中肥大细胞受性激素的作用被破坏后，释放出蛋白水解酶和组胺，加重了局部的炎症反应。同时内分泌的改变会影响组织的新陈代谢，从而改变牙龈对菌斑的反应，与此同时，龈沟内的细菌成分也发生变化。牙菌斑、结石等刺激物是引起妊娠期牙龈炎导致牙龈出血的直接原因。大量研究证实，妊娠期激素水平的变化影响牙周微生态。

2. 妊娠期由于性激素水平的改变使女性激素水平升高（尤其是孕酮），对局部刺激物的过度反应使孕妇的齿龈出现血管灶性高度扩张，牙龈肿胀或形成龈瘤样改变，即所谓的妊娠龈瘤。妊娠期更易加重牙龈的炎症。齿龈充血、变软，轻微的创伤（如刷牙）即导致牙龈出血。

（二）临床表现

主要临床表现是牙齿边缘所附着的牙龈组织的炎症和牙间乳头状增生，呈鲜红色或暗红色，常表现为牙龈肿胀、进食或轻触易出血等。患者一般在妊娠期前即有不同程度的慢性牙龈炎，一般从妊娠2～3个月开始出现明显的症状，8个月时达高峰。妊娠期牙龈炎也是引起妊娠期妇女牙龈出血的重要原因。

（三）治疗

1. 去除局部刺激因素，如菌斑、牙石、不良修复体等。

2. 应注意尽量避免全身药物治疗，对于较严重的患者，如龈袋有溢脓，可用3%过氧化氢和生理盐水进行冲洗，也可使用刺激性较小的1%过氧化氢。

（四）预防

1. 教会孕妇正确的刷牙方法和习惯，使用牙线、牙签、间隙刷等保持口腔卫生。

2. 每次进食后都用软毛牙刷刷牙，轻微的牙龈出血表示牙龈充血或牙齿清洁得不够干净，不必太紧张，更不要不敢刷牙，否则牙龈发炎的现象会加重。

3. 选择适宜的牙刷，尽量选择刷头小、刷毛柔软的牙刷，以避免牙龈出血。牙刷最好每个月更换一次，根据口腔的酸碱度，选择合适的口腔漱口溶液，如有必要，还要用棉签清理口腔的食物残渣，用示指对牙冠和牙周进行按摩。

4. 多吃富含维生素的蔬菜和水果，注意食物搭配。维生素C多来源于新鲜的水果蔬菜，如青椒、菜花、白菜、番茄、黄瓜、菠菜、柠檬、草莓、苹果等。日常要多喝牛奶，补充钙质，坚固牙齿。

5. 适当牙齿锻炼，平日可以做一些上下叩齿的动作，既可增强牙齿坚固性，又能增加唾液分泌，起到杀菌洁齿的功效。

（王香枝　张　蓟）

群组化活动主题示范：妊娠期常见不适症状的处理

【主题名称】妊娠期常见不适症状的处理

【用物准备】倾听球（柔软、易抛掷的球）（图1）、妊娠期不适症状促导工具卡（图2）、妊娠期常见不适症状示意图、妊娠期解剖生理改变教学辅助包（图3）

【组内成员】主要促导者、辅助促导者、8～12位孕妇及各自所陪伴的一位家属

【活动目标】认识到妊娠期一些常见的生理性不适症状，能够识别异常症状和需要及时就诊的情况

【活动内容】

1. 开场　采用三次深呼吸开场。进行第一次呼吸：深吸一口气后，保持，长长地呼气，让大脑清空所有的想法；进行第二次呼吸：深吸一口气后，保持，长长地呼气，让自己保持平静；最后一次呼吸：深吸一口气后，保持几秒钟。缓慢地呼气，同时轻轻睁开眼睛。

2. 促导基本过程

(1) 将所有不适症状促导工具卡放在一个盒子或图片夹中，在群内进行传递。

(2) 每位孕妇可选取其中一张工具卡，互相不能看到对方的卡片内容。

(3) 促导者进行示范。用姿势、动作或表情等演示出卡片上的不适症状，让群内其他孕妇来猜是哪一种症状。但不能用语言描述。

(4) 当群内成员猜到正确的症状表达时，所有成员可共同针对此症状的原因、预防方法、缓解措施，以及什么情况是生理性症状，不需要到医院就诊，什么情况下需要到医院就诊等展开讨论。

(5) 比如有孕妇头痛，促导者可以引导大家讨论孕妇头痛的分类、表现及处理方法，例如焦虑引起失眠导致头痛，可以让孕妇选择一个舒适的姿势，躺着或坐着。现场给予轻音乐，教会孕妇正念呼吸的方法。

群组化活动主题示范：妊娠期常见不适症状的处理（续）

3. 结束　采用所有群内成员共同口述的形式结束。在主要促导者的带领下，所有孕妇一起说：“我会是健康的，我的宝宝会是安全的。”

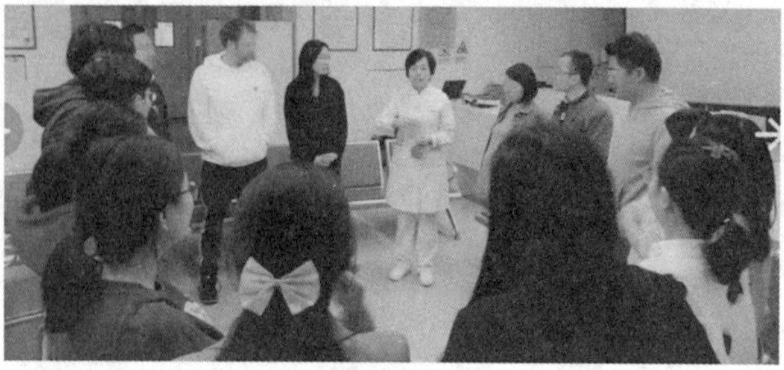

图 1　倾听球的使用

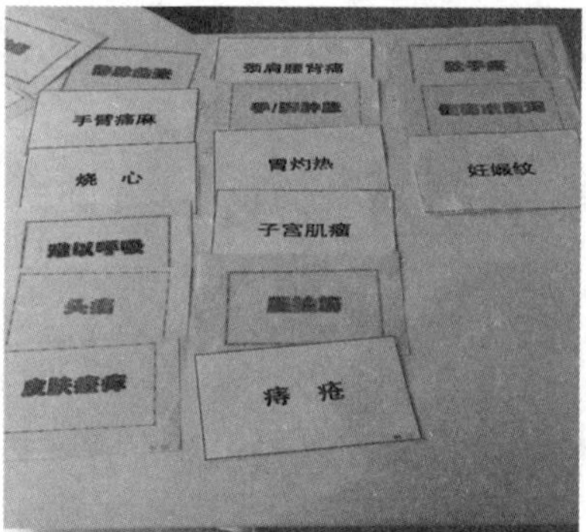

图 2　妊娠期不适症状促导工具卡

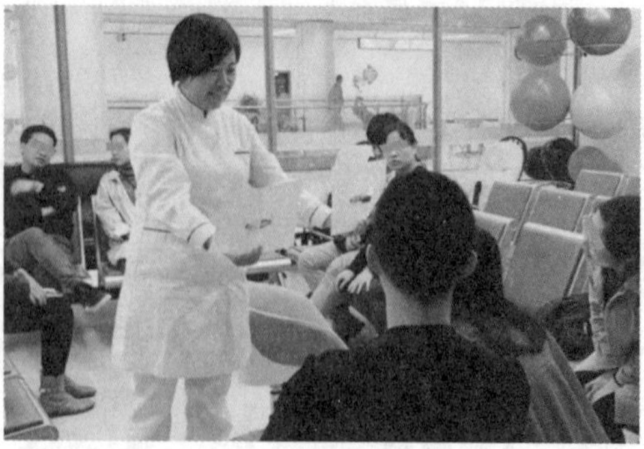

图 3　妊娠期解剖生理改变教学辅助包中工具卡的使用

（翟巾帼）

第三节　生活照顾

妊娠16周后，随着早孕反应的逐渐消失，孕妇胃部不适感得到明显改善，食欲好转，进食种类和量增加，以满足自身的机体代谢和体内胎儿的供给，保障胎儿正常生长发育。营养作为最重要的环境因素，对母亲与子代的近期和远期健康都将产生至关重要的影响。为了减少营养不良造成的流产、畸形胎儿、妊娠期贫血、妊娠期高血压、妊娠期糖尿病等，应对相近孕周的孕妇开展群组化保健活动，给予正确的饮食指导，使其合理摄入蛋白质、碳水化合物、脂肪、维生素、膳食纤维、无机盐和微量元素等，保证营养均衡，避免妊娠期合并症的发生。

一、均衡营养

（一）常吃含铁丰富的食物

怀孕后，随着胎儿的生长发育，铁元素需求量逐渐增加。妊娠期膳食补充若不能满足机体对铁、叶酸和维生素 B_{12} 的需求，可能导致妊娠期贫血。妊娠期贫血严重危害母婴的健康，因此，给予孕妇正确的饮食指导尤为重要。在群组化活动中，促导者应对无并发症的孕妇进行饮食知识讲解，每日增加20～50 g红肉，每周吃1～2次动物内脏或动物血等，孕妇之间可以分享制作方法，相互学习。有贫血指征的孕妇，遵医嘱给予补充铁剂。

（二）低盐、低糖、低脂、高蛋白、高维生素饮食

1. 传统观点认为孕妇吃得越多，对胎儿越有利。然而，妊娠期营养不均衡、营养过剩可导致不良的母婴结局。在饮食中，应适当减少钠盐摄入量，尽量少吃或不吃腌制食物，如咸菜、火腿、腊肉等，以控制体内的水钠潴留，避免引起妊娠期高血压。

2. 进入妊娠中期，孕妇对胰岛素的敏感性下降，应注意低糖、低脂饮食。少食多餐，减少食用油炸类食品和易吸收、升糖作用快的白糖、红糖等精制糖，以免造成妊娠期糖尿病。

3. 优质蛋白和维生素的摄入对孕妇和胎儿有着至关重要的作用。在食物中，增加含有优质蛋白质的豆类、蛋类、瘦肉以及鱼等，且增加富含维生素的新鲜应季蔬菜、瓜果等，以满足孕妇的生理调节和胎儿生长发育的需求。

4. 孕妇可以在群组化活动或群组微信群内分享自己的事例，增加与专业人员交流沟通的机会。同伴之间也可以互相借鉴学习，提高自我饮食管理的能力和信心，降低妊娠合并症的发生率。

（三）增加富含纤维食物的摄入

随着子宫逐渐增大，肠道的活动受到影响，易导致孕妇出现便秘。增加富含纤维食物的摄入，如燕麦、芹菜、春笋等，可以促进胃蠕动，从而分泌较多的消化液，使食物在肠道的时间缩短，降低便秘的发生率，减轻孕妇的不适。

（四）戒烟禁酒，少吃刺激性食物

烟草、酒精对胎儿有明显的毒性作用。在妊娠及哺乳期，孕妇应禁烟酒、浓茶，避免毒性反应对胎儿造成的危害。尽量少吃辛辣刺激性食物，如辣椒、花椒等，以减轻对消化道的刺激。

二、规律锻炼

孕妇作为家庭照顾的核心对象，活动量可能较孕前减少，久坐、缺乏运动等原因使妊娠期间能量消耗偏低，造成了妊娠期体重增加过多、巨大儿、妊娠期糖尿病等，从而对妊娠结局带来诸多不良影响。美国妇产科医师学会（American College of Obstetricians and Gynecologists，ACOG）针对妊娠期和产后妇女锻炼的指导中提到，为了更好地适应怀孕带给妇女生理和心理的变化，妊娠期的规律锻炼是非常有益的。一般来说，妊娠16～20周处于妊娠平稳阶段，对于无先兆流产、阴道出血等提示需保胎症状的孕妇，适当的活动可以避免妊娠期体重增加过多，改善便秘症状等，并对胎儿的生长发育有促进作用。护理人员应对孕妇做好安全宣教，避免快跑、跳跃等运动幅度过大和一些有身体对抗的竞技类项目，推荐合适的运动方式，如瑜伽、游泳、曼舞、散步等。建议妊娠期每周进行3～4次、每次30～35分钟的中等强度的运动锻炼，即每周至少应进行90分钟中等强度的运动锻炼，以不让孕妇感觉疲惫为度。

（一）瑜伽

瑜伽是一项通过身体操作、身心调节和心理意念引导而达到身心整合的运动，将呼吸、伸展运动和放松运动融合一体，使孕妇的生理和心理得到改善。产科门诊、助产士门诊等应加强瑜伽运动的健康教育宣传力度。在群组化活动中，孕妇从基础动作开始学习，并及时向促导者反馈学习效果。促导者给予针对性的指导，并定期将示范视频分享到群组内。孕妇可将运动视频发送至微信群内，互相监督，相互支持，提高积极性，同时也可得到良好的运动效果。

（二）游泳

游泳是妊娠期较好的运动方式。孕妇在游泳的过程中可以锻炼心肺功能，提高运动耐力，减轻身体负荷过重造成的水肿等。因为游泳对场馆设施、水质、个人身体素质要求较高，为了最大限度地保证孕妇的安全，小组中有条件的孕妇可以结伴参加。同时，对于有家人陪伴的孕妇，可以携带家属一起参与，将妊娠期游泳活动拓展到整个家庭。需要注意的是，在运动中要注意安全，防止滑倒，保持安全距离，避免他人踢到腹部。

（三）曼舞

曼舞也是基于群组化模式的一项适合孕妇的运动模式。孕妇在舒缓的音乐中跟着老师的节奏缓慢舞动，使身心得到放松，心情随之变得轻松愉悦。孕妇运动时间不宜过长，保持在20分钟左右，要避免跳跃旋转、跨大步、下蹲等剧烈动作。

（四）散步

散步是孕妇最常用的运动方式。散步不仅仅促进血液循环，增强体质，同一群组中邻近社区的成员结伴户外散步，可以融入自然，呼吸新鲜空气。同时，同伴之间增加了沟通交流的机会，有助于舒散孕妇焦虑、孤单等不良情绪。

三、口腔保健

孕妇由于饮食习惯的改变及全身激素水平的变化，部分口腔疾病的易患性增加。孕妇口腔炎症引起的菌血症可以通过血液传播和胎盘感染羊水。研究表明，孕妇牙周炎或牙周病造成的体内高炎症反应状态与低体重儿有相关性。妊娠16～20周的孕妇，若已存在口腔问题，在此妊娠相对稳定的时期，应及时给予规范化治疗，避免造成不良妊娠结局。除此之外，促导者要对孕周相近的孕妇以群组化的模式进行妊娠期口腔卫生保健知识的宣讲，提高疾病防治理念和口腔保健意识。

（一）良好的口腔卫生习惯

怀孕后，孕妇的进食次数增多，喜酸甜食物，加上早期多伴有恶心、呕吐等早孕反应，刷牙次数有所减少。应指导孕妇采用水平颤动刷牙法每日睡前、晨起刷牙，餐后漱口，必要时辅助使用牙线、牙间刷和含氟漱口水，可以有效清理牙间隙和牙列不齐造成的食物残渣，维护口腔的清洁卫生。

（二）合理的饮食

妊娠期妇女体内的雌激素和孕酮水平明显升高，尤其是孕酮水平的增高可使牙龈毛细血管扩张、增生、淤血，炎症细胞和渗出增加，牙周局部的酶活性升高，牙周组织对微生物菌斑的易感性增加，易造成妊娠性龈炎、妊娠期牙周炎、妊娠性龈瘤、龋病等口腔疾病。护士应结合孕妇的实际情况，给予孕妇和家属详尽的饮食指导，注重孕妇的饮食平衡，除满足孕妇以及胎儿发育需求的热量以及蛋白质外，应鼓励孕妇多吃维生素和纤维素丰富的蔬菜以及瓜果，对口腔有一定的清洁作用。鼓励家属（尤其是丈夫）通过视频、图片、健康处方等方式参与到群组学习中，在日常生活中给予孕妇监督。

（三）及时规范的治疗

妊娠期口腔疾病，不仅仅给孕妇带来痛苦和心理负担，也会直接影响到胎儿的生长发育。有明显不适症状或剧烈牙痛的孕妇可选择在此妊娠期进行口腔基础治疗，清除积聚的牙周结石和菌斑。尽量避免使用抗生素等全身药物来控制炎症，以免影响胎儿发育。医护人员和家属要注意孕妇的情绪变化，加强口腔科医师和孕妇的诊疗沟通，消除孕妇的负面情绪，提高孕妇的生活质量。

四、心理干预

心理健康是孕妇身心健康的重要组成部分之一。随着孕周的逐渐增加，孕妇从生理和心理上已适应和接受妊娠的一些变化。多数孕妇主观感觉上表现乐观，情绪稳定，但仍有小部分孕妇因身体不适、经济负担增加以及担心工作影响等原因出现焦虑烦躁情绪。此时应及时进行心理干预，正确处理负性情绪，减轻孕妇压力，使焦虑、抑郁情绪得到改善，保持身心健康。

（一）群体心理教育

基于群组化模式，由心理科医生及产科临床专家组成心理指导小组，通过群组化活动、孕妇学校、线上平台（微信群等）等途径，对小组内孕妇开展妊娠期心理教育集体课程，并提供健康教育手册供孕妇及家属学习。定期组织小组活动，诱导孕妇诉说近期发生的愉快和忧虑的事情，根据其心理需求提供情感疏导等一系列心理干预措施，减轻孕妇心理压力。

（二）小组同伴支持

同伴支持是指具有相同年龄、性别、文化程度、生活环境和社会地位或有相同经历的特定人群共同分享信息、观念、情感或行为技能的支持形式。小组成员因孕周相同，共同话题多，彼此关系更加亲密，因此小组同伴支持是群组化模式下妊娠期心理干预的重要方式之一。小组成员可以通过线上沟通或线下座谈会等途径，分享近期的生活和情感体验。一方面，可以通过交流收获友谊，建立良好的人际关系，减轻焦虑和孤独感；另一方面，也可以给予同伴力所能及的帮助，在此过程中使自我价值得到体现，增强自信心。

（三）家庭关怀

家庭关怀是建立良好社会关系的基础条件之一，既可为孕妇提供情感、物质支持，保障基本的生活及安全感，又可增强压力事件下的心理弹性，强化幸福感与归属感。家庭成员（尤其是丈夫）应积极参与妊娠期保健知识的学习，及时发现孕妇的心理变化并给予关爱和情感支持，使孕妇保持良好的心理状态。

（王香枝　张　蓟）

群组化活动主题示范1：缓解妊娠期不适的方法——妊娠期瑜伽

【主题名称】缓解妊娠期不适的方法——妊娠期瑜伽

【用物准备】A4纸、舞蹈服装、沙发或者椅子、靠垫、瑜伽垫、瑜伽球、瑜伽砖

【组内成员】主要促导者、辅助促导者、8～12位孕妇及各自所陪伴的一位家属

【活动目标】掌握妊娠期瑜伽技能，保持身体的柔韧性，舒缓身心，促进自然分娩

【活动内容】

1. 开场　采用三次深呼吸开场。进行第一次呼吸：深吸一口气后，保持，长长地呼气，让大脑清空所有的想法；进行第二次呼吸：深吸一口气后，保持，长长地呼气，让自己保持平静；最后一次呼吸：深吸一口气后，保持几秒钟，缓慢地呼气，同时轻轻睁开眼睛。

2. 促导基本过程

(1) 促导者询问每一位孕妇在妊娠期运动的方式，协助孕妇在A4纸卡片写上自己的运动方式贴于孕妇胸前。

(2) 孕妇本人表演自己常用的活动动作，其他孕妇说出该运动的益处及坏处。

(3) 辅助促导者铺好瑜伽垫，根据练习内容协助孕妇坐在瑜伽垫上。促导者先以口头教学方式讲解瑜伽运动姿势，以音乐为背景分别演示各种姿势。首先配合呼吸予以舒适的体位使身体放松，呈现舒展状态，双手自然下垂，呼气时骨盆往后倾，双腿夹紧；吸气时骨盆前倾，头顶和坐骨往上伸，保持背部呈后屈状，根据呼吸决定动作持续时间。

(4) 随后要求孕妇缓慢行走，每一步均深入感受脚底接触地面的感觉，对行走时的每个细节均悉心感受，从而建立正向的心理状态，高度集中注意力而形成良好的感知力。

3. 结束　采用所有群内成员共同口述的形式结束。在主要促导者的带领下，播放轻音乐，所有孕妇一起说："感恩生命，感恩自己，感恩我的宝宝选择我，我爱我的宝宝，我爱我自己。"

（张　蓟）

群组化活动主题示范 2：妊娠期常见口腔问题的处理

【主题名称】妊娠期常见口腔问题的处理

【用物准备】口腔问题卡、“同意”/“不同意”卡标志、玉米模型、巧克力酱、计时器、牙齿模型、牙膏和牙刷

【组内成员】主要促导者、辅助促导者、8～12 位孕妇及各自所陪伴的一位家属

【活动目标】认识到妊娠期一些常见的口腔问题，掌握正确的刷牙方式

【活动内容】

1. 开场　采用三次深呼吸开场。进行第一次呼吸：深吸一口气后，保持，长长地呼气，让大脑清空所有的想法；进行第二次呼吸：深吸一口气后，保持，长长地呼气，让自己保持平静；最后一次呼吸：深吸一口气后，保持几秒钟，缓慢地呼气，同时轻轻睁开眼睛。

2. 促导基本过程

(1) 将所有口腔问题卡放在一个盒子或图片夹中，在群内进行传递。

(2) 促导者组织孕妇阅读手中卡片，每位孕妇可用“同意”/“不同意”卡标志来激发参与者讨论。

(3) 口腔科医师对问题卡上的问题进行专业指导和解答。

(4) 选一名孕妇对涂上巧克力酱的玉米用牙刷进行正确刷洗，达到彻底清除菌斑、保持良好口腔卫生的目的。

(5) 促导者讲解牙线的使用方法和好处，按下计时器使用模型演示正确的刷牙及牙线使用方式。孕妇两两一组进行正确演示。

3. 结束　采用所有群内成员共同口述的形式结束。在主要促导者的带领下，所有孕妇一起说：“口腔卫生从我做起，我的宝宝会更健康。”

（张　蓟）

群组化活动主题示范 3：情感赋权——正念干预

【主题名称】情感赋权——正念干预

【用物准备】倾听球、舒适的椅子、温馨的场景、健康的零食和饮品

【组内成员】主要促导者、辅助促导者、8～12 位孕妇及各自所陪伴的一位家属

【活动目标】掌握正念练习，提高孕妇心理灵活性，维持妊娠期良好的身心健康状态

群组化活动主题示范3：情感赋权——正念干预（续）

【活动内容】

1. 开场　采用三次深呼吸开场。进行第一次呼吸：深吸一口气后，保持，长长地呼气，让大脑清空所有的想法；进行第二次呼吸：深吸一口气后，保持，长长地呼气，让自己保持平静；最后一次呼吸：深吸一口气后，保持几秒钟，缓慢地呼气，同时轻轻睁开眼睛。

2. 促导基本过程

（1）促导者利用传球的方式鼓励孕妇说出自己的问题和困境。

（2）家属参与讨论，增加交流时间，让孕妇在家庭中得到情感的支持，改善负性情绪。

（3）促导者进行正念干预的方式示范。具体步骤为：①正念呼吸。以正念练习关注当前情况、当前想法，向产妇讲解正念冥想减压的概念以及效果，保持正念的态度，专心于吸气与呼气，不去分析、想象、控制呼吸，仅需自然、正常的呼吸。②正念内省。以意识的形式感受身体，将正念融入生活。可通过练习正念吃葡萄干以感受当前发生的事情，以简短有力的正念练习察觉自我情感、精神的感受，随后回顾正念练习，保持练习中的效率。③身体扫描。通过让意识自头顶到眼睛、手、脚等身体各部分建立起自身身体和心理上的联系。④坐姿以及步行冥想。坐姿冥想时，将注意力逐渐从呼吸转移至环境中，观察周边声音的变化；而步行时则将注意力放在脚踩地时的感受以及在移动时自身的感受。

3. 结束　播放轻音乐，持续正念呼吸，让孕妇及家属用心感受生活中那些美好的事物。

（张　蓟）

第四节　性安全

一、概述

性生活是指为了满足自己性需求的固定或不固定的性接触，包括拥抱、接吻、爱抚、性交等。性生活是夫妻生活的重要组成部分，是夫妻关系不同于其他人际关系的重要区别。妊娠期间，夫妻之间仍然会有相应的性需求。为了母婴的健康，夫妻双方应该了解关于妊娠期性生活的一些常识。调查显示，目前国内外孕妇的妊娠期性生活现状如下：

1. 妊娠期性生活的实际状态　90%以上的孕妇知道妊娠期可以有性行为，但50%左右的孕妇妊娠期一直处于禁欲状态。禁欲的主要原因是担心性行为会导致不良妊娠结局。

2. 妊娠期性欲望的状况　随着妊娠的进展，孕妇性欲消失的比例增加，性行为逐渐减少。此外，性欲还受到身体健康状况、社会环境、教育程度、既往经历、文化背景以及与配偶的感情等主客观因素的影响。

3. 妊娠期性交频率　随着孕周的增加，性交频率逐渐下降，但并没有完全消失，且怀孕后单独居住的夫妻妊娠期性生活频率更高。

4. 妊娠期性感受　孕妇性交时可能会有疼痛的感觉和不适，快感有所降低。部分孕妇仍能体验到各种性刺激的愉悦。研究显示，性格越外向、受教育程度越高或妊娠期自我满意度越高的孕妇越能开放地享受性快感，对性生活的满意程度也更高。

5. 妊娠期性交体位选择　由于女性腹部逐渐膨隆，为了保护胎儿，性交体位中最为常见的男上位比例随着妊娠的进展降低（图3-1）。

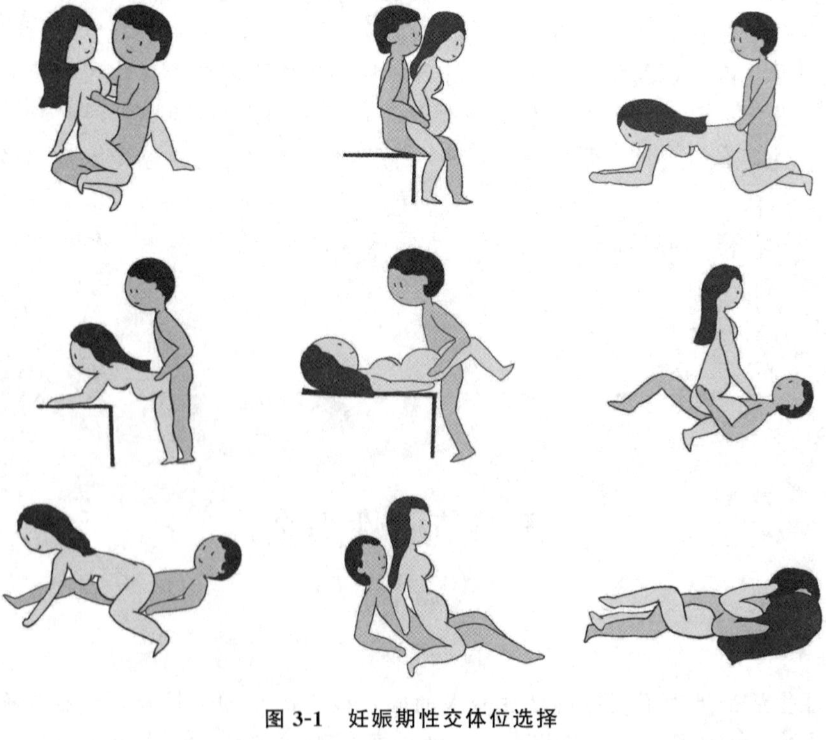

图3-1　妊娠期性交体位选择

6. 妊娠期性生活后胎儿的表现　妊娠期性生活后孕妇盆底肌肉充血和收缩，导致孕妇可能会有宫缩感，胎动也会有所增加。

二、妊娠期性生活相关问题

在进行群组化活动时，关于妊娠期性生活，孕妇总是会有各种疑问。促导者应具备一定的专业能力，给予科学的引导和解答（表3-4）。

表3-4　妊娠期性生活相关问题与解答

问题	专家解答
自从怀孕后，我一直很兴奋，好像总是欲求不满，这正常吗？	怀孕后大量激素分泌，激素分泌和身体表现协调时，性高潮比孕前更频繁或程度更剧烈。建议关注性生活后子宫收缩和胎儿的情况
我所有的朋友都说她们在妊娠期性欲很强，有的还多次出现性高潮，我为什么没有性欲呢？	妊娠期间，激素的波动、妊娠期症状（恶心呕吐、疲劳、疼痛等）等会影响性欲。此外，妊娠后微量元素的消耗，身体状态的改变，对性欲的高低都会造成影响。如果孕妇身体状态良好，心情愉悦，对于性欲的提升是很有帮助的
我一直很想做爱，但丈夫最近很不在状态，我都想自己解决了	妊娠期间丈夫的睾酮通常会下降，体内的雌激素会上升，这会降低性欲。此外，他们可能担心伤害孕妇或胎儿，而主动回避性生活
我在性高潮之后会出现腹部痉挛现象，这正常吗？	妊娠14周后，散步、洗澡时和饭后，这种不规则宫缩会经常出现。性生活高潮后，建议孕妇取侧卧位，做深而慢的腹式呼吸，让身体和心理平静下来，避免过度刺激。腹部痉挛并不代表夫妻性生活的时候伤害到了胎儿。事实上，除非医生有特殊建议，否则在正常的低危妊娠中，做爱和高潮是完全安全的
使用震动器安全吗？	使用震动器不会增加妊娠并发症发生率，但应避免过度刺激
我已经过了预产期，做爱可以促使宝宝出生吗？	精液中的前列腺液物质可能促进宫颈的软化和扩张，但缺乏可靠的证据
妊娠早期同房出血是怎么回事？	如果性生活后阴道流血，建议孕妇严格卧床休息，避免劳累，避免剧烈运动，不要抽烟，不要饮酒，避免辛辣刺激性食物，必要时咨询医生。禁忌再直接性交
妊娠期性生活有时候不小心把精液射进阴道，会不会影响胎儿？	妊娠期间子宫颈口呈闭合状态，体内射精不会影响胎儿。建议孕妇在性交后应立即排尿并洗净外阴，以防引起上行性泌尿系统感染和宫腔内感染
妊娠期间的性生活需要戴避孕套吗？	妊娠期同房不需要使用安全套，除非一方有性传播疾病

三、健康教育

目前尚缺乏具体的妊娠期女性性健康教育方案，促导者应有针对性地对不同妊娠阶段的女性及配偶进行性健康教育。对于妊娠早期的女性及配偶应着重讲解妊娠与性之间的相互影响关系，认识到性需求的正常性及早期不当的性行为会导致阴道流血而流产的危害性；妊娠中期的女性及配偶应了解科学合理的性交技巧、方式、频率及注意事项；妊娠晚期的女性及配偶应重点了解胎膜早破及感染的危害性。

1. 不同人群的妊娠期性生活建议　孕妇的先天条件不同，妊娠后的身体素质状态、妊娠过程的顺利性、不同的孕周等都可能影响妊娠期性生活。性生活的形式并不限于性交，拥抱、接吻、爱抚等都是性生活的一种形式。促导者应根据孕妇个体差异，采用妊娠期性生活安全性评估表进行评估（表 3-5），给予相应的建议。

表 3-5　妊娠期性生活安全性评估

年龄（岁）			
是否生育过	无	阴道分娩史	剖宫产史
健康状况	健康	一般	不良
是否妊娠合并内外科疾病	否	是（疾病名称　　　　　）	
是否妊娠合并阴道炎	否	是（疾病名称　　　　　）	
生理			
性生活中是否有不适感觉	经常	一般	无
性生活中阴道是否足够湿润	很湿润	一般	湿润度低
性生活中是否感觉疼痛	经常疼痛	一般	几乎不疼痛
性生活中、后是否感觉小腹收缩	经常	一般	几乎不
性生活后是否有阴道流血	经常	一般	无
心理			
性生活后是否会担心胎儿	经常	一般	几乎不
性生活后是否有负罪感	经常	一般	几乎不
是否会拒绝与丈夫性爱	经常	一般	几乎不
性生活是否主动与丈夫沟通，取得配合	经常	一般	几乎不
社会			
性生活后是否感觉夫妻关系更亲密	亲密	一般	没有变化
您对伴侣之间的和谐度感觉如何？	满意	一般	不满意
丈夫是否愿意使用避孕套	愿意	一般	不愿意

（1）可尝试性生活（无妊娠合并症与并发症，胎儿及附属物均无异常的孕妇）：建议妊娠期性生活频率不超过 1～2 次/周。有节制的、健康安全的性生活能增进夫妻感情，对胎儿发育有利。妊娠前 3 个月和后 2 个月应尽量避免性生

活，以免对胎儿造成伤害。若性生活后子宫收缩较频繁（宫缩频率≥10次/天），应当降低性生活频率和强度。

（2）不建议性生活（如妊娠合并糖尿病、肝肾疾病、心脏病、高血压、胆汁淤积、严重甲状腺疾病等，影响脏器的功能）：建议采用性交以外的方式，如牵手、拥抱、亲吻等，不宜疲劳和情绪过度起伏。妊娠反应强烈（如出现头晕、乏力、嗜睡、食欲不振、恶心、呕吐等）且持续时间久的孕妇应主动避免直接性生活，可以给予按摩等抚慰。

（3）禁止性生活（如胎盘异常、宫颈功能不全、子宫收缩频繁、妊娠期间多次阴道流血、有严重阴道炎症等的孕妇）：遵医嘱行相应治疗，同时避免直接性交。可用拥抱、亲吻、爱抚等方式建立亲密关系。

（4）性生活需使用避孕套（如患有阴道炎症、丈夫有性传播疾病等的孕妇）：妊娠期激素水平改变，是阴道炎的高发期，常见有假丝酵母菌感染等，严重的阴道炎会引发分娩时产道重度撕裂。妊娠期也是泌尿生殖系统易感期。如果丈夫有生殖系统炎症或性传播疾病，没有保护的性行为可能造成孕妇被传染或者胎儿宫内感染，严重者可能造成死胎、死产、产科并发症等。

2. 妊娠期性生活体位　妊娠期性生活和正常性生活最大的不同就是夫妻两人一定要注意妊娠期性生活的正确体位。妊娠期性生活的原则是：避免胎儿受压，避免动作幅度过大。

3. 妊娠期性生活注意事项

（1）性生活过程中应动作轻柔，如有困难，可考虑使用一些润滑剂，以避免擦伤敏感的阴道，引起疼痛。

（2）要注意个人的清洁卫生，性生活后孕妇应及时排空膀胱，冲洗尿道，以免引起一些泌尿生殖系统感染问题，诱发早产。建议每天至少喝1.5 L水。如果出现尿道刺激症状，应当及时提醒就医。

（3）大多数孕妇都感觉到乳房增大，性生活时乳头变得非常敏感，甚至会感到乳头刺痛、跳痛或疼痛。所有这些不适均与妊娠期乳房发育有关。因此，在群组化活动中，应嘱夫妻性生活时避免过度刺激乳房。

（4）从生理上严格来说，自会阴切口或者剖宫产伤口愈合、子宫修复之后，任何时候都可以恢复性生活。但一般来说，建议产后6周访视无异常后恢复性生活。

（5）产后月经是否来潮和是否有排卵没有必然的联系。产后主要的避孕方式包括：①避孕套：哺乳期建议使用此方法避孕。②宫内节育器：产后42天孕妇根据个人情况选择合适的时间和类型。

四、群组案例导入

黄女士，31岁，G_2P_0，妊娠24周，于助产士门诊就诊，主诉妊娠期常有性欲冲动，但丈夫常常很不在状态。偶尔有性生活后，经常有宫缩感和胎动增加感，又担心性生活可能影响胎儿，造成早产等问题。咨询妊娠期是否可以有性生活，性生活频率、强度、体位等需要注意哪些问题。检查：该孕妇定期产检无异常，无妊娠合并症和并发症，无头晕眼花等不适主诉。胎心正常，宫高 29 cm，腹围 90 cm，胎儿 B 超提示 1800 g，羊水量正常，无脐带绕颈等异常情况。助产士门诊给予妊娠期安全性生活指导。

（朱　珠　樊雪梅　翟巾帼）

参考文献

[1] 张帝开，梁茂连．妊娠早期阴道微生态改变的影响因素与阴道炎症．实用妇产科杂志，2018，34（10）：723-725.

[2] 关怀，尚丽新．妊娠期母体生理变化及保健．人民军医，2016，59（02）：203-205.

[3] 王守军．妊娠合并心脏病 360 例临床分析．系统医学，2020，5（04）：107-109，112.

[4] 谢幸，孔北华，段涛．妇产科学．9 版．北京：人民卫生出版社，2018.

[5] 周艳红，刘慧姝．妊娠期呼吸系统的生理变化及临床意义．中华产科急救电子杂志，2017，6（02）：102-105.

[6] 孙明继，薛澄，梅长林．肾功能状态与妊娠结局的临床研究进展．中华肾脏病杂志，2018，34（02）：149-153.

[7] Cunningham FG. 威廉姆斯产科学（第 20 版）. 郎景和，译．西安：世界图书出版社公司西安公司，1999：197-226.

[8] 张宏玉，蔡文智．助产学．修订本．北京：中国医药科技出版社，2014.

[9] Vorapong Phupong，Tharangrut Hanprasertpong. Interventions for heartburn in pregnancy (Review). Cochrane Database Syst Rev，2015，19（9）：6.

[10] Cohen WR. 妊娠合并症（第 5 版）. 杨兴升，译．北京：科学出版社，2009.

[11] Richter JE. Review article：the management of heartburn in pregnancy. Aliment Pharmacol Ther，2005，22（9）：749-757.

[12] 杨静，李丽红，林梅．妊娠妇女常见问题分析及健康指导．黑龙江科技信息，2017，17：115.

[13] Olesen J. The international classification of headache disorders. 2nd edition（ICHD-Ⅱ）. Rev Neurol（Paris），2005，161（6-7）：689-691.

[14] Forde G，Duarte RA，Rosen N. Managing chronic headache disorders. Med Clin North Am，2016，100（1）：117-141.

[15] Melhado EM，Maciel JA，Guerreiro CA. Headache during gestation：evaluation of 1101 women. Can J Neurol Sci，2007，34（2）：187-192.

[16] Ertresvag JM，Zwart JA，Helde G，et al. Headache and transient focal neurological symptoms during pregnancy，a prospective cohort. Acta Neurol Scand，2005，111（4）：233-237.

[17] Derry S，Moore RA. Paracetamol（acetaminophen）with or without an antiemetic for a-

cute migraine headaches in adults. Cochrane Database Syst Rev，2013，(4)：CD008040.
[18] Lucas S. Medication use in the treatment of migraine during pregnancy and lactation. Curr Pain Headache Rep，2009，13 (5)：392-398.
[19] Jackson JL，Cogbill E，Santana-Davila R，et al. A comparative effectiveness meta-analysis of drugs for the prophylaxis of migraine headache. PLoS One，2015，10 (7)：e0130733.
[20] 钱雪雅，刘慧姝．妊娠期头痛的管理．中华产科急救电子杂志，2016，5 (03)：156-159.
[21] 李艳丽．综合方法治疗妊娠期牙龈出血的疗效观察．中国保健营养（中旬刊)，2014，(7)：4288-4288.
[22] 张桓瑜，梅鹏，曹斐然，等．妊娠期常见口腔症状——妊娠期龈炎的调查与研究．医药前沿，2018，8 (1)：151-152.
[23] 唐琳，张晓璟，唐振华．2016年上海地区部分孕妇贫血情况调查分析．检验医学，2020，(2)：116-119.
[24] ARTAL R. O' TOOLE M. Guidelines of the American College of Obstetricians and Gynecologists for exercise during pregnancy and the postpartum period. Br J Sports Med，2003，37 (1)：6-12.
[25] 尹亚楠，罗碧如．妊娠不同时期孕妇对运动的认知及现状调查．护理学杂志，2015，30 (2)：17-20.
[26] Zi Marcela Yang Hui，Longo Priscila Larcher，Bueno-Silva Bruno，et al. Mechanisms involved in the association between periodontitis and complications in pregnancy. Front Public Health，2015，2 (290)：110.
[27] 郑黎薇，邹静，游泳，等．妊娠期口腔疾病管理．华西口腔医学杂志，2017，35 (02)：113-118.
[28] 游丽琴，冯琪，刘卫东，等．妊娠期心理干预对预防产后抑郁症的效果评价．中国健康教育，2009，(05)：375-377.
[29] Dennis CL. Peer support within a health care context：a concept analysis. Int J Nurs Stud，2003，40 (3)：321-322.
[30] Panea Pizarro I，Domínguez Martin AT，Barragán Prieto V，et al. Behaviour and attitudes towards the sexuality of the pregnant woman during the last trimester. Phenomenological study. Aten Primaria，2019，51 (3)：127-134.
[31] Babazadeh R，Najmabadi KM，Masomi Z. Changes in sexual desire and activity during pregnancy among women in Shahroud，Iran. Int J Gynaecol Obstet，2013，120 (1)：82-84.
[32] Aydin M，Cayonu N，Kadihasanoglu M，et al. Comparison of sexual functions in pregnant and non-pregnant women. Urol J，2015，12 (5)：2339-2344.
[33] Kračun I，Tul N，Blickstein I，et al. Quantitative and qualitative assessment of maternal sexuality during pregnancy. J Perinat Med，2019，47 (3)：335-340.
[34] Johnson CE. Sexual health during pregnancy and the postpartum. J Sex Med，2011，8 (5)：1267-1284.

[35] Araújo NM, Salim NR, Gualda DM, et al. Corpo e sexualidade na gravidez [Body and sexuality during pregnancy] . Rev Esc Enferm USP, 2012, 46 (3): 552-558.

[36] Wallwiener S, Müller M, Doster A, et al. Sexual activity and sexual dysfunction of women in the perinatal period: a longitudinal study. Arch Gynecol Obstet, 2017, 295 (4): 873-883.

[37] Dwarica DS, Collins GG, Fitzgerald CM, et al. Pregnancy and Sexual Relationships Study Involving women and men (PASSION Study). J Sex Med, 2019, 16 (7): 975-980.

[38] Khalesi ZB, Bokaie M, Attari SM. Effect of pregnancy on sexual function of couples. Afr Health Sci, 2018, 18 (2): 227-234.

[39] Jawed-Wessel S, Herbenick D, Schick V, et al. Development and Validation of the Maternal and Partner Sex During Pregnancy Scales. J Sex Marital Ther, 2016, 42 (8): 681-701.

[40] Pascoal PM, Rosa PJ, Coelho S. Does Pregnancy Play a Role? Association of Body Dissatisfaction, Body Appearance Cognitive Distraction, and Sexual Distress. J Sex Med, 2019, 16 (4): 551-558.

第四章　妊娠 20～24 周群组化母婴保健

第一节　抑郁症的预防及处理

一、产前抑郁

产前抑郁（antenatal depression，AD）是在妊娠期间发生的心理健康紊乱和负面情绪状态。由于不能适应妊娠引起的生理和心理变化，最终导致孕妇经历不可调节的低落情绪。表现为沮丧、抑郁、绝望等一系列症状并伴随社会活动能力的降低，且这些症状持续 2 周以上。

近年来，孕妇产前抑郁的发病率不断升高，国外文献报道的发病率为 15.0%～25.0%，而国内相关研究报道的发病率为 5.5%～23.1%。女性由于生理上的特殊性，其患抑郁症的年龄主要集中在 20～40 岁。而在妊娠期，由于激素水平突变，抑郁症的发病率显著升高。妊娠晚期的妇女面临分娩以及社会角色的转变，对胎儿健康以及分娩过程的担心，更容易出现焦虑、抑郁。妇女在妊娠期间的不良心理卫生状况不但会对分娩方式和分娩结局产生影响，也会对新生儿的脑部发育以及未来的认知行为产生负面作用。

二、健康评估

目前，在国内没有专门用于评估产前抑郁的工具。主要用普适性量表以及产后抑郁量表来对其进行评估。如表 4-1 所示，几种抑郁症筛查工具已被验证可以用于妊娠后期和产后期间，帮助系统地识别围产期抑郁症患者。但不同的评估工具也会导致检出率的差异。经过查阅大量文献资料，爱丁堡产后抑郁量表（EPDS）在研究环境和临床实践中使用最频繁，具备很好的敏感性、精准性、特异性，能够帮助产科医护人员精准识别产妇的焦虑情绪和抑郁症状。但有研究表明，EPDS 中的部分条目描述的症状与妊娠阶段特异的生理反应类似，可能会被误认为是产前抑郁的症状，从而导致检出率过高。因此研究者在评估过程中要审慎区分妊娠反应和产前抑郁。EPDS 最初是用于筛查产后抑郁的专用量表，但有很多研究指出其对产前抑郁的筛查也很可靠。目前该量表已被翻译成 50 种不同的语言。另外，产后抑郁筛查量表（PDSS）也可用来筛查产前抑郁，有时用多种量表联合筛查可能提高检测的准确率。

对于产前抑郁的筛查应结合心理和生物标志物的检测，以便为心理症状提供循证依据。值得注意的是，评估量表仅仅是筛查工具，而产前抑郁需要依据美国精神病协会（APA）《精神疾病诊断与统计手册》第5版（DSM-5）诊断标准13进行诊断。

表4-1　抑郁症筛查工具表

筛查工具	项目数	完成时间	敏感性和特异性
爱丁堡产后抑郁量表	10	少于5分钟	敏感性59%～100% 特异性49%～100%
产后抑郁筛查量表	35	5～10分钟	敏感性91%～94% 特异性72%～98%
患者健康问卷9	9	少于5分钟	敏感性75% 特异性90%
贝克抑郁量表	21	5～10分钟	敏感性47.6%～82% 特异性85.9%～89%
贝克抑郁清单-Ⅱ	21	5～10分钟	敏感性56%～57% 特异性97%～100%
流行病学研究中心抑郁量表	20	5～10分钟	敏感性60% 特异性92%
Zung自我抑郁量表	20	5～10分钟	敏感性45%～89% 特异性77%～88%

三、预防

产前抑郁的发病机制目前仍不明确，多数学者认为可能与妊娠期激素水平异常波动有关。调查显示，产前抑郁发病的危险因素与孕妇自身情况、家庭情况、社会情况有关，具体见表4-2。

表4-2　产前抑郁相关因素表

项目	具体内容
自身情况	文化程度、妊娠史等
家庭情况	经济条件、婚姻状态等
社会情况	工作支持、医疗支持等

合理的干预可让患者在精神上得到安慰和疏导，从而提高其对精神应激的整体防御能力，有利于患者抑制不良情绪。

（一）重视心理卫生保健，准确识别高危患者

研究显示，早期心理干预对预防围产期抑郁症有重要作用。所以要及时发

现、掌握变化、科学评估、有效疏导。建议将心理健康筛查作为常规产检的一部分，同时将易患抑郁症的高危人群列为重点患者，如妊娠期合并其他并发症、意外怀孕、目前有压力性生活事件、缺乏社会或经济支持的孕妇，应密切关注此类患者的心理变化，及时进行随访。

(二) 加强健康宣教

妊娠晚期的妇女随着胎儿发育成熟，对分娩过程的担心、紧张情绪，会增加不良心理状态发生的风险。所以促导者应加强孕产知识宣教，让孕妇更多地了解疾病，避免因猜疑而出现焦虑、抑郁症状。例如给孕妇发放抑郁症相关知识手册，开展群组化活动让孕妇认识自我，提高其适应能力，从而减轻无助感，缓解不良情绪。有研究表明，由心理医生、产科医生、护士等共同组成的团队对有产前抑郁孕妇的抑郁情绪的识别及调控能力有帮助。

(三) 家庭和社会支持干预

抑郁状况与家庭支持密切相关。临床中加强家庭支持力度，可以有效降低孕妇抑郁发生率。积极开展家属健康宣教，让家属多给予孕妇帮助和关心，感受家庭的关爱，有利于提高其自信心。

(四) 饮食方面

国外研究显示，产前抑郁的女性与无产前抑郁的女性相比，饮食质量相对更差。所以营养咨询对抑郁症预防很有必要。同时应该多鼓励孕妇进食绿叶蔬菜、豆类、水果。

四、处理

据调查，在全球有 7%～20% 的孕妇被产前抑郁所影响，且她们之中只有 1/5 得到适当的治疗。对于已经诊断的产前抑郁，采用药物治疗会给孕妇以及子代产生不良影响。所以除重度产前抑郁外，药物治疗不推荐作为治疗产前抑郁的常用方法。对于轻中度产前抑郁，可以采取以下几种干预：

(一) 抑郁症相关健康教育

目前，产前健康教育既可作为健康孕妇的知识传播途径，也可作为孕妇产前抑郁的干预方法。首先，内容要有针对性。对容易引起妊娠晚期孕妇负性情绪的因素，如对妊娠并发症的担心、对胎儿健康的担心、对分娩的恐惧以及新生儿照顾知识缺乏等，制订相关的健康教育知识，缓解孕妇及其家属的焦虑、抑郁情绪。其次，形式要多样化，如采取群组化活动微信公众号、孕妇学校、网络在线授课等。目前国内的健康教育形式单一，内容缺乏针对性，所以对于产前抑郁孕妇可采用形式多样的心理疏导。例如个体化心理治疗、群体讨论会和定期心理评估等。在讨论围产期保健知识的同时还要关注情绪管理的方法，并对孕妇及其家属共同干预。良好夫妻关系有利于提高围产期保健能力，从而缓解孕妇在分娩前的焦虑、抑郁情绪，提高分娩信心。

（二）心理干预

心理干预是目前在产前抑郁中应用最广泛的方法。最常用的措施包括认知行为干预和人际心理治疗，在改善患者认知、注意力和情绪方面有良好的疗效。

1. 认知行为疗法　认知行为疗法（cognitive behavioural therapy，CBT）是临床上应用比较普遍的心理干预措施。它是一种通过改变思维、信念和行为来改变不良认知，从而达到改善情绪的短期心理疗法。妊娠期 CBT 不仅可提升围产期女性的婚姻质量，减轻孕妇的抑郁情绪，还能降低产后抑郁的发生率。CBT 不仅能增加孕妇的社会支持，还能纠正不良的认知和行为，提升自我控制感。

2. 人际心理治疗　人际心理治疗（interpersonal psychotherapy，PT）是一种短程、限时，旨在解决个体人际问题、提高人际交往能力的心理治疗方法。它将人际关系障碍和社会功能减退当作抑郁的促发因素或抑郁的后果，旨在通过提高患者解决人际问题的能力而缓解抑郁症状。PT 包括个体和团体的干预。有研究认为，产前抑郁的孕妇大多存在人际关系紧张，而团体的干预形式更适合缓解孕妇的抑郁情绪，增强其人际交往能力，增加其与周围人的沟通交流，缓解压力，从而抑制不良情绪。

3. 正念干预　正念（mindfulness）是指通过对当下事物有意的注意和不评判的方式而产生的一种觉察能力。基于正念的心理疗法包括正念减压疗法、正念认知疗法、接纳与承诺疗法等。其中正念减压疗法以及正念认知疗法被证实可有效缓解负性情绪。正念干预通过使孕妇对事物和相关体验的觉知力、注意力、记忆力发生积极的改变，宽容地应对外界刺激，从而提高自我调节能力。

4. 其他措施　妊娠期瑜伽和音乐疗法常作为心理治疗或干预的辅助疗法，具有缓解压力、减轻抑郁情绪的作用。其他措施，包括针灸、按摩等也有一定疗效。

五、小结

目前，产前抑郁发病率高，对孕妇、婴幼儿以及家庭都有不同程度的伤害，因此，作为促导者，我们可以采取多样化的干预手段，帮助孕妇树立健康积极的心态。

（毕　琳　周　菊）

第二节 常见不适症状的处理

一、压力管理

（一）概述

压力主要是生活中的各种刺激事件和不利因素对人在心理上构成的困惑和威胁，表现为身心紧张和不适。妊娠是一个正常的生理过程，从妊娠开始到分娩这一过程中，环境和自身的变化会使孕妇产生生理和心理上的压力。如果不及时进行自我调节和疏导，容易造成妊娠期的焦虑和抑郁。15%～39.9%的女性在妊娠期会经历一定程度的压力、焦虑或睡眠紊乱等不愉快体验，情绪易波动，自责，容易紧张，无法放松，反复担心孩子和自己的健康，睡眠紊乱，这些都可能是压力过高所导致的。因此，通过及时有效干预，帮助孕妇做好妊娠期的压力管理，能够降低机体产生的压力水平，使孕妇顺利度过妊娠期。

（二）影响因素

孕妇在妊娠期不仅要经历各种生理、心理上的改变，还要承受经济、家庭、社会以及自身角色转变等因素带来的压力。在生理学上，妊娠后胎盘形成会引起母体下丘脑-垂体-肾上腺轴（hypothalamic-pituitary-adrenal axis，HPA轴）发生改变。而压力、焦虑和情绪低落主要由各种激素变化所导致，它们主要是通过激活HPA轴和交感神经系统而产生变化。从心理学的角度来说，随着妊娠不断进展，妊娠中期孕妇对胎儿的关注逐渐增多，加之不良压力事件影响，容易导致孕妇产生过度期待、焦虑、孤独、抑郁、依赖、矛盾的心理特点，造成情绪起伏较大，易激动、焦躁不安，甚至失眠。社会环境因素引起的压力，如婆媳关系、异地生活、经济压力、家人生病、工作负担或失业等，也会给孕妇带来诸多危害并影响分娩。

（三）对母婴的影响

妊娠期压力过大会增加产科并发症及不良妊娠结局的概率，如高血压、先兆子痫、流产、早产、难产、低出生体重儿等。此外，妊娠期无效的压力管理也可能会影响妊娠结局，如剖宫产率、妊娠时长和后代的情感和认知的影响等。

（四）临床表现

当个体面对压力经认知评价而觉察到应激情况的威胁后，会引起生理、心理和行为的一系列变化，即应激反应，通常作为一个整体出现。对于孕妇而言，首先，压力会使孕妇产生心理应激反应，形成消极的内部语言，导致血液浓缩，胆固醇、脂蛋白升高，影响细胞内黏附分子的释放，促使免疫功能降低以及引起心血管疾病。其次，压力感会产生负面的情绪和身体反应，如心率加快、肌肉紧张和疼痛、子宫收缩、睡眠障碍、思维困难等症状。当处于压力应激时，认知能力降低是一种典型的表现，如注意力不集中，记忆力、思维能力、想象力减退等。

（五）诊断

目前尚无明确的诊断标准，可结合临床表现、体格检查、评估量表等做出判断。

（六）照护

1. 评估

（1）生理情况：评估孕妇的身体健康状况。

（2）心理情况：评估孕妇的生活态度、价值观、人际沟通能力、语言表达能力。

（3）社会情况：①评估夫妻感情、恩爱程度及家庭和睦程度；②评估孕妇生活状况与经济水平；③评估孕妇工作状态。

2. 措施

（1）分散注意力：了解孕妇的兴趣爱好，引导孕妇关注周围及外界的事物，鼓励其参与有趣味性且易完成的活动，如养花、阅读、欣赏画册等，让孕妇身体力行，避免胡思乱想。

（2）放松技术

1）腹式呼吸：腹式呼吸是一种扩张腹部的深呼吸。通过有控制的深呼吸，深入而缓慢地吸入大量空气，再慢慢地完全呼出，这是最简单的放松技巧。当孕妇专注于腹式呼吸而不是胸式呼吸时，交感神经系统活动减少，放松则更有效。

2）身体扫描：身体扫描需集中注意力“扫描”身体的各个部位，以一种放松状态觉察身体相应部位的生理感觉。详见主题示范“身体扫描”。

3）渐进性肌肉放松训练：渐进性肌肉放松训练是一种通过有意识地控制全身肌肉收缩和放松的过程，使整个身体逐步放松的方法。通过渐进性肌肉放松训练使身体的肌肉群系统地拉伸和放松，可以达到全身放松作用。

（3）自我指导训练：消极的内部语言是行为障碍产生的重要因素之一。通过纠正消极的内部语言，运用语言控制和自我引导进行积极的自我对话，可以帮助孕妇稳定情绪、改变行为，提高自我效能感和自尊感。自我指导训练分为两个阶段：第一阶段由专业人员示范，大声说出许多关于自我表达的词语和句子；第二阶段是练习自我指导，即个人大声说话，边做边说，声音逐渐变得自然，音量变轻，直到孕妇在心中默念。

（4）产前瑜伽：瑜伽是一种可以使人身心舒展的锻炼方法，它可以调节机体皮质醇水平，从而缓解压力反应。练习瑜伽可通过缓冲皮质醇释放来调节HPA轴以响应压力，使孕妇在妊娠期间保持放松。瑜伽还可以改善围产期结局，即缓解妊娠期压力、焦虑、抑郁和与妊娠相关的腰骶部疼痛，并减少产前疾病、早产和分娩疼痛程度。需要注意的是，孕妇能练习不同的瑜伽姿势，但是应以个人的需要、身体条件和舒适度为准。

（5）音乐：通过聆听或创作音乐可以改善个体情绪和心理状态，达到放松的目的。音乐是自然界声音的再现，是一种特殊的语言。优美的旋律会通过听觉使人产生美感，使心绪安宁、愉悦。如今，音乐可以随身而行，散步、开车、办公时都可以播放音乐，随时营造音乐背景帮助个体恢复平静。当然最理想的环境还是在家里，这样可以有充足的时间享受音乐。为了达到音乐放松的最佳效果，最好选用古典音乐或冥想音乐。

（6）运动：运动可以有效缓解压力，同时还可以缓解焦虑情绪。在正常妊娠期间，适当的运动是安全的。孕妇可以根据自己的身体状况和兴趣选择合适的运动项目。最好选择户外运动，如散步、游泳、做孕妇产前体操等。如果妊娠前有规律运动的习惯，妊娠后可以继续保持原先的运动水平。需要注意的是，刚开始锻炼的孕妇应该在专业人士的指导下，循序渐进地运动，同时要注意运动场所是否安全，选择舒适的防滑运动鞋，减少运动风险，适量运动。

（7）适时寻求帮助：如出现心率加快、肌肉紧张、注意力不集中等表现，影响正常生活和工作时，建议及时寻求专业医生的帮助。

二、小腿痉挛

（一）概述

妊娠期小腿痉挛是指孕妇小腿部肌肉发生突然、不自主的剧烈疼痛性收缩，常累及腓肠肌，是妊娠期常见的不适症状之一。30％～50％的孕妇每周至少会经历两次小腿痉挛，妊娠晚期尤为明显，于分娩后逐渐消退。

（二）发病机制

妊娠期小腿痉挛至今仍缺乏明确的病因和发病机制，大多数病例被认为是特发性的。目前认为这种痉挛由下运动神经元过度活跃、高频、无意识的神经自发放电引起，可能与下列因素有关：①胎儿生长发育需要大量电解质和维生素，若未及时补充，可导致摄入和输出失衡，引发小腿痉挛。如钙缺乏可引起神经肌肉兴奋性亢进；镁缺乏有利于运动神经末梢释放乙酰胆碱，促进神经肌肉间的信息传导，同时可致血清钙下降；维生素D缺乏可影响钙的吸收。②妊娠期子宫逐渐增大，压迫下肢血管、神经和肌肉，造成血液循环和神经肌肉的生理特性改变。③寒冷刺激通过神经系统作用于肌肉，使小腿肌肉兴奋性增高。④长时间站立导致小腿肌肉疲劳或长时间静坐导致小腿肌肉纤维过度活跃，均使肌肉得不到休息。⑤运动过度导致钾、钠等电解质紊乱，且小腿肌肉过度疲劳会产生大量酸性代谢产物而引发剧烈疼痛。

（三）对母婴的影响

妊娠期小腿痉挛对胎儿及新生儿无任何不良影响，对孕妇也不会造成持续性损害，但疼痛明显。剧烈疼痛会影响孕妇日常活动，造成睡眠障碍，不仅会降低生活质量，还可能会影响产程时间和分娩方式。此外，妊娠期小腿痉挛也可能增加孕妇围产期抑郁风险，增加产后出血和新生儿窒息发生率。

（四）临床表现

多见于妊娠晚期，通常在夜间突然发作，表现为局部肌肉坚硬或隆起，症状轻时持续数秒钟，严重时可持续数分钟，疼痛剧烈，孕妇会被突然袭来的疼痛惊醒。通常伴有足底肌肉痉挛，可自行缓解，痉挛消失后留有小腿肌肉疼痛。

（五）诊断

目前尚无明确的诊断标准，可依据临床病史、体格检查和血液检查做出判断。应与不宁腿综合征、甲状腺功能减退、接受利尿剂等药物治疗或血液透析等引起的小腿痉挛相鉴别。

（六）照护

1. 评估

（1）生理情况：①评估高危因素：有无电解质或维生素摄入不足，是否受凉，有无长时间站立或静坐，运动强度是否过大等；②评估疼痛情况：发生时间，疼痛的部位、性质、发生频率、持续时间和程度，是否影响睡眠和日常活动；③评估辅助检查结果：体格检查、血液检查等是否正常；④评估产科情况：有无腹痛、阴道流血等异常情况。

（2）心理情况：评估孕妇是否有情绪不稳、易怒、不安、焦虑、抑郁等不良情绪。

（3）社会情况：评估孕妇的生活质量、工作状态有无较大改变。

2. 措施

（1）肌肉拉伸：肌肉拉伸是终止小腿痉挛最直接、简单且有效的方法。当小腿痉挛发作时，嘱孕妇勾脚或站直前倾以伸展痉挛的肌肉，直至痉挛消失。指导孕妇每日进行小腿肌肉拉伸运动以预防小腿痉挛的发生，每次拉伸可持续10秒左右，重复3次，注意在拉伸期间要保持呼吸。

（2）用药指导：妊娠期小腿痉挛的常用药物疗法为补充电解质（镁、钙、钠）、维生素（维生素D、E、B、C）和矿物质，但多数研究表明药物治疗效果并不显著，治疗方案仍有待进一步循证支持。硫酸奎宁能有效减少小腿痉挛的频率和疼痛强度，但副作用严重（如视觉毒性、听觉毒性等），故妊娠期禁用。临床上可根据血液检查结果、孕妇的偏好和现有选择，遵医嘱补充镁、钙、钠或维生素以缓解小腿痉挛症状。若小腿痉挛因钙磷不平衡所致，应限制牛奶（含大量磷）的摄入量或服用氢氧化铝乳胶，以吸收体内磷质来平衡钙磷浓度。

（3）其他：必要时配合医生行针灸治疗、电刺激等疗法。

（4）健康教育：建议孕妇每天进行不少于30分钟的中等强度身体活动，避免腿部疲劳、受凉；伸腿时避免脚趾尖伸向前，走路时脚跟先着地，避免穿高跟鞋；按照妊娠期妇女膳食要求补充电解质、维生素和矿物质。如症状严重无法缓解或需要进行药物治疗、针灸治疗、电刺激等疗法时，建议及时寻求专业医生的帮助。

三、失眠

（一）概述

失眠症是一种以失眠为主的睡眠质量不满意状况，其他症状，如难以入睡、睡眠不深、易醒、多梦、早醒、醒后不易再睡、醒后不适感、疲乏，或白天困倦等均继发于失眠。失眠可引起孕妇焦虑、抑郁，甚至恐惧，并导致精神活动效率下降，妨碍社会功能。失眠症可孤立存在或与精神障碍、躯体疾病、物质滥用等共存。失眠症按病程分类可分为短期失眠和慢性失眠，按严重程度分类可分为轻度失眠、中度失眠和重度失眠，按原因分类可分为内因性失眠、外因性失眠和继发性失眠（症状性失眠）。妊娠期失眠发生率为52%～62%，且随着妊娠的进展而增加，在妊娠晚期可高达75%。妊娠前失眠是妊娠早期失眠的决定性因素。

（二）病因和发病机制

1. 病因

（1）睡眠模式的改变：睡眠问题和睡眠模式的改变始于妊娠早期，与生殖激素水平迅速变化有关。其中雌激素的升高使得快速眼动睡眠时间减少，而外源性孕酮则使非快速眼动睡眠增多。与妊娠前相比，睡意增加、过度嗜睡是妊娠早期的常见症状。随着妊娠时间的增加，睡眠质量呈下降趋势，其中妊娠晚期的睡眠质量最差。

（2）妊娠生理的变化：妊娠期生理和身体的变化都可引起孕妇睡眠的改变。随着妊娠周数的增加，母体血容量逐渐增多，而血浆的增加多于红细胞的增加，导致妊娠晚期时血细胞比容下降；胎先露进入盆腔；肾盂和输尿管由于激素的变化和增大的子宫的机械性反应而膨胀，上述生理改变均易引起孕妇发生尿频现象，夜间如厕次数增多而导致睡眠中断。另外，食管下端括约肌压力在妊娠初期开始下降，至妊娠36周时达到最低，此期胃肠反流症状明显，可导致孕妇夜间频繁觉醒。妊娠周数的增加使孕妇身体重心前移、脊柱生理弯曲增大、卵巢分泌松弛素增加导致韧带松弛柔软，在翻身时牵拉关节，引起耻骨和骶髂关节疼痛，进而影响睡眠。妊娠晚期，胸壁和呼吸肌顺应性降低，大多数孕妇平躺时都会经历短暂的呼吸困难，对孕妇入睡和维持睡眠状态有很大影响。此外，胎动次数增多和胎动幅度增大使得孕妇夜间更易发生睡眠障碍。

（3）心理及情绪的改变：妊娠期激素水平的变化，尤其是性激素水平的变化可导致情绪波动，导致抑郁或焦虑；另外，孕妇对分娩的恐惧、对孩子性别的期待、对因孩子出现而导致的经济问题及家庭变化的担心等社会心理问题，亦影响其情绪，进而影响睡眠质量。

2. 发病机制　失眠发生和维持的假说主要有过度觉醒假说和“3P”假说。

(1) 过度觉醒假说：该假说认为失眠是一种过度觉醒。这种过度觉醒横跨24小时的日周期。失眠者在睡眠和清醒时表现出更快的脑电频率、日间多次小睡潜伏期延长、24小时代谢率增加、自主神经功能活性增加、HPA轴过度活跃及炎症因子释放增加等。

(2) “3P”假说：“3P”指的是Predisposing（易感因素）、Precipitating（促发因素）和Perpetuating（维持因素）。该假说认为失眠的发生和维持是由“3P”因素累积超过了发病阈值所致。一般来说，易感因素包括年龄、性别、遗传及性格特征等，可使个体对失眠易感。促发因素包括生活事件及应激等，可引起失眠症状的急性发生。维持因素是指使失眠得以持续的行为和信念，包括应对短期失眠所导致的不良睡眠行为（如延长在床时间）及由短期失眠所导致的焦虑和抑郁症状等，尤其是对失眠本身的焦虑和恐惧。

(三) 对母婴的影响

失眠可明显损害社会心理、职业和健康状态。诸多围产期并发症也与失眠和睡眠不足有关，如高血压、先兆子痫、糖尿病、剖宫产、早产、低出生体重儿、抑郁等。

(四) 临床表现

1. 临床表现　失眠是主观对睡眠持续性、效率、质量的不满意，表现为早段失眠（上床睡眠时不能入睡）、中段失眠（睡眠中容易觉醒，醒来后难以再入睡）和末段失眠（清晨醒来太早）三个阶段，可单一存在，也可两种或多种失眠同时存在。对于失眠时间的计算规定如下：①早段失眠：指上床睡眠时不能入睡，在房间里的灯熄灭后超过30分钟才能入睡。②中段失眠：指睡后频繁醒来或夜间醒来时间超过30分钟，或晚上睡眠不足5小时。③末段失眠：指早上提前醒来至少1小时，不再入睡。

2. 失眠常见的伴随症状

(1) 多梦：失眠者的梦多是令人不快或恐惧的噩梦，较少是令人高兴的好梦。

(2) 宿醉：醒后感到不适，依然疲乏。

(3) 白天困倦：如白天思睡、疲乏、精神萎靡。

(4) 精神症状：如注意涣散、思维迟钝、自觉或客观存在思考效率减退。情绪焦虑、抑郁、恐惧，甚至容易激惹发脾气等，同时易有疑病倾向。

(5) 躯体症状：如虚弱、食欲减退、消化不良、性功能减退、头痛或非特异性疼痛等。

(五) 诊断

失眠症诊断标准参见《中国精神障碍分类与诊断标准（第3版）》(CCMD-3)。

1. 症状标准　①几乎以失眠为唯一的症状，包括难以入睡、睡眠不深、多梦、早醒，或醒后不易再睡、醒后不适感、疲乏，或白天困倦等。②具有失眠和极度关注失眠结果的优势观念。

2. 严重标准　对睡眠时长、质量的不满引起明显的苦恼或社会功能受损。

3. 病程标准　至少每周发生3次，并至少已持续1个月。

4. 排除标准　排除躯体疾病或精神障碍症状导致的继发性失眠。

如果失眠是某种躯体疾病或精神障碍（如神经衰弱、抑郁症）症状的一个组成部分，不另诊断为失眠症。

（六）照护

1. 评估

（1）评估主观资料：①现在与过去的睡眠型态、睡眠习惯、白天睡眠频率及持续时间；②主观感受；③对睡眠的认识；④失眠的形式；⑤失眠持续的时间；⑥既往采取的改善睡眠的方法及效果。

（2）评估客观资料：①影响睡眠的躯体因素：躯体疾病、排泄问题、躯体活动受限和不适等；②情绪变化；③躯体体征；④失眠的影响；⑤用药情况；⑥饮食情况等。

（3）评估相关因素：①环境因素；②躯体、心理、社会因素；③生活方式对睡眠的影响；④对睡眠的期待；⑤生活习惯的改变对睡眠的影响。

（4）客观测评工具：①多导睡眠图（PSG）；②多次睡眠潜伏期试验（MSLT）；③体动记录检查。

（5）主观测评工具：①睡眠日记；②量表评估：常用量表包括匹兹堡睡眠质量指数、阿森斯失眠量表、SPIEGEL量表、睡眠状况自评量表、睡眠个人信念和态度量表等。

2. 措施

（1）睡眠卫生：找出失眠孕妇不良的生活与睡眠习惯，从而帮助建立良好的睡眠习惯，营造舒适的睡眠环境。

（2）认知治疗：帮助孕妇认识到自己对于睡眠的错误认知，以及对失眠问题的非理性信念与态度，使患者重新树立起关于睡眠的积极、合理的观念，从而达到改善睡眠的目的。

（3）睡眠限制：通过缩短夜间睡眠的卧床时间，增加睡眠的连续性，提高睡眠效率，并且通过禁止日间小睡，增加夜晚的睡眠驱动力。

（4）刺激控制：通过减少卧床时的觉醒时间来消除患者存在的卧床与觉醒、沮丧、担忧等不良后果之间的消极联系，重建卧床与睡眠之间积极明确的联系。

（5）指导正确治疗：指导失眠者正确使用催眠药物，并观察催眠药物的疗效及不良反应。音乐疗法、认知行为疗法、运动和冥想可有助于改善失眠。同时，可合理应用中医特色保健治疗，如针灸和推拿等。

（6）健康教育：指导促进睡眠的方法和养成良好的睡眠习惯。

1）晚餐和睡前饮食：晚间进食对睡眠有促进作用的食品，避免睡前进食使人兴奋的食品，如茶或咖啡；合理进食晚餐，避免进食容易产气的食物。尽量减少睡前液体摄入以减少夜尿。

2）进行适当的睡前活动：运用放松方法促进睡眠，如音乐疗法、呼吸放松法、冥想放松法、渐进性肌肉放松法等。养成睡前不做剧烈运动及不进行紧张脑力活动的习惯。

3）睡眠时要给身体"松绑"：避免穿着紧身内衣入睡；睡前摘掉手表、义齿，脱掉袜子；睡前务必卸妆。使用枕头、局部热疗管理身体不适。

4）养成按时就寝和起床的良好习惯：提倡睡午觉，午觉只需休息 30 分钟即可。晚上 11 点以前入睡，在睡眠不足后不要刻意补觉。

5）养成上床就好好睡眠的习惯：只有在困倦时才上床睡觉，在长时间醒来时才起床。不在床上看书、看电视、玩电脑等，避免引起全身酸痛、身心不放松而影响睡眠。

6）适时寻求帮助：如果发现失眠已严重影响到日常生活，并且难以缓解，建议寻求专业医生的帮助。

四、群组案例导入

（一）压力管理

张女士，33 岁，G_2P_0，妊娠 25 周，银行职员。妊娠期间会上网浏览妊娠相关信息，也会与朋友交流怀孕和育儿的经验，发现无论是妊娠过程，还是养育孩子都会给自己的生活带来巨大变化。妊娠期一直坚持每天 8 小时正常上班，柜台工作较忙且压力较大。此次就诊时主诉"近期腿部肌肉酸痛，容易紧张、焦虑、烦躁，注意力难以集中，夜间入睡困难，多梦"。您有相似的经历吗？请大家填写评估表并就这一主题展开讨论。

（二）小腿痉挛

王女士，30 岁，G_1P_0，妊娠 24 周，妊娠期定期产检，未提示异常。近一周于夜间出现三次小腿痉挛，每次持续几秒钟，严重时可持续数分钟，疼痛剧烈，痉挛缓解后仍感小腿肌肉疼痛，严重影响睡眠。体格检查和血液检查未见明显异常。您有相似的经历吗？您知道如何预防和缓解这一症状吗？请大家就这一主题展开讨论。

（三）失眠

田女士，32 岁，G_3P_0，妊娠 22^{+3} 周，主诉"夜间睡眠不佳，日间疲乏、精神差近 2 个月"。您有相似的经历吗？请大家自行填写评估表并就这一主题展开讨论。

（朱　珠　樊雪梅）

第三节　妊娠中期家庭及社会支持

一、概述

从确定妊娠到最终分娩，是女性一生中需要经历的身心发生巨大转变的一个时期，在这段时期里，促导者不仅要评估孕妇及其胎儿的健康情况，为她们提供医疗诊断及干预，还要评估孕妇妊娠期生理和心理上的适应情况，提供合理的建议和帮助，使其获得家庭及社会支持，以顺利度过这段心理转型期。

（一）定义

家庭及社会支持是一个多维度概念，可定义为一种信息，能够使获得信息的人相信自己被关怀和热爱，被尊重、被欣赏，或感到自己属于某个相互交流和互相负责的网络。这种个体与个体之间，或者个体与团体之间的依存关系能改善应对短期调整、应激和赋权的能力。包含主观的、经验的和情感的支持，也是妊娠期保健非常重要的部分，完善的支持系统可以为孕妇提供充足的资源，提高妊娠期问题的应对能力。

（二）妊娠中期常见心理健康问题及筛查

妊娠中期孕妇经过了妊娠早期角色的转移，从心理上渐渐地接纳了妊娠的事实，一般能按照群组计划参加活动，关心的问题转移到胎儿发育情况以及营养补充、胎教等实质性问题上来。这一阶段主要心理健康问题有压力、焦虑、抑郁等。

1. 心理筛查　心理筛查有助于早期识别孕妇的心理问题，便于及时干预或转诊。建议通过妊娠期压力评估了解妊娠期间特殊压力的来源及其影响程度，动态监测压力变化情况。选择适宜的筛查量表对孕妇的负性情绪、焦虑、抑郁状态进行专业评估，必要时转介心理医生。

2. 筛查频率　至少应该在妊娠早、中、晚期和产后 42 天分别进行孕妇心理健康筛查。有高危因素者酌情增加筛查次数。

（三）妊娠中期社会评估

1. 采集个人社会史，明确有无影响妊娠结局的潜在家庭暴力、社会环境及经济保障问题。在群组化活动中，让孕妇及家庭成员思考并讨论自己的原生家庭及社会环境，如在自己成长过程中哪些是想要延续到新的家庭中的积极做法，哪些是想要摒弃的做法。或者要求每个参与者先说出自己的名字，描述她希望孩子拥有的一件家庭或童年的事情。促导者进行引导式评估，以了解孕妇的家庭及社会支持情况。

2. 采集饮酒、吸烟和精神类药物应用史，评估酒精摄入及吸烟量和胎儿缺陷之间是否存在明确的剂量-效应关系。可卡因除可能有致畸作用之外，还会导致早产、胎盘早剥和宫内生长受限。吸烟是导致低出生体重儿的可预防的病因。如果存在上述不良嗜好，应在群组中讨论此类物质可能带来的风险，对需要治疗的孕妇进行干预，实现行为方式的改变。

3. 促导者需尽早识别出家庭暴力受害者，因为这类女性在妊娠期所遭受的虐待可能比其他任何时间都要多。孕前被虐待的孕妇，大约 37% 在妊娠期遭受过躯体虐待，因而有可能发生胎盘早剥、产前出血、胎儿骨折、内脏器官破裂和早产。应告知被虐待女性暴力应对的社区、社会和法律援助信息，并制订应对施暴伴侣的计划。

4. 让群组中的孕妇了解医保部门可以为她们所提供的项目、基本条件和保险额度。

二、群组化母婴保健中的家庭及社会支持

1. 促导者支持　促导者通过群组化活动让孕妇及家庭成员认识到，不是所有的家庭都是一样的，父母自己的成长过程会影响孩子的养育方式。促导者在群组化活动中应鼓励孕妇及其重要家庭成员思考，在他们开始组建一个新家庭时，什么对他们来说是重要的。鼓励夫妻双方共同参与活动，给予充足的时间进行同伴间的交流，让夫妻双方有机会思考和反思孩子出生后需要承担的家庭责任，是否需要获取更多的社会支持。

2. 同伴支持　在群组化活动中，孕周接近的孕妇组成小组，通过共同分享自己的经验、感悟、困惑和难题，互相交流、倾诉，建立友谊，增加彼此的信任感和亲密度；同时共同寻求解决方案，从而获得归属感，增强孕妇应对妊娠期问题和对自然分娩的自信心。

3. 家属支持　家属，尤其是配偶陪伴、共同参与可以促进家属对相应妊娠期保健知识的学习，同时也促进家属理解孕妇在妊娠期心理、生理方面的变化及存在的压力和感受，从而给予更多的理解和帮助，与孕妇共同面对，促进良性家庭支持氛围的建立。除配偶外，通常还包括夫妻双方的父母，通过共同参与的学习、讨论和应对解决问题，达成共识，既有助于减少家庭成员因观念差异所导致的家庭矛盾，又能使配偶在婆媳关系中发挥积极的调节作用。

4. 远程干预　在服务提供的过程中，可采用“互联网＋”、人工智能、电话等远程心理咨询和心理支持方式，为孕妇提供宣教、筛查、咨询等优质便民的群组化保健跟进服务，帮助孕妇应对可能出现的家庭及社会支持问题。

三、群组化案例导入

徐女士，30 岁，新闻媒体从业人员，G_1P_0，妊娠 20^{+3} 周，独自来院建卡，本次妊娠为非计划妊娠，确诊妊娠前 2 个月刚搬到新家，与丈夫关系紧张。孕

妇显得忧心忡忡。促导者可以以此案例导入，展开妊娠中期家庭及社会支持的讨论。

（朱　珠　樊雪梅　翟巾帼）

群组化活动主题示范：身体扫描

【主题名称】身体扫描

【用物准备】舒适的座椅、音乐播放器

【组内成员】主要促导者、辅助促导者、8～12 位孕妇及各自所陪伴的一位家属

【活动目标】介绍一项简单、实用的技术，帮助孕妇识别紧张，放松身体

【活动内容】

1. 开场　采用三次深呼吸开场。

2. 促导基本过程

(1) 闭上眼睛，觉察此刻的呼吸，不需要调整呼吸，不需要调整自己的身体感受。你有很多想法和感受，这很正常，不要去排除它。再次体会当下的呼吸，让想法或身体其他部位的感受或情绪按照本来的样子存在。

(2) 当你准备好的时候，顺着自己的左腿向下到脚掌，感受一下自己整个左脚掌，依次感受脚趾，不需要费力想要寻找什么感受，只是放松地带着好奇来探索，有感受或者没有感受都很好。然后来感受左小腿。如果注意力被声音带走，这很正常，直到再次温和地回来，感受左小腿。

(3) 体会自己的左大腿，从前往后，感受左大腿的皮肤、肌肉，再往大腿内部探索。只是探索而已，并不期待有什么特殊感受发生。

(4) 越过臀部顺着右腿到右脚掌，体会右脚掌，或许感觉有些地方胀胀的，有些地方麻麻的，有些地方什么感觉都没有，不管什么感受，都接受它的存在。再感受右小腿，可以从下往上感受右小腿，并接受这种感受。

(5) 当胎动明显时，要将注意力转移到胎动上，觉察胎儿与自己的共处时光。当胎儿平静下来，接着胎动打断练习的那个时刻继续进行身体扫描。

(6) 感受自己的右大腿，带着好奇来探索自己的右大腿，当下不管发生什么，它们都可以存在。

(7) 感受自己的臀部、腹部。花点儿时间去感受当下胎儿的成长，探索腹部的任何一种感觉。注意是否有什么想法或者情绪产生。现在将你的注意力转移到骨盆的区域，并停顿片刻去认真感受骨盆，这个部位非常灵活而且结构可扩展。

群组化活动主题示范：身体扫描（续）

（8）感受胸部，感受胸腔里面的脏器，从下往上感受。不管身体有什么样的感受，有什么自己不喜欢的、不舒服的感受，都不需要管它，不需要调整，允许它们的存在。

（9）体会自己的左手，感受左手掌、前臂、上臂；感受右手掌、前臂、上臂；感受肩膀、脖子和头部。

（10）感受下巴、舌头、牙齿、嘴巴、鼻子、面部、眼睛。

（11）现在将注意力从头向下移动，经过身体直到脚部，把身体当作一个整体，感受它原本的状态。将注意力再次转移到呼吸上来，吸气时从头到脚扫描全身，呼气时从脚到头扫描全身，感受全身的体验。花点儿时间去感激你的身体，因为她此刻正孕育并滋养着一个小生命。

（12）可以动动手指、脚趾，温和地活动和拉伸一下，现在可以慢慢睁开眼睛，吸气呼气，再次吸气呼气。

3. 结束　在主要促导者的带领下，所有孕妇一起说："我有持续关注我的身体，让我放松身心的能力。我的宝宝会是健康的！"

（陆天慧）

参考文献

[1] 肖霄，朱社宁，张旱愉，等．产前抑郁概念分析．护理学报，2017，24（19）：18-23.

[2] Biaggi A，Conroy S，Pawlby S，et al. Identifying the women at risk of antenatal anxiety and depression：A systematic review. J Affect Disord，2016，191：62-77.

[3] 贾彩丽，王立军，陆亚娟，等．孕晚期妇女抑郁现状及其影响因素分析．护理研究，2016，30（33）：4134-4137.

[4] Long，MM，Cramer RJ，Bennington L，et al. Psychometric assessment of the Edinburgh Postnatal Depression Scale in an obstetric population. Psychiatry Res，2020，291：113161.

[5] 孟垂霞，董文文．孕产妇围孕期抑郁的护理干预研究进展．实用临床医药杂志，2019，23（17）：130-132.

[6] 陈志红，付冰，米春梅，等．产前抑郁干预措施的研究进展．中国护理管理，2017，17（05）：686-691.

[7] Lynna Lan Tien Nguyen Do. American Psychiatric Association Diagnostic and Statistical Manual of Mental Disorders（DSM-Ⅳ）. New York：Springer，2011：84-85.

[8] Yasuma N，Narita Z，Sasaki N，et al. Antenatal psychological intervention for universal prevention of antenatal and postnatal depression：A systematic review and meta-analysis. J Affect Disord，2020，273：231-239.

[9] 钱秋蝉，张丽君，黄倍倍，等．高危妊娠孕晚期孕妇抑郁状况评估及与家庭支持的相关性分析．中国妇幼保健，2020，35（08）：1413-1415.

[10] Avalos LA，Caan B，Nance N，et al. Prenatal Depression and Diet Quality During Pregnancy. J Acad Nutr Diet，2020，120（6）：972-984.

[11] Shortis E，Warrington D，Whittaker P. The efficacy of cognitive behavioral therapy for the treatment of antenatal depression：A systematic review. J Affect Disord，2020，272：485-495.

[12] Jannati N，Mazhari S，Ahmadian L，et al. Effectiveness of an app-based cognitive behavioral therapy program for postpartum depression in primary care：A randomized controlled trial. Int J Med Inform，2020，141：104145.

[13] 周立平，邹文霞，潘继红，等．基于认知行为和母婴关系疗法的围产期抑郁预防干预路径及效果评价．中国护理管理，2019，19（03）：373-379.

[14] Probst T，Schramm E，Heidenreich T，et al. Patients' interpersonal problems as moderators of depression outcomes in a randomized controlled trial comparing mindfulness-based cognitive therapy and a group version of the cognitive-behavioral analysis system of psychotherapy in chronic depression. J Clin Psychol，2020，76（7）：1241-1254.

[15] Hennelly SE，Perman-Howe P，Foxcroft DR，et al. The feasibility of 'Mind the Bump'：A mindfulness based maternal behaviour change intervention. Complement Ther Clin Pract，2020，40：101178.

[16] Alderdic F，Mcneill J，Lynn F. A systematic review of systematic reviews of interventions to improve maternal mental health and well-being. Midwifery，2013，29（4）：389-399.

[17] 舒玲，陈丹，汤珂，等．护士二胎妊娠相关焦虑及其影响因素分析．护理学杂志，2017，32（06）：87-90.

[18] 杨艳杰，曹枫林．护理心理学．4 版．北京：人民卫生出版社，2017.

[19] Obel C，Hedegaard M，Henriksen TB，et al. Stress and salivary cortisol during pregnancy. Psychoneuroendocrinology，2005，30（7）：647-656.

[20] Ertekin Pinar S，Duran Aksoy O，Daglar G，et al. Effect of stress management training on depression，stress and coping strategies in pregnant women：a randomised controlled trial. J Psychosom Obstet Gynaecol，2018，39（3）：203-210.

[21] Van den Bergh BRH，van den Heuvel MI，Lahti M，et al. Prenatal developmental origins of behavior and mental health：The influence of maternal stress in pregnancy. Neurosci Biobehav Rev，2020，117：26-64.

[22] Bachen EA，Muldoon MF，Matthews KA，et al. Effects of hemoconcentration and sympathetic activation on serum lipid response to brief mental stress. Psychosom Med，2002，64（4）：587-594.

[23] Austin MP，Leader L. Maternal stress and obstetric and infant outcomes：epidemiological findings and neuroendocrine mechanisms. Aust N Z J Obstet Gynaecol，2000，40（3）：331-337.

[24] McEwen BS. Physiology and neurobiology of stress and adaptation：Central role of the brain. Physiol Rev，2007，87（3）：873-904.

[25] 熊宇．对肠易激综合征患者实施渐进性肌肉放松训练的效果观察．中华现代护理杂志，2008，14（21）：2263-2265.

[26] Cramer H，Lauche R，Klose P，et al. Yoga for improving health-related quality of life，mental health and cancer-related symptoms in women diagnosed with breast cancer. Cochrane Database Syst Rev，2017，1（1）：CD010802.

[27] Chen PJ，Yang L，Chou CC，et al. Effects of prenatal yoga on women's stress and immune function across pregnancy：A randomized controlled trial. Complement Ther Med，2017，31：109-117.

[28] Danhauer SC，Addington EL，Cohen L，et al. Yoga for symptom management in oncology：A review of the evidence base and future directions for research. Cancer，2019，125（12）：1979-1989.

[29] Bro ML，Jespersen KV，Hansen JB，et al. Kind of blue：A systematic review and meta-analysis of music interventions in cancer treatment. Psychooncology，2018，27（2）：386-400.

[30] 张文皓，刘志琛，张宏晨，等．社区围绝经期妇女焦虑、抑郁状况及影响因素分析．护理研究，2017，31（12）：1492-1494.

[31] Department of Health and Human Services. 2008 physical activity guidelines for Americans. Washington，DC：DHHS，2008.

[32] Mottola MF，Davenport MH，Ruchat SM，et al. 2019 Canadian guideline for physical activity throughout pregnancy. Br J Sports Med，2018，52（21）：1339-1346.

[33] Zhou K，West HM，Zhang J，et al. Interventions for leg cramps in pregnancy. Cochrane Database Syst Rev，2015，(8)：CD010655.

[34] Bordoni B，Sugumar K，Varacallo M. Muscle Cramps. Treasure Island（FL）：StatPearls Publishing，2021.

[35] Soares CN，Murray BJ. Sleep disorders in women：clinical evidence and treatment strategies. Psychiatr Clin North Am，2006，29（4）：1095-1113.

[36] Lee KA，Gay CL. Sleep in late pregnancy predicts length of labor and type of delivery. Am J Obstet Gynecol，2004，191（6）：2041-2046.

[37] Dayan J，Creveuil C，Herlicoviez M，et al. Role of anxiety and depression in the onset of spontaneous preterm labor. Am J Epidemiol，2002，155（4）：293-301.

[38] Rondó PHC，Ferreira RF，Nogueira F，et al. Maternal psychological stress and distress as predictors of low birth weight，prematurity and intrauterine growth retardation. Eur J Clin Nutr，2003，57（2）：266-272.

[39] Kobrin SM，Berns JS. Quinine—a tonic too bitter for hemodialysis-associated muscle cramps? Semin Dial，2007，20（5）：396-401.

[40] 安力彬，陆虹．妇产科护理学．6版．北京：人民卫生出版社，2019：69.

[41] Blyton F，Chuter V，Walter KE，et al. Non-drug therapies for lower limb muscle cramps. Cochrane Database Syst Rev，2012，1（1）：CD008496.

[42] 吴靖伟，陈立．按摩治疗腓肠肌痉挛42例．中国民间疗法，2003，11（12）：20.

[43] 李素华，何东娟，林莲娇．穴位按摩配合热敷缓解血液透析患者腓肠肌痉挛护理观察．

福建中医药，2014，45（5）：59-60.
[44] Araújo CAL，Lorena SB，Cavalcanti GCS，et al. Oral magnesium supplementation for leg cramps in pregnancy—An observational controlled trial. PLoS One，2020，15（1）：e0227497.
[45] Mansouri A，Mirghafourvand M，Charandabi SMA，et al. The effect of vitamin D and calcium plus vitamin D on leg cramps in pregnant women：A randomized controlled trial. J Res Med Sci，2017，22：24.
[46] Langford NJ，Good AM，Laing WJ，et al. Quinine intoxications reported to the Scottish Poisons Information Bureau 1997-2002：a continuing problem. Br J Clin Pharmacol，2003，56（5）：576-578.
[47] Hallegraeff JM，van der Schans CP，de Ruiter R，et al. Stretching before sleep reduces the frequency and severity of nocturnal leg cramps in older adults：a randomised trial. J Physiother，2012，58（1）：17-22.
[48] 中华医学会精神病学分会．中国精神障碍分类与诊断标准（第 3 版）（CCMD-3）．济南：山东科学技术出版社，2001：68.
[49] 杨甫德，陈彦方．中国失眠防治指南．北京：人民卫生出版社，2012.
[50] 失眠定义、诊断及药物治疗专家组．中国失眠定义、诊断及药物治疗专家共识（草案）．中华神经科杂志，2006，（2）：141-143.
[51] 中国中医科学院失眠症中医临床实践指南课题组．失眠症中医临床实践指南（WHO/WPO）．世界睡眠医学杂志，2016，3（01）：8-25.
[52] 韩芳，唐向东，张斌．中国失眠症诊断和治疗指南．中华医学杂志，2017，97（24）：1844-1856.
[53] Reichner CA. Insomnia and sleep deficiency in pregnancy. Obstet Med，2015，8（4）：168-171.
[54] Román-Gálvez RM，Amezcua-Prieto C，Salcedo-Bellido I，et al. Factors associated with insomnia in pregnancy：A prospective Cohort Study. Eur J Obstet Gynecol Reprod Biol，2018，221：70-75.
[55] Pien GW，Schwab RJ. Sleep disorders during pregnancy. Sleep，2004，27（7）：1405-1417.
[56] Hashmi AM，Bhatia SK，Bhatia SK，et al. Insomnia during pregnancy：Diagnosis and Rational Interventions. Pak J Med Sci，2016，32（4）：1030-1037.
[57] 郑瑞双，李乐之．妊娠末期孕妇睡眠障碍的研究现状．中华行为医学与脑科学杂志，2009，（12）：1145-1146.
[58] Sahota PK，Jain SS，Dhand R. Sleep disorders in pregnancy. Curr Opin Pulm Med，2003，9（6）：477-483.
[59] Chaudhry SK，Susser LC. Considerations in Treating Insomnia During Pregnancy：A Literature Review. Psychosomatics，2018，59（4）：341-348.
[60] Osnes RS，Eberhard-Gran M，Follestad T，et al. Mid-pregnancy insomnia is associated with concurrent and postpartum maternal anxiety and obsessive-compulsive symptoms：A prospective cohort study. J Affect Disord，2020，266：319-26.

[61] Kalmbach DA，Cheng P，Sangha R，et al. Insomnia，Short Sleep，And Snoring In Mid-To-Late Pregnancy：Disparities Related To Poverty，Race，And Obesity. Nat Sci Sleep，2019，11：301-315.

[62] 周雪妃．孕期应急源、社会支持、应对方式与护士先兆流产的关系．合肥：安徽医科大学，2013.

[63] 武培娅，郝美莹. 孕妇产前心理问题的探讨及对策. 世界最新医学信息文摘，2015，15（97）：226.

[64] Chen CH. Revision and Validation of a Scale to Assess Pregnancy Stress. J Nurs Res，2015，23（1）：25-32.

[65] 李丹，吴苹，刘俊升．孕妇妊娠压力量表的信效度初步检验．心理研究，2013，6（2）：64-69.

[66] 张明园，何燕玲. 精神科评定量表手册．长沙：湖南科学技术出版社，2016.

[67] 汪向东，王希林，马弘．中国心理卫生评定量表手册．中国心理卫生杂志社，1999：1-381.

[68] 卫生部．关于印发《孕产期保健工作管理办法》和《孕产期保健工作规范》的通知（卫妇社发〔2011〕56 号．2011.

[69] 翟巾帼，陈小荷，沈健，等. 助产士门诊临床实践专家共识的构建. 护理学报，2021，28（05）：62-65.

[70] 翟巾帼，郑艳芳，蔡文智，等. 孕产妇对助产士门诊服务需求的调查分析. 中华护理杂志，2016，51（01）：45-48.

[71] 中华医学会妇产科学分会产科学组．孕前和孕期保健指南（2018 版）. 中华妇产科杂志，2018，53（1）：7-13.

[72] 谢幸，孔北华，段涛．妇产科学．9 版．北京：人民卫生出版社，2018.

[73] Cunningham FG，Leveno KJ，Bloom SL，等．威廉姆斯产科学（第 25 版）．杨慧霞，漆洪波，郑勤田，译．北京：人民卫生出版社，2020.

[74] 中华预防医学会心身健康学组，中国妇幼保健协会妇女心理保健技术学组．孕产妇心理健康管理专家共识（2019 年）. 中国妇幼健康研究，2019，30（7）：781-786.

[75] Yeniel AO，Petri E. Pregnancy，childbirth，and sexual function：perceptions and facts. Int Urogynecol J，2014，25（1）：5-14.

[76] Everett BG，McCabe KF，Hughes TL. Sexual Orientation Disparities in Mistimed and Unwanted Pregnancy Among Adult Women. Perspect Sex Reprod Health，2017，49（3）：157-165.

[77] 庞婉颖，廖碧珍．妊娠期妇女性生活现状及性健康教育研究进展．中国性科学，2018，27（10）：147-150.

[78] Badri T，Maamri A，El Kissi Y. Impact of pregnancy on sexuality：a cross-sectional study of 100 tunisian women. Tunis Med，2017，95（7）：482-487.

[79] Wannakosit S，Phupong V. Sexual behavior in pregnancy：comparing between sexual education group and nonsexual education group. J Sex Med，2010，7（10）：3434-3438.

[80] Vieira TC，de Souza E，Nakamura MU，et al. Sexualidade nagestação：os médicos Brasileiros estão preparados para lidar com estas questões? [Sexuality in pregnancy：are Brazil-

ian physicians prepared to conduct these questions?］. Rev Bras Ginecol Obstet, 2012, 34 (11): 485-487.

［81］方立秀，韩兴莉，董娟娟．妊娠期需氧菌性阴道炎发病的危险因素及对产后出血的影响．临床医学研究与实践，2019，4（23）：107-109，112.

［82］刘文静，林秋婵，关咏超，等．妊娠期生殖道感染的相关因素及妊娠结局分析．中国性科学，2018，27（3）：122-125.

［83］李灵，廖碧珍．妊娠晚期性交对分娩发动影响的 Meta 分析．中国性科学，2018，27（12）：49-53.

［84］白宾．HPV 感染与妊娠结局关系的临床研究．数理医药学杂志，2017，30（4）：543-544.

［85］Tugut N, Golbasi Z, Bulbul T. Quality of Sexual Life and Changes Occurring in Sexual Life of Women With High-Risk Pregnancy. J Sex Marital Ther, 2017, 43 (2): 132-141.

第五章　妊娠24～28周群组化母婴保健

第一节　常见不适症状的处理

一、腰背痛

（一）概述

腰痛和盆腔痛是妊娠期常见的疼痛，并有随妊娠进展加重的趋势。在某些情况下，疼痛会扩散到臀部、腿和脚。超过2/3的孕妇经历过腰痛，近1/5的孕妇经历过盆腔痛。这两种情况可能单独发生，也可能同时发生，影响工作、日常活动和睡眠。缓解疼痛的措施包括锻炼、休息、热敷和冷敷、腹部或骨盆支撑带、按摩、针灸、脊椎指压疗法、芳香疗法、草药、瑜伽、呼吸法、应用非甾体抗炎药等。

（二）缓解妊娠期腰痛、盆腔痛的方法

1. 运动疗法　运动疗法是从有氧运动到肌肉强化及各种类型的柔韧性/伸展或渐进式肌肉放松练习。要求参与者进行反复的自主动态运动或静态肌肉收缩。推荐采用非特异性腰痛的运动方式。定期锻炼对孕妇身体和心理都有好处，但这取决于每个项目的内容和个人的依从性。

2. 瑜伽　瑜伽是一种补充和替代医学。孕妇在瑜伽活动中，通过姿势、体位的改变，改善关节的活动范围、灵活性、肌肉力量和阻力，结合一系列呼吸练习，促进精神放松和内省。

3. 渐进式肌肉放松 孕妇通过深呼吸和主要肌肉群的渐进式放松，减少压力反应和疼痛感觉。

4. 脊柱手法治疗　脊柱手法治疗包括在关节范围内或在关节范围限制范围内的低速被动运动及软组织/肌筋膜松解，可以使脊椎恢复到正常的位置或恢复失去的活动能力。

5. 针灸　针灸是通过针刺刺激，激活身体的阿片受体，从而缓解疼痛，其对妊娠期妇女是安全的，但应避免刺激诱发子宫收缩和子宫颈扩张的特定穴位。

6. 经皮神经电刺激　经皮神经电刺激是一种非侵入性治疗方式，主要用于缓解疼痛。通过皮肤表面电极对周围神经的电刺激，根据孕妇的舒适度和神经调节能力，可以使用数十种应用程序来抑制疼痛传递。

二、水肿

(一) 概述

水肿定义为卧床休息 12 小时后出现大于 1＋的凹陷性水肿，或 1 周内体重增加 2. 3 kg，是孕妇常见的主诉。妊娠被认为是女性静脉曲张的主要因素，而静脉曲张又会导致静脉功能不全和腿部水肿。静脉曲张和水肿最常见的症状是疼痛，以及夜间“抽筋”、麻木、刺痛、腿部感到沉重。80％的孕妇会出现水肿，不应被认为是妊娠高血压或子痫前期的征兆。

(二) 缓解水肿的方法

腿部水肿主要治疗目的是使用药理学和非药理学方法减轻症状，而不是治愈。

1. 腿部抬高与避免长时间站立　抬腿可以采取以下形式：双腿抬高坐着，或双腿抬高半卧位卧床休息。在群组化活动中，应鼓励妊娠晚期仍在工作的女性增加抬腿的机会。妊娠期应尽可能避免站立不动，站立超过 30 分钟同样会导致重力依赖性水肿显著增加。

2. 弹力袜和紧身衣　弹力袜和紧身衣的使用会增加组织间压力，促进组织间液的再吸收。建议根据孕妇下肢的尺寸和形状产生的压缩量进行定制，从上部到下部有压缩梯度才能有效。即使是量身定做的梯度压缩服装，随着时间的推移也可能开始失去效力，这取决于服装弹性的丢失和四肢尺寸减小。但在较热的环境或夏季，会较难保证孕妇的依从性。

3. 浸泡　浸泡已被证明是一种有效的缓解妊娠水肿的方法。研究表明，浸泡比卧床休息能更快地产生利尿作用。对于妊娠期足底水肿，通常建议将下肢抬高作为解决水肿的一种方法，但其效果可能不如在游泳池中浸泡 20 分钟。

4. 水中有氧运动　妊娠期间出现水肿时，可以使用水中有氧运动来缓解水肿。水中有氧运动与静态浸泡有相似的利尿和脱水作用。对于没有产科并发症的健康女性来说，水中有氧运动在缓解水肿方面与静态浸泡一样有益。

5. 足部按摩反射疗法　反射疗法的理论依据认为所有的身体器官和腺体都有相应的反射点在足、手和耳朵。在妊娠期，通过足部按摩，能够缓解疼痛、增加舒适和诱导放松，而无有害的作用。足部按摩反射疗法可用于下肢和全身水肿，有利于消除水肿。

三、便秘

(一) 概述

便秘可被定义为排便困难，其特征为大便紧张、块状或硬而干燥、排便感觉不完全、肛门直肠梗阻或需手动操作排便。便秘是一种功能性肠病，是妊娠、产后和手术后的常见症状。妊娠期便秘的发生率为10%～40%。在妊娠期间，由于铁剂的补充、活动量减少、子宫增大、痔疮、孕酮和雌激素水平的改变，便秘可能出现并加剧。妊娠期盆腔损伤和不同的分娩方式被认为是产后妇女排便障碍的主要原因。

（二）便秘的预防和治疗

妊娠相关便秘的治疗与一般人群相似，包括增加纤维摄入，使用纤维补充剂，以及渗透性泻药［如聚乙二醇（PEG）或乳果糖］等的使用。在群组化活动中，应让孕妇认识到，便秘的处理首先应增加膳食纤维和水的摄入量，以及每天适量运动；其次要改变饮食习惯；最后可考虑使用渗透性泻药，短期使用不会增加胎儿畸形的风险，并且避免脱水或电解质失衡风险。如果持续严重便秘，应到胃肠科或普通外科就诊。

（黄美凌　翟巾帼）

第二节　家庭暴力的预防和处理

家庭暴力的内涵因国情、文化、习俗、立法背景不同而有所不同。我国最高人民法院将“家庭暴力”定义为“行为人以殴打、捆绑、残害、强行限制人身自由或者其他手段，给家庭成员的身体、精神等方面造成一定伤害后果的行为。持续性、经常性的家庭暴力，构成虐待”。家庭暴力不仅是家庭的问题，也是一个带有普遍性的社会问题。

一、家庭暴力的原因

1. 加害人通过儿童期的模仿或亲身经历而习得暴力的沟通方式。

2. 家庭暴力行为通过社会和家庭文化的代际传递实现。

3. 获益不受罚。虽然《中华人民共和国妇女权益保障法》规定禁止家庭暴力，但是社会给家庭暴力受害人提供的有效支持很少，因此家庭暴力发生时一般得不到有效干预。

4. 加害人往往有体力上的优势。无论男打女还是女打男，加害人的体力，往往居于优势。90%以上的家庭暴力受害人是体力处于弱势的妇女、儿童和老人。

二、家庭暴力的分类

根据不同的划分标准，有不同的家庭暴力类型。

从形式上可以分为：①身体暴力：包括所有对身体的攻击行为，如殴打、推搡、打耳光、脚踢、使用工具攻击等。②语言暴力：以语言威胁恐吓、恶意诽谤、辱骂、使用伤害自尊的语言，从而引起他人情绪难受的言语。③性暴力：故意攻击性器官，强迫发生性行为、性接触等。④精神暴力：也称冷暴力，常常处于隐形状态。所谓冷暴力，一般指当夫妻之间或其他成员之间发生矛盾时，不是通过武力方式处理，而是对对方表现出冷淡、轻视、放任、疏远、侮辱等，如不理睬对方、将语言交流降到最低程度、夫妻之间停止或者敷衍性生活、不做或者尽量少做家务，或者冷嘲热讽、侮辱对方人格等，从精神上伤害虐待对方。

从施暴主体可分为：丈夫对妻子施暴、父母对子女施暴、子女对父母施暴、婆媳施暴等。

从施暴动机可分为："理性暴力"和"非理性暴力"两类。前者指施暴者以压制对方或者控制对方为目的的暴力行为，后者则是施暴者纯粹以发泄敌对或者不满情绪为目的，没有明确的目标。

三、家庭暴力的特点

1. 隐蔽性　这是家庭暴力的显著特征。大多数施暴者只有在自己家里才会使用暴力。虽明知其行为不当，但"家丑不可外扬"的观念使许多受害者在遭受暴力以后，在人前隐瞒真相，强颜欢笑。性暴力是一种更隐蔽的家庭暴力行为，由于性观念的影响，绝大多数妇女总觉得夫妻之间性生活的事情较之一般的家庭暴力更难启齿，所以对于来自丈夫的性暴力采取忍的方法。

2. 普遍性　家庭暴力侵害普遍存在。

3. 长期性和反复性　由于家庭暴力发生在家庭成员之间，所以具有长期性和反复性，特别是受害人对于暴力的忍耐使得暴力变得更加频繁与严重。

4. 形式多样性　家庭暴力表现形式多样：肉体损伤，性攻击，精神情感上的折磨等。对受害人来说，多种暴力形式常合并出现，且反复发生，越演越重。

四、家庭暴力的危害

家庭暴力以一种极端方式来打破家庭的和谐与稳定，造成受害者的身心极大的损害，甚至危及受害者的生命安全，已经成为家庭稳定与社会和谐发展的毒瘤。家庭暴力犯罪对社会造成的危害也已从多方面凸现出来，主要有：

1. 家庭暴力成为婚姻和家庭关系破裂的主要原因。

2. 家庭暴力严重威胁妇女的身心健康和生命安全。

3. 家庭暴力影响社会稳定和安定团结。

五、妊娠期家庭暴力对母儿的影响

（一）妊娠期并发症

1. 流产　单纯性暴力是流产女性中常见的暴力形式，占家庭暴力构成的59.5%；同时，经历过家庭暴力的女性比未经历过家庭暴力的女性的平均流产次数多，表明家庭暴力是女性流产的高危因素之一。

2. 意外妊娠　家庭暴力也是意外妊娠的风险因素之一，主要与性暴力和生育控制有关。

3. 其他并发症　经历身体暴力（推搡、拉扯、谩骂）的孕妇容易伴有其他妊娠期并发症，包括新生儿疾病、阴道出血、胎儿生长受限、胎盘早剥、胎膜早破。暴力行为可直接或者间接影响妊娠，直接影响包括腹部暴力创伤所引起的胎盘早剥、胎儿骨折、产妇子宫破裂以及产前出血；间接影响主要是一些慢性病的加重，比如高血压、糖尿病、哮喘、母体营养不良等。

（二）对新生儿的影响

与未遭受家庭暴力的孕妇及新生儿相比，遭受家庭暴力的孕妇其新生儿死亡、低体重儿、早产儿、小于胎龄儿的危险度高。

（三）对孕妇的影响

1. 不良行为习惯　妊娠期妇女遭受家庭暴力后可能会采取吸烟、酗酒、滥用药物等方式应对，对女性健康和胎儿生长发育产生不良影响。

2. 产后抑郁　妊娠期妇女遭受家庭暴力后可能会出现高度精神紧张、失眠、沮丧、睡眠障碍等情绪，并延续至产后，易引起产后抑郁。

3. 母乳喂养　家庭暴力会引起产后母乳喂养行为的改变，妊娠期遭受过家庭暴力的女性产后母乳喂养率降低。

六、家庭暴力的预防和制止

家庭暴力问题的解决是一项复杂的系统工程，它会随着社会的发展、社会文明程度的提高和公民素质的提高而逐步得到改善，这需要全社会的共同努力。

（一）从促导者来讲

1. 妊娠期前发生家庭暴力则预示着妊娠期、产后很可能发生家庭暴力，因此提示，对在妊娠期前遭受过家庭暴力的妇女，促导者在进行健康评估时应特别注意是否有家庭暴力的发生。

2. 促导者应提高对家庭暴力的识别能力，积极应对孕产妇所遭受的家庭暴力，积极上报，在产科门诊建立筛查家庭暴力的常规制度，以保证母子的安全。

3. 在群组化活动中，应对遭受家庭暴力的产妇进行专业的心理疏导，提高孕妇的自信心，协助遭受家庭暴力的孕妇认识到自己的能力和优势，帮助孕妇掌握必要的处理冲突的方法；建立反家庭暴力自助小组，通过群组组员间经验分享，提高自信心和自我保护能力。

4. 对施暴者进行心理干预，引导其正确看待两性及婚姻问题，用正确的方法处理生活中的不满和失败，用非暴力方式发泄。加强对施暴者的教育，其触犯了法律，对孕妇的身心造成了很大的伤害，要勇于承担责任。使其认识到错误，尊重女性，杜绝家庭暴力再发生。

（二）从受虐者个人来讲

如果受虐者知道发生家庭暴力的原因及其危险因素，就更容易早期寻求帮助，受虐者可以通过加强个人和家庭的稳定性，逐步缓解抚养孩子、婚姻及照顾老人的紧张，从而防止虐待。

预防和制止暴力，与群组内孕妇讨论关于家庭暴力的问题。让其认识到潜在的或实际的施虐者和受虐者关于家庭暴力的事实。知晓如何保护自己，在受袭的情况下该做什么以及到哪里去得到进一步的信息和帮助。帮助施虐者学会如何更好地处理问题。大多数施虐者缺乏交流的技能，并不会处理压力、感情和冲突。促导者应提供有关部门电话帮助寻求有关预防暴力规划的信息。

（周小利 翟巾帼 柳韦华）

群组化活动主题示范：反对家庭暴力

【主题名称】反对家庭暴力

【用物准备】家庭暴力卡、“同意”/“不同意”标签牌、3～4套暴力循环卡（每套3张）、讲义

【组内成员】主要促导者、辅助促导者、妊娠24～28周的孕妇8～12位及各自所陪伴的一位家属

【活动目标】提高孕妇对家庭暴力的认知，了解家庭暴力的循环，为组内成员提供相关反对家庭暴力的资源和服务，预防和制止家庭暴力发生

【活动内容】

1. 开场形式 采用三次深呼吸开场。进行第一次呼吸：深吸一口气后，保持，长长地呼气，让大脑清空所有的想法；进行第二次呼吸：深吸一口气后，保持，长长地呼气，让自己保持平静；最后一次呼吸：深吸一口气后，保持几秒钟，缓慢地呼气，同时轻轻睁开眼睛。

2. 孕妇使用《家庭功能APGAR评估问卷》进行家庭功能评估。见下表。

群组化活动主题示范：反对家庭暴力（续）

维　度	问　题	经常这样（2分）	有时这样（1分）	几乎很少（0分）
适应度	1. 当我遇到困难时，可从家人处得到满意的帮助。补充说明：			
合作度	2. 我很满意家人与我讨论各种事情以及分担问题的方式。补充说明：			
成熟度	3. 当我希望从事新的活动或发展时，家人都能接受且给予支持。补充说明：			
情感度	4. 我很满意家人对我表达情感的方式以及对我的情绪（愤怒、悲伤、爱）的反应。补充说明：			
亲密度	5. 我很满意家人与我共度时光的方式。补充说明：			
问卷的分数： 家庭功能评价：		7～10分：良好 4～6分：中度障碍 0～3分：严重障碍		

3. 促导基本过程

（1）促导者介绍活动的目的：本活动可提高人们对现实存在的虐待以及对孕期虐待情况出现的潜在可能性提高认识；让女性了解暴力循环过程；讨论并提供支持资源和服务，为群组成员提供信息，帮助其支持被虐待的女性。

（2）活动内容

环节一——提高对家庭暴力的认知

1）介绍家庭暴力的发生情况。

2）询问孕妇是否认识或者听说过被虐待的人。

3）促导者将家庭暴力卡分发给孕妇，每人1～2张。

4）8～12位孕妇分别朗读家庭暴力卡上的内容，其他人使用“同意”/“不同意”标签牌来表明他们的意见。卡片内容如下：

- 家庭暴力中的关系一直都是暴力的。（不同意）
- 经济虐待的形式包括男性伴侣控制着金钱，即使这些钱是女性挣的。（同意）
- 我们不应该同情处于暴力关系中的女性。因为如果她们愿意，她们可以摆脱这种关系。（不同意，女人离开这段关系是困难的，甚至是危险的）
- 孕妇在妊娠期间不太可能处于暴力关系中。（不同意，家庭暴力的发生率在妊娠期间增加）

群组化活动主题示范：反对家庭暴力（续）

- 孕产期家庭暴力会对婴幼儿的生长发育间接产生严重影响。(同意)
- 孕妇如果遭受家庭暴力，其子代在学龄前期存在较多的负面情绪和行为问题。(同意)

环节二——理解暴力循环的过程

1）将孕妇分为每 2～3 位一组，运用暴力循环卡，帮助孕妇理解暴力循环理论的三个阶段：

- 不安——双方紧张氛围增加，生气、责备、争吵。
- 暴力——矛盾爆发，伤害事件发生，包括身体暴力、性暴力或语言暴力。
- 否认——恶性事件发生以后，施暴者会道歉、找借口并且承诺不再施暴。

2）运用 ARRT 技术引导群内成员展开讨论。

环节三——学会支持暴力关系中的人

1）引导小组成员设想他们有暴力关系的家庭成员或朋友，告知他们遭遇家庭暴力的处理方式：①及时报警；②寻求社区居委会、村委会的帮助；③保留医院的诊断证书；④保留加害人的悔过书、保证书；⑤可寻求施暴现场证人作证；⑥申请法院的人身保护令。

2）引导组员思考还能为她和她的家人提供哪些资源/服务，运用头脑风暴交流想法。

4. 结束　总结活动开展情况，并以所有组员在促导者的带领下口述“为了我和宝宝的安全和健康，拒绝家庭暴力”作为结束语。

（江　会）

第三节　妊娠期糖尿病的预防和处理

妊娠期糖尿病（gestational diabetes mellitus，GDM）是指妊娠前糖代谢正常或有潜在的糖耐量减退，妊娠期间首次发生或发现的不同程度的葡萄糖耐受不良。多数发生在妊娠 24～28 周。

一、高危因素及发病机制

1. 高危因素　①肥胖；②35 岁以上；③糖尿病家族史；④分娩过巨大胎儿；⑤有不良生产史、糖耐量异常史、GDM 史、多囊卵巢综合征等；⑥本次妊娠羊水过多、妊娠期发现胎儿大于孕周；⑦反复外阴阴道假丝酵母菌病。

2. 发病机制　胎盘和胎儿肾上腺具有分泌激素及酶的功能，其中一些激素可干扰母体的内分泌系统。在妊娠早中期，孕妇血浆葡萄糖水平随妊娠进展而降低，空腹血糖约降低10%。到妊娠中晚期，孕妇体内抗胰岛素样物质增加，使孕妇对胰岛素的敏感性随孕周增加而降低。对于胰岛素分泌受限的孕妇，妊娠期不能维持这一生理代偿变化而导致血糖升高，使原有糖尿病加重或出现GDM。

二、糖尿病对妊娠和分娩的影响

糖尿病对母儿的危害及其程度取决于糖尿病病情及血糖控制水平。孕前及妊娠期血糖控制不良者，母儿的近、远期并发症将明显增加。

（一）对孕妇的影响

1. 自然流产　高血糖可使胚胎发育异常甚至死亡，自然流产发生率达15%～30%，多发生在妊娠早期，主要见于病情严重血糖未能控制者。糖尿病患者宜在血糖控制正常后妊娠。

2. 妊娠期并发症　糖尿病导致患者血管病变，小血管内皮细胞增厚，管腔狭窄，组织供血不足，存在严重胰岛素抵抗状态及高胰岛素血症，并发妊娠期高血压疾病的可能性为非糖尿病孕妇的2～4倍。当并发肾疾病时，妊娠期高血压及子痫前期发病率增高，且孕妇及围生儿预后较差。同时，因巨大儿发生率明显增高，手术产率、产伤及产后出血发生率明显增高。

3. 感染　是糖尿病的主要并发症。未能很好控制血糖的孕妇极易发生感染，感染亦可加重糖尿病代谢紊乱，甚至诱发酮症酸中毒等急性并发症。与糖尿病有关的妊娠期感染有外阴阴道假丝酵母菌病、肾盂肾炎、无症状菌尿症、产褥感染及乳腺炎。

4. 羊水过多　可能与胎儿高血糖、高渗性利尿致胎尿排出增多有关。发现糖尿病妊娠期越晚，孕妇血糖水平越高，羊水过多越常见。羊水过多又可增加胎膜早破和早产的发生率。

5. 糖尿病酮症酸中毒　由于妊娠期复杂的代谢变化，加之高血糖及胰岛素相对或绝对不足，代谢紊乱进一步发展到脂肪分解加速，血清酮体急剧升高，进一步发展为代谢性酸中毒。糖尿病酮症酸中毒常见的危险因素包括新发的糖尿病、感染、依从性差、使用β受体激动剂类宫缩抑制剂等。它的发生不仅是孕妇死亡的主要原因，也可导致胎儿畸形、胎儿窘迫及胎死宫内。

6. 增加再次妊娠患GDM的风险　孕妇再次妊娠时，复发率高达30%～50%。远期患糖尿病概率增加，17%～63%将发展为2型糖尿病。同时，远期心血管系统疾病发生概率亦随之增加。

（二）对胎儿的影响

1. 巨大胎儿　由于胎儿长期处于母体高血糖所致的高胰岛素血症环境中，

促进蛋白质、脂肪合成和抑制脂解作用，导致躯体过度发育。GDM 孕妇体重指数过大是发生巨大胎儿的重要危险因素。

2. 流产和早产　妊娠早期导致胚胎死亡而流产。合并羊水过多易发生早产，并发妊娠期高血压疾病、胎儿窘迫等并发症时，常需提前终止妊娠。

3. 胎儿生长受限　妊娠早期高血糖有抑制胚胎发育的作用，导致妊娠早期胚胎发育落后。糖尿病合并微血管病变者，胎盘血管常出现异常，影响胎儿发育。

4. 胎儿畸形　以心血管畸形和神经系统畸形最常见。与受孕后最初数周高血糖水平密切相关，是构成围生儿死亡的重要原因。孕前患糖尿病者应在妊娠期加强对胎儿畸形的筛查。

（三）对新生儿的影响

1. 新生儿呼吸窘迫综合征　高血糖刺激胎儿胰岛素分泌增加，形成高胰岛素血症，后者具有拮抗糖皮质激素促进Ⅱ型肺泡细胞表面活性物质合成及释放的作用，使胎儿肺表面活性物质产生及分泌减少，胎儿肺成熟延迟，故新生儿呼吸窘迫综合征发生率增加。

2. 新生儿低血糖　新生儿脱离母体高血糖环境后，高胰岛素血症仍然存在，若不及时补充糖，易发生低血糖，严重时危及新生儿生命。

3. 其他　低钙血症、低镁血症、高胆红素血症、红细胞增多症等的发生率均较正常妊娠新生儿高。

三、症状及体征

由于妊娠期多饮、多食、多尿及体重减轻的症状常被妊娠饮食习惯改变而掩盖，绝大多数患者是通过产前筛查被诊断。当本次妊娠并发羊水过多或巨大胎儿，应警惕合并糖尿病的可能。

四、诊断方法及标准

根据中华医学会妇产科学分会产科学组与中华医学会围产医学分会妊娠合并糖尿病协作组制定的《妊娠合并糖尿病诊治指南（2014）》，其具体诊断方法及标准如下：

1. 推荐医疗机构对所有尚未被诊断为 GDM 的孕妇，在妊娠 24～28 周行口服葡萄糖耐量试验（OGTT）。

（1）75 g OGTT 方法：OGTT 前禁食至少 8 小时，试验前连续 3 天正常饮食，即每日进食碳水化合物不少于 150 g，检查期间静坐、禁烟。检查时，5 min 内口服含 75 g 葡萄糖的液体 300 ml，分别抽取孕妇服糖前及服糖后 1 小时、2 小时的静脉血（从开始饮用葡萄糖水计算时间），测定血糖水平。

（2）75 g OGTT 的诊断标准：服糖前及服糖后 1 小时、2 小时，3 项血糖值应分别低于 5.1 mmol/L、10.0 mmol/L、8.5 mmol/L（92 mg/dl、180 mg/dl、

153 mg/dl)。任何一项血糖值达到或超过上述标准即诊断为 GDM。

温馨提示

进行糖尿病筛查的前 3 天要正常进食，饮食宜选择高蛋白、低脂肪、粗纤维的食物，不能吃糖果、巧克力、蛋糕等高糖食品，水果也要吃含糖量少的，以免影响检查结果。

2. 孕妇具有 GDM 高危因素，首次 OGTT 结果正常，必要时可在妊娠晚期重复 OGTT。

3. 妊娠早中期随孕周增加，空腹血糖水平逐渐下降，尤以妊娠早期下降明显，因而，妊娠早期空腹血糖水平不能作为 GDM 的诊断依据。

4. 未定期检查者，如果首次就诊时间在妊娠 28 周以后，建议首次就诊时或就诊后尽早行 OGTT 或空腹血糖检查。

五、妊娠期糖尿病的分期

根据 White 分类法，分类依据患者发生糖尿病的年龄、病程以及是否存在血管并发症等。

A 级：妊娠期出现或发现的糖尿病。

A1 级：经控制饮食，空腹血糖<5.3 mmol/L，餐后 2 小时血糖<6.7 mmol/L。

A2 级：经控制饮食，空腹血糖≥5.3 mmol/L，餐后 2 小时血糖≥6.7 mmol/L。

B 级：显性糖尿病，20 岁以后发病，病程<10 年。

C 级：发病年龄 10～19 岁，或病程达 10～19 年。

D 级：10 岁前发病，或病程≥20 年，或合并单纯性视网膜病变。

F 级：糖尿病性肾病。

R 级：眼底有增生性视网膜病变或玻璃体积血。

H 级：冠状动脉粥样硬化性心脏病。

T 级：有肾移植史。

六、处理

1. 糖尿病妇女的孕前准备

（1）糖尿病妇女应计划妊娠，在糖尿病未得到满意控制之前应采取避孕措施。应告知已妊娠的糖尿病妇女在妊娠期间强化血糖控制的重要性以及高血糖可能对母婴带来的危害。

（2）筛查糖尿病的并发症、合并症，对糖尿病肾病、神经病变、视网膜病变及心血管病变、高血压、脂代谢紊乱、抑郁、甲状腺疾病进行评估和治疗。由糖尿病医师和妇产科医师评估是否适合妊娠。

（3）严格控制血糖，加强血糖监测。餐前血糖建议控制在 3.9～6.5 mmol/L（70～117 mg/dl），餐后血糖在 8.5 mmol/L（<153.0 mg/dl）以下。HbA1c% 应小于 6.5%，如应用胰岛素，则<7%。

（4）加强糖尿病教育；戒烟，补充叶酸至少 400 μg/d。

2. 妊娠期血糖控制目标

（1）糖尿病合并妊娠的血糖控制目标：在不发生低血糖的情况下，餐前、夜间血糖及空腹血糖宜控制在 3.3～5.6 mmol/L，餐后峰值血糖 5.6～7.1 mmol/L。

（2）GDM 的血糖控制目标：餐前血糖≤5.3 mmol/L，餐后 1 h 血糖≤7.8 mmol/L，餐后 2 h 血糖≤6.7 mmol/L。

（3）体重控制目标：妊娠前和妊娠期体重过重是巨大儿形成的主要因素之一。标准妊娠期体重增长见表 5-1。

表 5-1　标准妊娠期体重增长参考

妊娠前体重分类	BMI（kg/m^2）	一般妊娠推荐体重增加量（kg）	双胎妊娠推荐体重增加量（kg）	妊娠中晚期体重增加速度（kg/周）
偏低	BMI<18.5	12.7～18.1		0.5
正常	18.5≤BMI<25	11.3～15.9	16.8～24.5	0.5
超重	25≤BMI<30	6.8～11.3	14.1～22.7	0.5
肥胖	30≤BMI	5.0～9.1	11.3～19.1	0.5

3. 处理

（1）糖尿病教育：在群组化活动中，促导者应为 GDM 妇女提供以下信息：①GDM 对母亲及胎儿的短期及长期不良影响。②妊娠期血糖控制良好的益处。③GDM 的干预策略，包括饮食调整、适宜活动，必要时采取药物治疗。

（2）生活方式管理

1）饮食管理：GDM 孕妇应根据孕前 BMI 和妊娠期体重增长速度制订每天的能量摄入量，妊娠早期不应低于 1500 kcal/d，妊娠晚期不低于 1800 kcal/d。妊娠期间的饮食控制标准应既能保证孕妇和胎儿能量需要，又能维持妊娠期血糖在正常范围和体重正常增长，而不发生饥饿性酮症。妊娠早期，孕妇每日需要热量与妊娠前相同，妊娠中晚期每日应增加 300 kcal（1256 J）。每日总热量 30 kcal/kg，碳水化合物、蛋白质与脂肪比例为 33%～40%：20%：40%；限制碳水化合物摄入；优先选择复杂碳水化合物，避免简单糖的摄入。提倡少量多餐制，每日分 5～6 餐。注意多摄入富含纤维素和维生素的食品。尽可能选择低生糖指数的糖类，比如全麦面、黑米、白菜、黄瓜、黄豆、苹果等。对使用胰岛素者，要根据胰岛素的剂型和剂量来选择糖类的种类和数量。

尿酮体阳性时，应检查血糖（因孕妇肾糖阈下降，尿糖不能准确反映孕妇血糖水平)，如血糖正常，考虑饥饿性酮症，需进食适量碳水化合物。若出现酮症酸中毒，按酮症酸中毒治疗原则处理。

2）运动管理：运动增加葡萄糖消耗，增加胰岛素敏感性，对于 GDM 血糖管理十分重要。孕妇在无产科合并症的条件下每日进行 30 min 轻中强度的有氧运动，如散步或适当快走等，可提高胰岛素敏感性、减轻体重、改善血糖和血脂水平；建议孕妇避免久坐，可将长时间（≥90 min）的静坐分散进行。

（3）药物治疗：近 80%的 GDM 患者通过生活方式的管理可以将血糖控制在理想范围，仅 20%左右的 GDM 患者通过生活方式管理血糖不能达标，需要合并药物治疗。糖尿病给予饮食调整、运动干预 1～2 周后，若空腹或餐前血糖≥5.3 mmol/L，或餐后 2 h 血糖≥6.7 mmol/L，或调整饮食后出现饥饿性酮症，增加热量摄入后血糖又超过妊娠期标准者，应接受药物治疗。

人胰岛素优于动物胰岛素。临床证据显示，速效胰岛素类似物赖脯胰岛素和门冬胰岛素在妊娠期使用是安全有效的。为了吸收一致性，注射部位应选择腹部和臀部。

胰岛素用量应根据血糖监测结果，个体化调整，直至达标。中效胰岛素和超短效或短效胰岛素联合，是目前应用普遍的一种方法。由于妊娠期餐后血糖升高显著，一般不推荐常规应用预混胰岛素。随着妊娠期的增加，胎盘增大，胎儿体重增加，母体能量需求增大，使得胰岛素的需要量不断增加，因此，孕妇需要持续进行血糖监测，不断调整胰岛素用量。

（4）血糖监测：建议所有糖尿病孕妇进行自我监测，并指导正确的监测方法，每日测定空腹和餐后血糖 4～6 次。对新诊断的高血糖孕妇、血糖控制不理想孕妇、采用胰岛素治疗的孕妇，建议每日测量血糖 7 次；对血糖控制稳定的孕妇，建议每周至少测量 1 次全天血糖，包括空腹血糖及三餐后 2 小时血糖共 4 次；对于血糖波动大、控制不理想的患者，应监测三餐前后及睡前血糖，必要时包括夜间血糖，或进行动态血糖监测，以便调整治疗方案。

孕前糖尿病或 GDM 孕妇，从妊娠 28 周开始，每 3～4 周评估一次胎儿生长状况和羊水量。建议每 3～4 周通过超声检查来测量胎儿腹围，用于指导血糖的控制，即严格控制血糖，以防止巨大儿的发生；如果胎儿腹围较小，则可以放松血糖的控制以防止出现小于胎龄儿。羊水量可在一定程度上评估胎儿的生长情况，从而作为评估 GDM 母体血糖控制的指标之一。

（5）糖尿病并发症监测及管理

1）视网膜病变：糖尿病视网膜病变可因妊娠而加重。在妊娠前逐渐使血糖得到控制和预防性眼底光凝治疗，可减少糖尿病视网膜病变加重的危险性。妊娠期加强监测，妊娠早期、中期、晚期分别进行眼底检查，动态监测血糖、血压变化，并且严格控制孕妇血糖、血压，以防止眼底病变进一步发展，且产后 1 年内要严密监测眼底变化。

2）高血压：妊娠前已有和妊娠期并发的高血压均可加重妊娠妇女已有的糖尿病并发症。应在妊娠期间严格控制血压。

3）糖尿病肾病：妊娠可加重已有的肾损害。既往存在糖尿病肾病的妇女，发生高血压疾病、子宫胎盘功能不全和肾功能恶化导致的医源性早产等不良产科并发症的风险明显增高。肾功能不全对胎儿的发育有不良影响。对此，育龄期妇女应该在孕前通过测定血肌酐和尿蛋白来评估肾功能基线，并在整个妊娠期定期随访测量。

（6）胎儿监护：建议孕前糖尿病和GDM孕妇，在妊娠36周进行每周一次的胎儿健康评估，包括无应激试验、无应激试验联合羊水指数测量、胎儿生物物理评分（BPP）。若合并其他高危因素，如肥胖、大于胎龄、血糖控制不佳、死胎史、高血压等，本次妊娠发生不良结局的可能性更高，应更早、更频繁地做胎儿建康监测，即从妊娠28周开始，每2周一次超声评估胎儿建康情况，并适时调整直至分娩。

七、健康教育

在群组化活动中，促导者应鼓励所有糖尿病孕妇参与到自我管理中，通过多种渠道，获取自我管理的知识和技能，促进孕妇进行良好的自我管理。包括：①为孕产妇提供血糖控制指导，包括饮食和运动方案。②教会孕产妇血糖控制目标，血糖仪的正确使用，如何自我监测血糖。③教会孕妇自我监测胎动情况，以及常见妊娠并发症的症状，及早发现母胎异常情况。④给予新生儿喂养指导，避免低血糖发生。

（翟巾帼　邹文霞　柳韦华）

第四节　妊娠期性传播疾病的预防和早期筛查

性传播疾病是指通过性行为感染和传播的病原体所引起的一系列临床综合征和感染性疾病。妊娠期比较常见，且对母儿危害较严重，可通过性传播的疾病主要包括人获得性免疫缺陷病毒（HIV）、梅毒螺旋体、乙型肝炎病毒（HBV）和丙型肝炎病毒（HCV）感染。近年来，我国艾滋病（AIDS）感染人数、人群梅毒血清学患病率和先天梅毒报告病例数、乙型肝炎报告发病率和报告发病数均呈上升趋势，直接威胁着我国妇女儿童的健康。做好妊娠期的预防和早期筛查，对预防其母婴传播、促进母婴健康具有十分重要的意义。

一、备孕筛查及预防

孕前3个月进行乙型肝炎表面抗原（HBsAg）、梅毒血清抗体、HIV筛查和抗 HCV 检测，做好预防咨询、指导。

（一）HIV/AIDS

1. 筛查　备孕女性及配偶均应进行抗 HIV 筛查试验，阳性者需进行进一步检测以确证是否为 HIV 感染。

2. 预防　一旦发现 HIV 感染，不管血浆病毒载量或 $CD4^+$ T 淋巴细胞水平如何，应尽早开始抗病毒治疗。若男性配偶为 HIV 感染者，应接受抗病毒治疗，以预防女性感染 HIV，当其经过抗病毒治疗达到持续病毒学抑制后，可考虑在排卵期自然受孕。HIV 阳性的男性抗病毒治疗尚未达到病毒抑制而试图自然受孕时，HIV 阴性的女性应在排卵期无套性交前、后各服用抗病毒药物 1 个月，进行暴露前和暴露后预防。

（二）梅毒

1. 筛查　梅毒筛查试验分两类，一类为梅毒螺旋体抗原血清学试验，一类为非梅毒螺旋体抗原血清学试验，任何一类检测结果阳性都需要另一类检测进行确认，首选前一类筛查试验。如均为阳性，确定活动期梅毒。备孕夫妻应同时检测。

2. 预防　确诊梅毒感染者应到性病专科诊治，梅毒的治疗原则为及早发现，及时正规治疗，越早治疗效果越好，夫妻（性伴侣）双方应同时治疗，在完成疗程前应避免性行为。

（三）乙型肝炎

1. 筛查　备孕夫妻均应做 HBsAg 检测。

2. 预防　如女方 HBsAg 阴性，男方 HBsAg 阳性者，需按照 0、1、6 月免疫程序分别注射 20 μg 乙型肝炎疫苗各 1 针，免疫完成后 1 个月检测有无抗 HBs 产生，接种前建议使用安全套，避免感染。若女方 HBsAg 阳性，应进一步检查 HBV DNA、肝功能和肝 B 超，确定乙型肝炎是否活动，并对疾病严重程度进行评估，决定是否需要进行抗病毒治疗及妊娠时机。

（四）丙型肝炎

1. 筛查　备孕女性应做抗 HCV 抗体检测。

2. 预防　如抗 HCV 阳性，则应检测 HCV RNA，如果 HCV RNA 阳性均应尽快治疗，治愈后再考虑妊娠。

二、孕产期筛查及预防咨询

HBsAg、梅毒血清抗体、HIV 为首次产前检查必查项目，并为孕妇提供安全助产服务。HCV 筛查为首次产前检查的备查项目。

（一）HIV/AIDS

1. 筛查　同备孕筛查。

2. 预防

（1）妊娠期预防：所有感染 HIV 的孕妇均应终生接受抗病毒治疗，并为其提供咨询指导，提高用药依从性。

（2）分娩期预防：尽早确定分娩医院，并提前住院待产。分娩时尽量避免会阴侧切、人工破膜、使用胎头吸引器或产钳助产等损伤性操作，减少在分娩过程中 HIV 传播的概率。HIV 感染不作为实施剖宫产的指征。对于规律服用药物、没有艾滋病临床症状，或妊娠晚期病毒载量<1000 拷贝/毫升，或已经临产的孕产妇，不建议施行剖宫产，避免紧急剖宫产。尽可能减少新生儿接触母亲血液、羊水及分泌物的时间和机会。

（3）产后预防：HIV 感染母亲所生儿童应在出生后尽早（6～12 h 内）服用抗病毒药物。产妇应终生服用抗病毒药物。

（4）喂养指导：坚决杜绝混合喂养，推荐配方奶喂养，特殊原因如选择母乳喂养者，务必指导母亲及婴儿坚持口服抗病毒药物，且确保纯母乳喂养，并尽快创造条件人工喂养。

（二）梅毒

1. 筛查　同备孕筛查。

2. 预防

（1）妊娠期预防：对妊娠期新诊断梅毒及有既往梅毒感染证据的孕妇，应予苄星青霉素治疗 1 个疗程。治疗后每月做 1 次非梅毒螺旋体血清学定量试验，观察有无复发及再感染。任何时候只要发现未经正规治疗的梅毒感染孕妇，均需及时治疗。梅毒螺旋体血清学试验阳性、非梅毒螺旋体血清学试验阴性的孕产妇，也应给予 1 个疗程的治疗。临产时发现的感染孕产妇，应立即启动并完成 1 个疗程的治疗。

（2）婴儿预防：对所有梅毒感染孕产妇所生儿童，出生后即实施预防性青霉素治疗，同时进行梅毒感染相关检测，及时发现先天梅毒患儿。

（3）喂养指导：明确妊娠期梅毒，但分娩前已接受规范治疗者，不管孕妇抗体滴度高低，均可母乳喂养；如果分娩前未规范治疗者，临产分娩前 1～2 周才确诊者，暂缓直接亲喂，可挤出乳汁巴氏消毒后瓶喂，同时尽快开始驱梅治疗，疗程结束即可直接亲喂。

（三）乙型肝炎

1. 筛查　初次产检的孕妇，需做 HBsAg 检测，有条件可以做乙型肝炎五项检测，HBeAg 阳性者应检测 HBV DNA 水平，并检测肝功能等生化指标。

2. 预防

（1）妊娠期预防：对于 HBV DNA 水平$>2\times10^5$ IU/ml 者，推荐在 28 周开始口服核苷类抗病毒药物进行母婴阻断。

（2）婴儿预防：婴儿出生 12 小时内完成乙型肝炎免疫球蛋白和乙型肝炎疫苗首针注射，1 月龄、6 月龄注射第 2 针、第 3 针乙型肝炎疫苗。乙型肝炎免疫完成 1 个月进行 HBsAg 和抗 HBs 检测。

(3) 母乳喂养：鼓励所有慢性乙型肝炎病毒感染产妇实施母乳喂养，无论HBeAg阳性还是阴性，无论HBV DNA水平高低，均可以采取母乳喂养，乳头皲裂或损伤出血、婴儿口腔溃疡或舌系带剪开造成口腔损伤等，均可哺乳。如果母乳喂养期间母亲出现乙型肝炎活动，可以参照《慢性乙型肝炎防治指南》中慢性乙型肝炎患者治疗原则给予抗病毒治疗，如接受替诺福韦酯治疗，可以母乳喂养。

(四) 丙型肝炎

1. 筛查　同备孕筛查。

2. 预防

(1) 妊娠期预防：妊娠期间发现丙型肝炎，可以考虑继续妊娠，无特殊预防手段。

(2) 分娩期预防：对HCV RNA阳性的孕妇，应避免延迟破膜，尽量缩短分娩时间，保证胎盘的完整性，避免羊膜腔穿刺，减少新生儿暴露于母血的机会。丙型肝炎无婴儿免疫措施。

(3) 母乳喂养：没有强有力的证据证明乳汁具有HCV传染的风险，也没有通过乳汁的母婴传播的确切报告，母婴喂养不增加HCV传播风险。如果乳头破裂，乳汁明显被血液污染，需暂停母乳喂养，待乳头修复后再继续母乳喂养。接受丙型肝炎抗病毒治疗期间需停止母乳喂养。

(田瑞华　李秋云)

群组化活动主题示范：了解预防乙型肝炎（乙肝）母婴传播的相关知识

【主题名称】了解预防乙型肝炎（乙肝）母婴传播的相关知识

【用物准备】白板、签字笔、乙肝病毒（HBV）母婴传播预防临床指南、预防母婴传播知识促导工具卡、“同意” /“不同意”卡

【组内成员】主要促导者、辅助促导者、8～12位孕妇及各自所陪伴的一位家属

【活动目标】知道预防乙肝母婴传播的方法、母乳喂养知识、免疫接种知识，知晓需要随访的时间

【活动内容】

1. 开场形式　采用三次深呼吸开场。进行第一次呼吸：深吸一口气后，保持，长长地呼气，让大脑清空所有的想法；进行第二次呼吸：深吸一口气后，保持，长长地呼气，让自己保持平静；最后一次呼吸：深吸一口气后，保持几秒钟，缓慢地呼气，同时轻轻睁开眼睛。

群组化活动主题示范：了解预防乙型肝炎（乙肝）母婴传播的相关知识（续）

2．促导基本过程

（1）每个人都在一张卡片上写下一个有关预防乙肝母婴传播观点的陈述，一张接一张地大声朗读，使用“同意”/“不同意”卡来表达自己的观点。

（2）准备促导卡片进行讨论：

- 妊娠晚期使用乙肝免疫球蛋白能减少母婴传播。（不正确）
- 妊娠晚期使用抗病毒药物能预防母婴传播。（正确）
- HBV DNA 水平$\leqslant 10^6$ IU/ml 的孕妇的新生儿经及时、正规的免疫预防后，几乎不发生母婴传播。（正确）
- 以预防母婴传播为目的的妊娠期抗病毒药物治疗，分娩当日停药。（正确）
- 行剖宫产术可以降低 HBV 母婴传播率。（不正确）
- 乙肝免疫球蛋白为血制品，分娩前预先完成知情同意签名，避免延误使用。（正确）
- 出生后 6 小时内注射乙肝免疫球蛋白和乙肝疫苗，是预防母婴传播的关键。（正确）
- HBsAg（乙肝表面抗原）阳性产妇的乳汁存在病毒，母乳喂养会增加 HBV 母婴传播风险。（不正确）
- 随访的适当时间为 7～12 月龄，接种第 3 针乙肝疫苗后 1～2 个月，乙肝表面抗体（抗 HBs）滴度最高，是随访的最佳时机。（正确）
- 无论孕妇 HBeAg（乙肝 e 抗原）阴性还是阳性，无论新生儿口腔有无损伤，均可母乳喂养。（正确）
- 新生儿出生后 12h 内已完成免疫预防，具有免疫力，乳头皲裂或损伤出血、婴儿口腔溃疡或舌系带剪开造成口腔损伤等，均可哺乳。（正确）
- 孕妇应该产后每 2～3 个月复查一次肝功能，至产后 6 个月，观察产后立即停药是否引起明显肝损害。（正确）

每位孕妇选取其中一张卡片，做出自己的判断，说出理由。

（3）让群组内其他孕妇来讨论是否同意，并说出理由。

（4）询问群组中其他人对预防母婴传播知识这个话题有什么其他问题。

（5）当群内成员了解预防母婴传播的相关知识后，所有成员对新生儿疫苗接种、抗病毒治疗、母乳喂养、到医院随访等问题展开讨论。促导者可采用 ARRT 促导技术进行引导。

3．结束形式　所有群内成员相互牵手，在主要促导者的带领下，所有孕妇一起说：“我知道该为宝宝做什么，我的宝宝知道该做什么。”

（李秋云）

参考文献

[1] Liddle SD，Pennick V. Interventions for preventing and treating low-back and pelvic pain during pregnancy. Cochrane Database Syst Rev，2015，9（9）：CD001139.

[2] Irion JM，Irion GL. Water Immersion to Reduce Peripheral Edema in Pregnancy. J Womens Health Phys Therap，2011，35（2）：46-49.

[3] Kirkham C，Harris S，Grzybowski S. Evidence-based prenatal care：Part Ⅰ. General prenatal care and counseling issues. Am Fam Physician，2005，71（7）：1307.

[4] Smyth RMD，Aflaifel N，Bamigboye AA. Interventions for varicose veins and leg oedema in pregnancy. Cochrane Database Syst Rev，2015（10）：CD001066.

[5] Kent T，Gregor J，Deardorff L，et al. Edema of pregnancy：a comparison of water aerobics and static immersion. Obstet Gynecol，1999，94（5 Pt 1）：726-729.

[6] Turawa EB，Musekiwa A，Rohwer AC. Interventions for preventing postpartum constipation. Cochrane Database Syst Rev，2015（9）：CD011625.

[7] Shin GH，Toto EL，Schey R. Pregnancy and postpartum bowel changes：constipation and fecal incontinence. Am J Gastroenterol，2015，110（4）：521-529.

[8] Kim TH，Lee HH，Chung SH. Constipation during pregnancy：when a typical symptom heralds a serious disease. Obstet Gynecol，2012，119（2，Part 1）：374-378.

[9] Gharehbaghi K，Gharehbaghi DR，Wierrani F，et al. Behandlung der chronischen funktionellen Obstipation in der Schwangerschaft und Stillperiode. Z Geburtshilfe Neonatol，2016，220（1）：9-15.

[10] Rungsiprakarn P，Laopaiboon M，Sangkomkamhang US，et al. Interventions for treating constipation in pregnancy. Cochrane Database Syst Rev，2015（9）：CD011448.

[11] Walsh KA，Grivell RM. Use of endoanal ultrasound for reducing the risk of complications related to anal sphincter injury after vaginal birth. Cochrane Database Syst Rev，2015，10（10）：CD010826.

[12] 最高人民法院．关于适用〈中华人民共和国婚姻法〉若干问题的解释（一）[EB/OL]. [2020-6-15]. http://baike.baidu.com/item/最高人民法院关于适用《中华人民共和国婚姻法》若干问题的解释．

[13] 中国应用法学研究．涉及家庭暴力婚姻案件审理指南 [EB/OL]. [2020-6-15]. http://baike.baidu.com/item/涉及家庭暴力婚姻案件审理指南/8408591.

[14] 吴久玲，郭素芳，熊玮仪，等．人工流产妇女中家庭暴力现况研究．中国公共卫生，2003，19（11）：1285-1287.

[15] 吴久玲，郭素芳，渠川琰．中国北方部分城市人工流产妇女家庭暴力相关因素初探．妇女研究论丛，2006（1）：30-32＋40.

[16] Moore AM，Frohwirth L，Miller E. Male reproductive control of women who have experienced intimate partner violence in the United States. Soc Sci Med，2010（70）：1737-1744.

[17] Shah PS，Shah J，Knowledge Synthesis Group on Determinants of Preterm / LBW Births. Meternal expose to domestic violence and pregnancy and birth outcomes：a sys-

tematic review and meta- analyses. J Womens Health，2010，19（11）：2017-2031.

［18］Hod M，Kapur A，Sacks DA. The International Federation of Gynecology and Obstetrics（FIGO）Initiative on gestational diabetes mellitus：8 pragmatic guide for diagnosis，management，and care. Int J Gynaecol Obstet，2015，131（S3）：S173-211.

［19］International Diabetes Federation. IDF Diabetes Atlas 8th Edition［EB/OL］.［2020-06-10］. http://www. idf. org/e—libraly/weleome. html.

［20］Committee on Practice Bulletins—Obstetrics. ACOG Practice Bulletin No. 190：Gestational Diabetes Mellitus. Obstet Gynecol，2018，131（2）：e49-e64.

［21］杨慧霞，徐先明，王子莲，等．妊娠合并糖尿病诊治指南（2014）. 糖尿病天地（临床），2014，8（11）：489-498.

［22］Franz MJ，Bantle JP，Beebe CA，et al. Evidence-based nutrition principles and recommendations for the treatment and prevention of diabetes and related complications. Diabetes Care，2003，26（suppl 1）：S51-61.

［23］Ceysens G，Rouiller D，Boulvain M. Exercise for diabetic pregnant women. Cochrane Database Syst Rev，2006（3）：CD004225.

［24］Anjana RM，Sudha V，Lakshmipriya N，et al. Physical activity patterns and gestational diabetes outcomes - the wings project. Diabetes Res Clin Pract，2016，116：253-262.

［25］American Diabetes Association. Management of diabetes in pregnancy. Diabetes Care，2017，40（Suppl 1）：S114-119.

［26］Holleman F，Hoekstra JB. Insulin lispro［published er ratum appears in N Engl J Med 2003；349：1487］. N Engl J Med，1997，337（3）：176-183.

［27］Anderson JH Jr，Brunelle RL，Koivisto VA，et al. Reduction of postprandial hyperglycemia and frequency of hypoglycemia in IDDM patients on insulin-analog treatment. Multicenter Insulin Lispro Study Group. Diabetes，1997，46（2）：265-270.

［28］Rys P，Pankiewicz O，Łach K，et al. Efficacy and safety comparison of rapid-acting insulin aspart and regular human insulin in the treatment of type 1 and type 2 diabetes mellitus：a systematic review. Diabetes Metab，2011，37（3）：190-200.

［29］Wang H，Wender-Ozegowska E，Garne E，et al. Insulin analogues use in pregnancy among women with pregestational diabetes mellitus and risk of congenital anomaly：a retrospective population-based cohort study. BMJ Open，2018，8：e014972.

［30］ACOG Committee Opinion No. 743：Low-Dose Aspirin Use During Pregnancy. Obstet Gynecol，2018，132（1）：e44-52.

［31］Fong DS，Aiello L，Gardner TW，et al. Retinopathy in diabetes. Diabetes Care，2004，27（suppl1）：S84-87.

［32］Ekbom P，Damm P，Feldt-Rasmussen B，et al. Pregnancy outcome in type 1 diabetic women with microalbuminuria. Diabetes Care，2001，24：1739-1744.

［33］Combs CA，Rosenn B，Kitzmiller JL，et al. Early-pregnancy proteinuria in diabetes related to preeclampsia. Obstet Gynecol，1993，82：802-807.

［34］Khoury JC，Miodovnik M，LeMasters G，et al. Pregnancy outcome and progression of diabetic nephropathy. What's next? J Matern Fetal Neonatal Med，2002，11：238-244.

[35] American Diabetes Association. Preconception care of women with diabetes. Diabetes Care，2004，27（suppl 1）：S76-78.
[36] 美国疾病预防控制中心．性传播疾病诊疗指南（2015 年版）．孙丽君，无若君，主译．北京：人民卫生出版社．2018：1.
[37] 金曦，王临虹．预防艾滋病、梅毒和乙肝母婴传播培训教程．北京：人民卫生出版社，2016：5.
[38] 中华医学会妇产科学分会产科学组．孕前和孕期保健指南（2018）．中华妇产科杂志，2018，53（1）：7-13.
[39] 中华医学会肝病学分会，中华医学会感染病学分会．丙型肝炎防治指南（2019 年版）．临床肝胆病杂志，2019，35（12）：2670-2686.
[40] 孙丽君，李在村．女性和 HIV 临床实用问答．北京：人民卫生出版社，2018：35.
[41] 中华医学会感染病学分会艾滋病丙型肝炎学组，中国疾病预防控制中心．中国艾滋病诊疗指南（2018 版）．中国艾滋病性病，2018，24（12）：1266-1282.
[42] 中国疾病预防控制中心性病控制中心中华医学会皮肤性病学分会性病学组，中国医师协会皮肤科医师分会性病亚专业委员会．梅毒、淋病和生殖道沙眼衣原体感染诊疗指南（2020 年）．中华皮肤科杂志，2020，53（3）：168-179.
[43] 徐鑫芬，熊永芳，余桂珍．助产临床指南荟萃．北京科学出版社，2021：158-159.
[44] 中国肝炎防治基金会，中华医学会感染病学分会，中华医学会肝病学分会．乙型肝炎母婴阻断临床管理流程．临床肝胆病杂志，2017，33（7）：1214-1217.
[45] 预防艾滋病、梅毒和乙肝母婴传播工作规范（2020 年版）．http://www.nhc.gov.cn/wjw/index.shtml（中华人民共和国卫生健康委员会），http://www.nhc.gov.cn/fys/s3581/202011/fc7b46b2b48b45a69bd390ae3a62d065.shtml（妇幼健康司）.
[46] 任钰雯，高海凤．母乳喂养理论与实践．北京：人民卫生出版社．2018：220.
[47] 中华医学会感染病学分会，中华医学会肝病学分会．慢性乙型肝炎防治指南（2019 年版）．临床肝胆病杂志，2019，35（12）：2648-2669.
[48] 中华医学会妇产科学分会产科学组，中华医学会围产医学分会．乙型肝炎病毒母婴传播预防临床指南（2020）．中华妇产科杂志，2020，55（5）：291-299.
[49] 中国肝炎防治基金会，中华医学会感染病学分会，中华医学会肝病学分会．阻断乙型肝炎病毒母婴传播临床管理流程（2021 年）．临床肝胆病杂志，37（3）：527-531.
[50] Karena Wambach，Becky Spencer. 母乳喂养与人类泌乳学．高雪莲，孙瑜，张美华，译．北京：人民卫生出版社，2021，3：136.

第六章 妊娠 26～30 周群组化母婴保健

助产士主导的群组化母婴保健模式以孕产妇和家庭为中心，使孕产妇获得来自助产士、家属和同伴的全面支持，更好地应对围产期出现的问题。随着群组化活动的开展，同伴间的联系进一步加深，使孕妇愿意主动、自由地表达自己的想法，获得相互理解支持。妊娠 26～30 周的群组化母婴保健重点是认识产程，关注分娩方式的选择，共同制订分娩计划，为顺利分娩做准备。

第一节 为温柔分娩做准备

分娩全过程临床上一共分为三个产程。第一产程又称为宫颈扩张期，指从规律宫缩开始到宫颈口开全（10 cm），分为潜伏期和活跃期。第二产程又称为胎儿娩出期，指从宫口开全至胎儿娩出的过程。第二产程初产妇最长不应超过 3 小时，经产妇不应超过 2 小时。实施硬膜外麻醉镇痛者，可在此基础上延长一个小时。第三产程又称胎盘娩出期，指胎儿娩出至胎盘娩出的过程。一般为 5～15 分钟，小于 30 分钟。

产后 2 小时于母婴而言都非常重要，既往主要关注母亲的生命体征、子宫收缩、阴道流血情况，强调母婴同室。现在还强调整个家庭的参与，着重于皮肤接触、母乳喂养、为未来家庭生活中各自扮演的不同角色及共同适应新的生活方式做好一切准备。

近年来，温柔分娩一直是国内外助产专家倡导的一种分娩理念。温柔分娩是指在分娩过程中尽可能地避免新生儿受到不良的外界刺激及损伤，同时使产妇得到满意、有安全感的分娩过程。温柔分娩意味着尊重婴儿和母亲与生俱来的能力，意味着承认母亲是整个生产实践过程中的中心和焦点。助产士掌握这一助产技巧对提高助产质量大有裨益。孕妇进入 26 周以后，群组化妊娠期保健内容重点是为温柔分娩做准备。有准备的温柔分娩包括孕妇精神心理的准备、身体的准备、温柔分娩知识的准备以及孕妇丈夫的准备。在群组化妊娠期保健中通过定期开展群组化活动，使孕妇及家属更好地认识温柔分娩，为温柔分娩好准备，将是促进自然分娩的有效措施。

一、孕妇如何为温柔分娩做准备

（一）精神心理的准备

妊娠晚期孕妇会出现盼望、紧张、焦虑、恐惧等各种心理问题。有抑郁或焦虑等不良情绪的孕妇，其妊娠并发症及早产发生的风险较高，产后抑郁症的发生概率也会增加。临产前，孕妇易出现恐惧、焦虑、无助、紧张等不良情绪，体力消耗大，导致产程中子宫收缩出现乏力，产程延长，宫颈管扩张缓慢或出现水肿等现象。因此孕妇需要在分娩之前做好充分的精神心理准备。

1. 孕妇应对分娩保持积极开放的态度，合理饮食，适当锻炼身体，避免接触有害化学物质等，并保持乐观的心情。

2. 认真审视自己对分娩的态度、看法及信念。包括对孩子的期待、与丈夫的关系及其他家庭成员的关系。一个欣赏自己的女性，一个可以和伴侣、家人关系和谐的女性，不容易被动摇，也更会坚持她认为对自己和对宝宝最适合的分娩方式。

3. 树立正确的理念。分娩是瓜熟蒂落的自然过程，绝大多数女性及孩子都有能力自己完成分娩过程。妊娠期准备越充分，产程就越顺利，顺产率就越高，分娩风险也会降低。

4. 树立正确面对分娩疼痛的理念，积极学习分娩知识，例如如何接纳宫缩、迎接疼痛，对疼痛有充分设想等。有研究指出，产妇对分娩的认知水平与其剖宫产率具有相关性，认知水平越高，选择剖宫产的可能性越小。

（二）身体的准备

1. 合理控制体重　孕前低体重、正常体重的孕妇妊娠期增重不足增加早产的风险；增重超标增加巨大儿风险；正常体重和超重肥胖孕妇，妊娠期增重超标增加妊娠期高血压疾病风险。因此应根据孕前体重指数（BMI），营养素摄入在全面均衡的基础上进行适当的体重增加（表 6-1）。

表 6-1　单胎妊娠妊娠期体重合理增长标准

妊娠周数	根据孕前的 BMI 值推荐的体重增长幅度			
	BMI＜18.5（偏瘦）	BMI 18.5～24.9（正常）	BMI 25～29.9（超重）	BMI ≥30（肥胖）
妊娠早期（12 周前后）	0.5～2 kg	0.5～2 kg	0.5～2 kg	0.5～2 kg
妊娠中晚期（12 周后）	0.45～0.59 kg/周	0.36～0.45 kg/周	0.23～0.32 kg/周	0.18～0.27 kg/周
建议的增长总值	12.7～18.2 kg	11.4～15.9 kg	6.8～11.4 kg	5.1～9.1 kg

2. 维持身体平衡，纠正骨盆倾斜度　骨盆倾斜度异常得到纠正，可降低剖宫产率，缩短产程并降低会阴裂伤发生率。

3. 增加身体柔韧性　例如散步，散步可以延长腰大肌，移动骨盆时，腰大肌受到牵拉，达到锻炼腰大肌柔韧性之目的。同时散步还可以增加骨盆移动性与灵活性，从而有更好的胎儿下降和更好的胎儿定位。坐分娩球、妊娠期瑜伽等均可以增加孕妇身体的柔韧性。

4. 增强体质与耐力　加拿大妇产科医师协会（SOGC）联合加拿大运动生理学会（CSEP）最新发布的《2019年加拿大孕期锻炼临床实践指南》建议，没有禁忌证的女性应在整个妊娠期内持续进行身体锻炼。对特定人群的建议：孕前体育锻炼不活跃的女性妊娠期应坚持规律锻炼；妊娠期糖尿病孕妇应持续进行妊娠期锻炼；超重或肥胖女性（孕前BMI≥25 kg/m^2）应持续进行妊娠期锻炼。妊娠期锻炼不仅能减少新生儿并发症，还能避免妊娠期体重过度增加，降低妊娠期糖尿病、子痫前期、早产、静脉曲张和深静脉血栓形成、抑郁症等妊娠期并发症的发生率，以及减少分娩时间和分娩相关并发症，从而提高妊娠期及产后女性的生活质量。孕妇应积极参与各种有氧运动和阻力训练，这些锻炼方式更有益于身体健康。同时增加瑜伽和（或）柔和的伸展运动也是有益的。每天进行盆底肌肉训练（Kegel运动）可降低尿失禁的风险。如孕妇在平躺运动时出现轻度头晕、恶心或感觉不适，应改变其运动姿势以避免仰卧位。

表6-2　孕妇在不同锻炼强度时的目标心率范围

孕妇年龄（岁）	锻炼强度	心率（次/分）
＜29	轻度	102～124
	中等	125～146
	剧烈	147～169
30＋	轻度	101～120
	中等	121～141
	剧烈	142～162

（三）温柔分娩知识的准备

1. 鼓励孕妇学习分娩知识，了解自己整个妊娠期的生理变化，胎儿在宫腔内的变化。学习体重管理及饮食管理等知识。有研究表明，产前学习分娩知识能有效增强孕妇自我效能感及自信心，有利于促进孕妇自然分娩。

2. 学习放松与缓解疼痛的温柔分娩技巧，如呼吸减痛、分娩球运动、按摩、舒适体位、曼舞、音乐治疗、芳香分娩法等。

3. 鼓励孕妇与家人一起开始拟定分娩计划书。分娩计划书是由准父母拟定的自己如何应对分娩的书面文书。内容包括选择哪家医院生产、选择何种减痛分娩方式、希望得到何种分娩照护等。表明孕妇和家属对分娩的关注，对本身及婴儿护理等方面的喜好。准父母可以拿着分娩计划书与产科工作人员讨论确定分娩计划，这种合作可有效提升分娩的满意度。

二、孕妇丈夫如何为温柔分娩做准备

（一）与孕妇一同学习孕产期知识与技能，陪伴准妈妈参与生育教育课程。了解怀孕、分娩过程及孕妇的需求。

（二）学习并掌握陪产知识与技术，做好陪产准备，提供心理上、生理上、体能上的全面支持，提供正能量信息。通过丈夫陪产能显著缩短产程，提高自然分娩率，减少产后出血，提升满意度。

（三）成为孕妇与宝宝坚强的后盾，掌握舒适放松技能，学习减痛技巧，提高准妈妈妊娠期及分娩过程中的舒适度。

（四）动态掌握孕妇与胎儿的信息，及时做出判断及处理。

三、小结

温柔分娩理念在2005年首次提出，以循证医学和人性化关怀为基础，倡导生产过程是“自然的、温柔、充满力量的”，在国外应用广泛。研究表明，其有利于改善产妇孕产期心理状态与检查治疗行为，提高认知水平与疼痛耐受能力，缩短产程，并能够降低剖宫产率，减少产后2小时出血量，改善新生儿适应性。我国在2009年开始引入“温柔分娩”这一理念，对于妊娠26～30周的准妈妈，开始认识产程，为温柔分娩做好准备，将是促进自然分娩、母婴安全的有效保障。

（黄美凌）

第二节　认识分娩及分娩支持

正常分娩是指妊娠37周～41^{+6}周的孕妇自然临产，产程进展正常，胎儿以头位自然娩出，且分娩后母儿状况良好的分娩。

85％以上的产妇都能够自然顺产而并非疾病状态，然而，过去二十年中，对于分娩过程的干预措施大大增加，许多是没有必要的或指征不明确的。避免分娩过程中不必要的干预，成为现在分娩的一种共识。促进自然分娩、减少不

必要的干涉，达到最好的母儿结局，是助产人员的工作目标。世界卫生组织2018年发布了关于母婴在分娩全过程及产后立即护理的56项基于证据的建议，旨在为健康的孕妇制定全球护理标准并减少不必要的医疗干预。这些指导以产妇和胎儿、新生儿和家庭作为护理的中心，希望在分娩时能达到最佳的身体、情感状态和良好的心理状态，内容涉及母婴在分娩全过程以及分娩后立即需要的护理，包括在临产和分娩期间有一个自己选择的陪伴者，确保产妇与护理提供者之间相互尊重并良好沟通，维护隐私和保密权，允许产妇就其疼痛管理、临产和分娩体位以及自然分娩等问题做出决定。

（一）分娩的信号

分娩发动是一个复杂的生物系统综合作用的结果，最主要的变化是胎儿成熟和宫颈的成熟过程。胎儿的成熟是分娩发动的始发因素，成熟的胎儿产生儿茶酚胺等物质，提供雌激素的前体物质，通过胎盘转化成雌激素，改变了子宫内激素和相应受体的平衡状态，使子宫由妊娠期的安静状态，逐渐变得敏感，妊娠末期母体内分泌变化、神经介质的释放、机械性刺激均能够促使子宫下段的形成和逐渐成熟，成熟的子宫下段及宫颈受宫腔内压力而被动扩张，继发前列腺素及缩宫素释放，子宫肌层规律收缩，分娩发动。

妊娠35周后进入妊娠晚期，宫缩会变得频繁而不规律。这是分娩前期的准备。接近分娩期，宫缩逐渐增多，宫颈管变短变软，最终消失，会出现少量的阴道分泌物，即“见红”。这些都是分娩即将开始的信号。这个过程称为临产的期。临产前期产妇情绪会发生较大波动，频繁出现而不规则的宫缩会引发焦虑，睡眠不安。

（二）入院时机

目前国内对入院时机并没有明确规定，建议产妇妊娠期认真学习，在发现临产征兆时不要慌张，可联系助产士或社区服务人员协助判断，避免过早住院导致紧张疲劳，保存良好体力精力，促使顺利分娩。

1. 告知产妇分娩的征兆　如果出现以下症状，与医院内的服务人员联系：黏稠的血性分泌物（“见红”）；每5～6分钟一次，一次持续30秒以上的有痛感、有规律的子宫收缩；有阴道流水（破水）。

2. 告知哪些是危险的表现　如果出现以下情况，不管是白天还是晚上，不要延误，要紧急来院就诊：阴道流血多于月经量或持续性出血，或伴有其他症状，如持续的腹痛等；抽搐，剧烈的头痛伴有眼花；发热并且无力，不能起床活动；严重的腹痛（疼痛时间大于1分钟以上，持续不缓解，没有间隔时间）；呼吸增快或呼吸困难；感到不适，手指或面部、腿部水肿。

3. 健康的产妇在进入活跃期（宫口开大5 cm）后入院　在加拿大、新西兰等国家的正常分娩指南中，都规定健康产妇在宫口开大4 cm或以上再入院。中医分娩理论提倡“睡，忍痛，慢临盆”，其中的“睡”，就是指要认真地区分假临产与临产。如果出现腹痛，不能判断是否为临产，要“安睡稳食”，充分休息，如果休息后疼痛减慢或消失，为假临产。如果休息后宫缩不能减慢，“渐痛渐紧，一连五七阵，腹痛连腰痛，是为真生，方可说与人知”，强调此是顺产第一关口。如果错把“假临产误作正生，则一错到底矣”。

（三）第一产程的评估和监测

第一产程，又称子宫颈扩张期，指临产开始直至宫口完全扩张，即宫口开全（10 cm）。第一产程分为潜伏期和活跃期。最新国内正常分娩指导经过多次专家讨论，将活跃期定义为从宫口扩张 4～6 cm 至宫口开全。

1. 观察及记录产程的进展　对入院孕妇进行快速评估，包括孕妇的生命体征、胎心率、宫缩、胎方位、胎儿大小、羊水等情况，评估是否存在产科高危或急症情况。每 4 小时监测一次生命体征。若发现血压升高或体温升高，应通知产科医师进行评估和处理。

2. 阴道检查　产程中应避免不必要的阴道检查。次数增多会增加感染的发生率。如孕妇出现会阴膨隆、阴道血性分泌物增多、排便感等可疑宫口快速开大的表现时，或胎膜破裂、胎心有变化时，可以进行阴道检查。

3. 胎心评估　对于健康孕妇，推荐产程中采用多普勒间断听诊胎心音并结合电子胎心监护的方式对胎儿宫内状况进行评估。建议第一产程 30～60 分钟听诊胎心率一次，并记录。当间断听诊发现胎心率异常时，建议使用电子胎心监护进行连续监测。

4. 宫缩评估　推荐用手触摸子宫来感知子宫的收缩。在群组化活动中，应嘱产妇自己感知宫缩的节律和变化。随产程进展，子宫收缩持续时间会逐渐增加，间隔时间会逐渐变短，但正常的子宫收缩时间通常不超过 60 秒，间隔时间大于 1～2 分钟。宫缩过频是指宫缩频率＞5 次/10 分钟，持续至少 20 分钟。当发现宫缩过频时，要停止使用缩宫素，必要时可给予宫缩抑制剂。

5. 鼓励产妇产程中自由体位活动　产程中不必限制孕妇的体位，应根据孕妇意愿选择其舒适的自由体位，这些体位中不包括仰卧位。如破膜后胎儿头浮或臀位，孕妇可侧卧休息。应警惕脐带脱垂。不推荐仰卧位，因为会导致仰卧位低血压，增加胎心异常机会。

6. 加强产程中生活照顾和饮食支持　推荐孕妇在产程中按自己意愿经口进食和饮水，重视产程中能量的供给。推荐孕妇定期排尿，及时排空膀胱。

7. 有充分的证据时才给予干预措施

（1）对于产程进展顺利者，不推荐产程中常规行人工破膜术。

（2）如果母胎状况良好，不推荐在宫口开大到 5 cm 前采用医疗干预加速产程进展。缩宫素的应用必须有明确的指征，且胎位、胎心正常。

（3）保持孕妇会阴部清洁，不需要剃除阴毛。不推荐分娩过程中常规肠道准备灌肠。

（四）减痛方法的选择

1. 尊重产妇的选择权利，给予知情同意和告知　医务人员应当向所有孕妇提供基于循证医学的分娩镇痛选择的信息，并且与孕妇讨论其所在的分娩机构提供的每种镇痛方式的风险和益处。

2. 鼓励采用非药物方法减轻分娩疼痛　非药物镇痛方法包括导乐陪伴、芳香疗法、催眠、音乐疗法、按摩、呼吸调节、会阴热敷、自由体位等。非药物镇痛方法能缓解分娩不适，减轻疼痛，提高孕妇对分娩过程的体验。

3. 必要时根据其意愿使用椎管内镇痛或其他药物镇痛　分娩镇痛应在孕妇要求下才可实施。

据分娩机构的条件，对于产程中要求镇痛的健康孕妇，应根据其意愿使用椎管内镇痛或使用阿片类药物，如芬太尼、吗啡、哌替啶。

对于使用椎管内镇痛者，医疗机构应具备实时监测孕妇生命体征、胎心和宫缩的监护条件，并由麻醉医师动态评估孕妇疼痛评分及下肢肌力，发现异常及时处理。

麻醉镇痛的孕妇分娩过程中可根据自己的意愿进食和饮水。饮用碳水化合物饮品并不能改善母儿结局，可根据孕妇需求选择产程中的饮品。

椎管内镇痛有可能引起产妇发热，须与宫内感染相鉴别。有可能导致尿潴留。

麻醉镇痛会延迟产妇用力的愿望，建议产妇下床活动，或减少麻醉用量。

麻醉镇痛增加枕后位的发生概率，增加1.42倍阴道助产的概率。

（五）第二产程的评估和监测

第二产程，又称胎儿娩出期，是指从宫口开全至胎儿娩出的全过程。

初产妇一般不超过3小时，经产妇一般不超过2小时。助产人员应告知孕妇第二产程时长因人而异，存在个体的差异。

1. 第二产程观察评估　第二产程中注意监测胎儿宫内状态，并对产力、胎先露下降程度进行评估，对胎儿宫内状态的评估：主要是对胎心率的评估，并注意羊水的性状。至少每10分钟听诊一次胎心或持续电子胎心监护。

2. 提供家庭化分娩环境，鼓励陪伴分娩　根据当地的医疗条件，为孕妇提供家庭化的分娩环境，低危孕妇在家庭化的分娩环境中分娩时可以减少镇痛药的使用，降低会阴侧切率，提高对分娩过程的满意度。鼓励家属陪产，每一个产妇都需要陪伴，根据产妇的意愿选择陪伴人员，给予产妇精神支持。

3. 支持第二产程自由体位待产和分娩　助产人员应充分告知产妇第二产程各种分娩体位的益处及风险，协助产妇根据自己的意愿选择分娩体位。直立体位可降低会阴侧切及阴道助产的风险，但目前的研究并未发现直立位（站立、坐位、有支撑的跪位）、左右侧卧位、半卧位，哪种体位最佳，应当根据产妇当时的情况及喜好选择。

推荐侧卧位和俯卧位。侧卧位比较节省体力，特别适合于体力不支的产妇，会阴裂伤较少；俯卧位（站立俯卧或手膝支撑的俯卧位）可增大骨盆出口，有利于胎儿下降娩出。当胎头下降异常时，应对胎方位进行评估，鼓励产妇采用下床活动、深蹲运动、骨盆摇摆等，有助于胎儿的旋转下降。必要时可人工手法协助。

4. 禁止在第二产程采用宫底加压的方式协助胎儿娩出　在群组化活动中，需要让产妇了解这一方式是危险的，会导致子宫破裂、胎儿出血、产伤，甚至死亡。

5. 无创接产减少会阴损伤　告知孕妇第二产程中减少会阴损伤的措施及风险。温柔地呼吸，放松全身和会阴肌肉，有助于胎儿慢慢娩出，减少裂伤发生。阴道分娩的孕妇不推荐常规行会阴切开术，但应采取会阴保护以减少损伤。

6. 晚断脐　告知产妇新生儿出生后要延迟断脐直至脐带的搏动消失。告知延迟断脐的作用和意义。

7. 早接触、早吸吮，持续性母子肌肤接触　告知孕妇新生儿出生后即刻母婴皮肤接触、早哺乳、早吸吮的益处。

（张宏玉）

第三节　分娩决策的制订

怀孕和分娩是女性一生当中经历的正常和自然的事情。很多情况下，需要产妇和家人自己做出选择。然而，在没有任何准备的情况下，产妇及家庭成员会更加觉得有压力和害怕。为了加强助产士、导乐师或产科医生和产妇及家庭之间的沟通和交流，帮助其更好地为孩子的出生做好准备，在群组化活动中，促导者需要和孕妇及家人事先对分娩计划有更多的了解，做一个分娩前的健康对话，制订分娩决策。

（一）正常分娩计划书示范

以下是我们准备帮助您计划的基本问题。请注意一下我们是假设您自然阴道分娩的情况下，我们的助产士、导乐师和产科医生会对您做出必要的解释。请放松填写您认为相关的信息或项目，如果有需要，请告诉我们。本计划适合于低危孕产妇，有意向阴道分娩者。

1. 住院期间，您对环境的要求：

□选择一体化产房入住（需考虑费用）

□选择产待一体的房间入住

□选择普通病房，分娩房间没有要求

2. 待产期间，你最希望哪些人员与您度过分娩的历程：

□有经验的导乐师

□丈夫

□亲朋好友

□医生

□助产士

3. 待产期间，你希望进食：

□进食流质或半流质高热量易消化的饮食

□在医护人员或导乐师建议下进食

□特殊饮食：

4. 人工破膜：

□我不希望人工破膜

□如果产程没有进展或胎儿的情况需要监护，可以考虑

5. 胎心监护：

□如果需要胎心监护，只需要一次20分钟的电子胎心监护，之后我希望使用间歇性多普勒监测

□我不希望使用持续胎心监护仪，除非是胎儿的情况要求或出现胎儿窘迫

6. 活动：

□在待产期间能走来走去，随意改变姿势

□我希望在医护人员或导乐师的指导下应用多功能分娩凳、分娩球、助步车等导乐工具进行自由活动

□躺在床上休息

7. 加速产程：

□我不希望人工破膜，除非产程进展需要

□如果我的产程需要加速，我希望在使用缩宫素或其他医学加速手段或人工破膜之前，允许我尝试改变体位和其他自然的方法（如走路、刺激乳头）

8. 镇痛方法：

□不需要

□使用分娩镇痛仪器

□采取自由体位

□呼吸减痛　　　□按摩　　　□应用分娩球

□音乐疗法（□自带 □由医院提供）

□注射止痛药　□其他方法：

9. 会阴切开（根据您的自身条件及胎儿情况评估后决定）：

□除非是情况紧急危及孩子的安全或会阴条件很差，我不希望侧切

□如果可能，我愿意做会阴按摩或与助产士密切配合来避免侧切

□我选择会阴切开

10. 分娩：

□我想通过呼吸和使劲把孩子生出来，我不希望我的孩子以任何方式被拉出来

□如果必须要采用外力帮助，我希望选用：□产钳 □胎头吸引术

□我希望选用的分娩体位：□侧卧位 □俯卧位□坐位□站位□传统仰卧位□根据情况，多种体位结合

11. 分娩后：

□母婴正常情况下，不做任何干预，等待脐带搏动停止后再断脐，建议孩子出生 3 分钟后或更长时间剪断脐带

□由丈夫来剪断脐带并拍摄录像

□我准备储存脐带，等待脐带搏动消失变成白色后保存 20 cm 长度

□我想马上抱着宝宝进行肌肤接触

□我想在最短的时间内开始母乳喂养

12. 产褥期：

□希望导乐师继续指导母乳喂养及产后康复

□医生及护士指导母乳喂养及产后康复

□母婴床旁护理，并想在住院期间学会照顾宝宝

□无要求

13. 出院的要求：

□分娩后 24 小时无特殊，要求出院

□根据医生的评估，按照身体康复情况决定出院时间

□转月子中心继续康复治疗及坐月子

□回到家中坐月子

14. 您是否有其他的问题、意见或者建议：

本人制订的此份计划，希望能尽量满足，本人也愿意在有需要的情况下接受弹性处理，并由医生或助产士替我做出适当的安排。

计划人：　　　　　　年　月　日　　　　　联系电话：

分娩日期：　　　　　分娩方式：　　　　　接生者、导乐师：

产科

(二) 剖宫产后再次妊娠阴道分娩

剖宫产后再次妊娠分娩，排除阴道分娩的禁忌证后，可给予试产机会，对瘢痕子宫再次妊娠分娩方式的选择要从多方面综合考虑，认真评估。对于估计

可能阴道分娩的孕妇，要做好心理指导，增强患者自信心，解除患者对阴道分娩的恐惧心理，提供阴道试产机会，降低剖宫产率。

瘢痕子宫孕妇通常能妊娠至足月，前次妊娠为子宫下段剖宫产者，在妊娠36周以后，充分评价孕妇前次剖宫产指征、子宫切口缝合方式、妊娠间隔期，以及本次妊娠合并症、并发症、胎儿大小等情况，对于条件允许者，瘢痕子宫妊娠可期待至足月分娩。

1. 阴道分娩适应证　①前次剖宫产术式为子宫下段横切口，术中无切口撕裂，最好采用切口双层缝合，且术后切口愈合好，无感染。②上次剖宫产指征不存在及未出现新的剖宫产手术指征。③无严重的妊娠并发症，无其他不适于阴道分娩的内外科合并症。④超声提示子宫下段前壁连续性完好。⑤此次妊娠距上次剖宫产时间2年以上。⑥患者愿意接受试产并了解阴道分娩和再次剖宫产的利弊，征得产妇及家属同意阴道试产。⑦临产时宫颈条件成熟，先露位置低，自然发动宫缩者。⑧有较好的医疗监护设备，具备随时手术、输血和抢救的条件。

2. 阴道分娩禁忌证　①前次剖宫产为古典式子宫切口、“T”形子宫切口、子宫下段纵切口或切口不详者。②前次剖宫产指征依然存在或本次妊娠存在明显的剖宫产指征。③有不适于阴道分娩的内外科合并症或产科并发症。④超声观察子宫瘢痕处有胎盘附着。⑤前次虽为子宫下段剖宫产但切口有撕伤，愈合欠佳，术后有感染史或有子宫破裂史。⑥产妇及家属拒绝试产。⑦不具备急诊抢救患者的条件。

3. 产时处理　对于有剖宫产史的孕妇，如果前次剖宫产的指征已不存在，没有其他高危因素，且为子宫下段横切口，符合阴道试产的条件，应给予阴道试产的机会。

(1) 试产前做好手术分娩准备工作，如常规查血型、备血、做好皮试等，并保证手术人员随时到位。

(2) 在产程中应严密监测母儿状况，采取连续胎儿监护，警惕子宫破裂的征象。

(3) 如在分娩过程中出现胎儿监护可疑图形、胎儿心动过缓、产妇低血压、阴道出血、腹痛加重、胎先露位置升高、先兆子宫破裂等情况，应及时行剖宫产终止妊娠。

(4) 鼓励产妇选择非药物方法减痛，保持自由体位活动，促进产程顺利进展。

(5) 不提倡待产过程中常规插尿管，没有证据支持。

(三) 其他特殊情况下的顺产决策

1. 双胎的分娩　大多数双胎会顺利分娩。

(1) 双胎头/头或头/臀位的分娩与单胎的头位分娩相似。即当第一个娩出的胎儿是头位时，通常会顺利分娩。第一个胎儿娩出过程中，随胎儿下降，由助手在腹部协助第二个胎儿保持正常胎位。通常第一个胎儿娩出后，第二个胎儿会在半小时内顺利娩出。如果时间稍长，密切观察胎儿情况。也有隔数小时或数天分娩者（双胎第二个胎儿延迟分娩），请咨询医师。

（2）双胎臀/头、臀/臀，或有一胎为横位增加分娩困难。一般多选择剖宫产。

2. 臀位分娩

（1）大多数臀位可自然阴道分娩。

（2）在 30 周前的臀位不必急于纠正，多可自然转为头位。妊娠 34 周后仍然为臀位可尝试利用母亲体位帮助胎儿转位。应用体位纠正时，同时配合音乐、放松会加强效果。或采用艾灸穴位。也可采用人工协助外倒转术，应在有条件的医院实施，最好在 B 超监护下进行（图 6-1）。

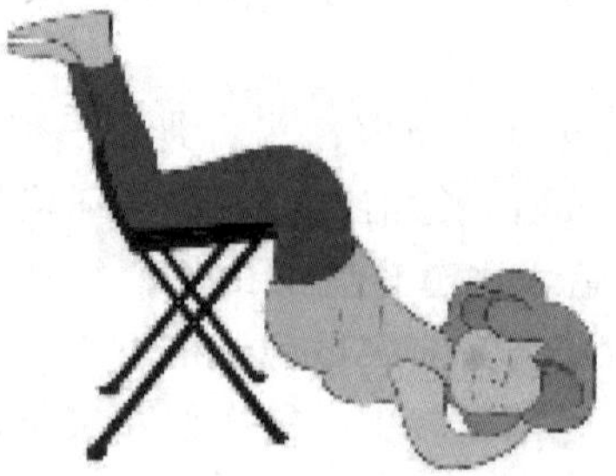

图 6-1　臀位体位纠正

3. 早产的分娩决策

（1）早产推荐经阴道自然分娩。经阴道分娩可增加新生儿存活质量。

（2）在母子情况稳定的情况下，尽可能延长孕周是提高早产儿存活质量的根本措施。

（3）早产分娩时不推荐使用麻醉镇痛，不推荐使用镇静药物。

（4）延迟断脐有利于早产儿存活，早产儿要延迟断脐至脐带搏动消失，减少颅内出血的发生。

（5）早产儿提倡母乳喂养。尽可能多的皮肤接触袋鼠护理可预防晚发性感染，减少呼吸机使用，预防肠坏死等并发症。

4. 其他合并疾病情况下的分娩选择

（1）合并糖尿病的患者，如果血糖控制良好，推荐经阴道自然分娩。如果血糖控制不佳，估计胎儿过大，可在 39 周后引产阴道试产，具体请咨询医师。

（2）合并肝炎的患者，推荐经阴道自然分娩。阴道分娩方式不增加母胎传播机会。剖宫产并不能减少传播，且会增加医源性职业暴露风险。新生儿出生后常规乙肝疫苗接种并加强乙肝免疫球蛋白。

（3）合并甲状腺疾病的患者，推荐经阴道自然分娩。

（4）合并轻度到中度高血压疾病的患者，推荐经阴道自然分娩。合并重度高血压疾病或子痫患者，可采用适当方式引产或剖宫产。具体请咨询医师。

（张宏玉）

群组化活动主题示范：分娩决策制订

【主题名称】分娩决策制订

【用物准备】倾听球、临产先兆促导工具卡、胎方位摆图12套、产程分期图示、宫缩时间表、分娩方式选择图示、缓解疼痛方法示意图、分娩机转示意图及分娩过程短视频，分娩待产包

【组内成员】主要促导者、辅助促导者、8～12位孕妇及各自所陪伴的一位家属

【活动目标】认识分娩临产先兆及分娩过程的应对措施，能够识别异常症状并需要及时就诊的情况，思考分娩方式的选择。

【活动内容】

1. 开场形式 采用三次深呼吸开场。进行第一次呼吸：深吸一口气后，保持，长长地呼气，让大脑清空所有的想法；进行第二次呼吸：深吸一口气后，保持，长长地呼气，让自己保持平静；最后一次呼吸：深吸一口气后，保持几秒钟，缓慢地呼气，同时轻轻睁开眼睛。

2. 促导基本过程

（1）采用抛倾听球游戏的形式，群内孕妇依次分享一件自己出生时有趣的事情。

（2）每个家庭采用胎方位摆图工具，想象着摆放宝宝在子宫内的姿势。促导者引导孕妇认识胎方位的基本知识（图1）。

（2）将所有分娩相关的示意图及促导工具卡（图2、图3）放在一个盒子或图片夹中，在群内进行传递。

（3）每位孕妇可选取想了解的工具卡的图片，将圈子分成2～3人的小组，要求每组抽1～2张。每个小组用几分钟的时间讨论卡片上的物品如何有助于分娩。

群组化活动主题示范：分娩决策制订（续）

卡片正面——方法	卡片背面——内容
水疗	淋浴、泡澡、热毛巾
活动	分娩球、曼舞、摆动身体、分娩凳、花生球
触摸	按摩头部、手部、腿、腰部，穴位按摩减痛
音乐	唱歌，听音乐
呼吸	冥想、呼吸法
正念激励	一张激励你的人或事的照片、祈祷、贺卡
嗅觉	芳香疗法
分娩宣言	自我肯定和赋能的语言
辅助工具	黄豆袋、导乐分娩工具
自由体位	侧卧位、坐位、跪位、蹲位等

(4) 群内孕妇共同讨论困惑的问题，提出如何缓解产前的担忧，以及在分娩过程中如何处理减少这些担忧；什么情况是生理性症状，不需要到医院就诊，什么情况下需要到医院就诊等，展开讨论。

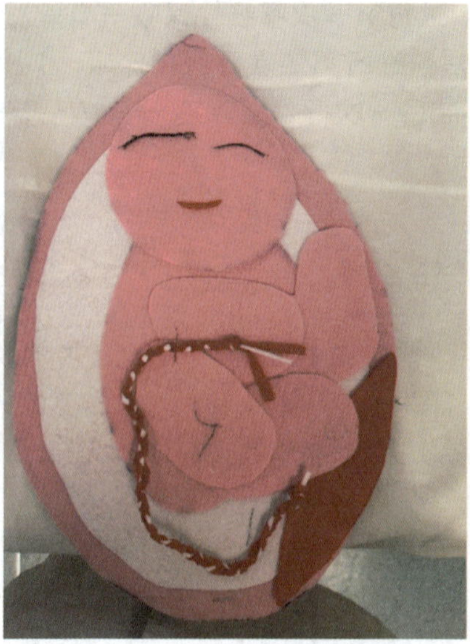

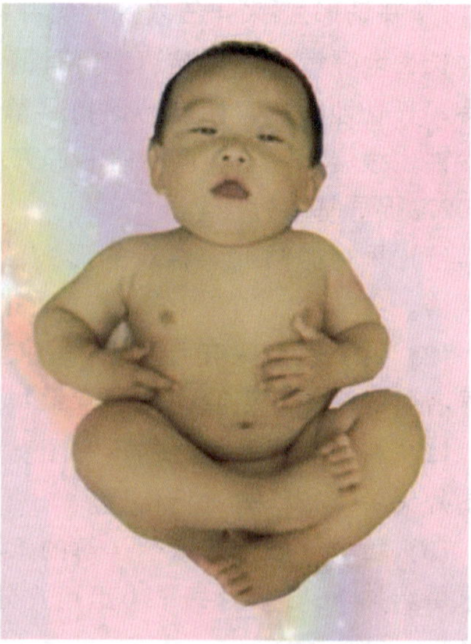

图 1　手工胎方位摆图

群组化活动主题示范：分娩决策制订（续）

（5）促导者运用相关道具图片示范。由促导者演示孕妇临产先兆（不规则宫缩、“见红”、破水）以及应对方法，分娩镇痛的方法，包括非药物镇痛［如分娩球的使用（图 4）、穴位按摩镇痛（图 5）］和药物镇痛，邀请准爸爸参与分娩镇痛体验。

（6）讨论并结合现场实践讨论选择不同分娩方式（顺产、剖宫产）的利弊，分娩中的活动和姿势（图 6）、分娩辅助工具的使用（图 7）等，让群内孕妇共同参与提前认识分娩过程，建立自然分娩的信心。

3. 结束形式　采用所有群内成员共同口述的形式结束。在主要促导者的带领下，所有孕产妇一起说：“我相信我和宝宝能够依照自然定律分娩。”

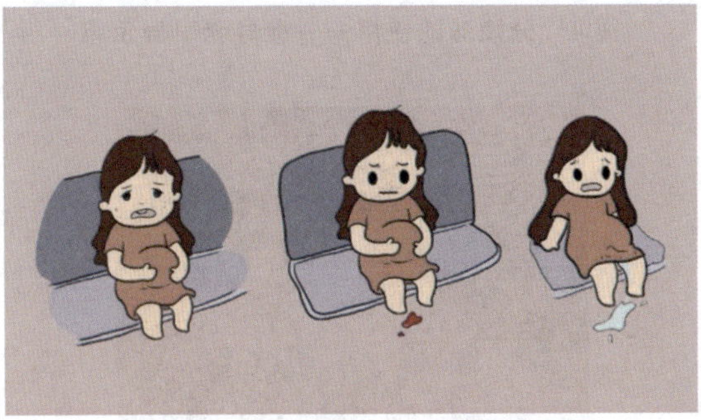

图 2　临产先兆促导工具卡

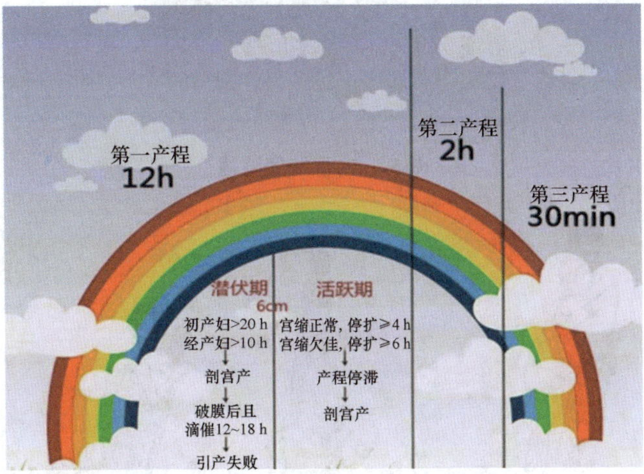

图 3　产程分期图示——分娩彩虹桥

群组化活动主题示范：分娩决策制订（续）

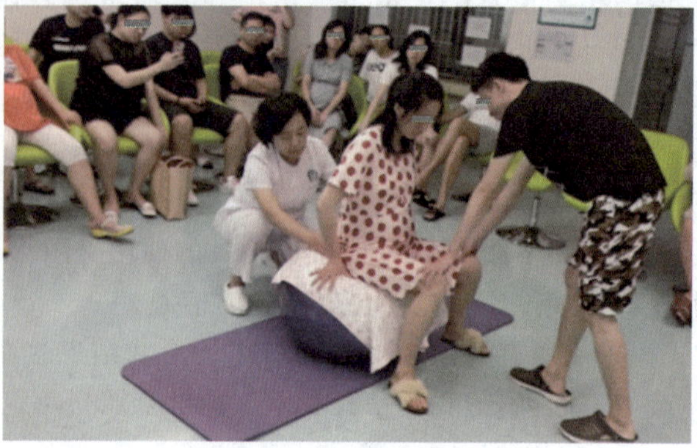

图 4　分娩球的使用——促导者引导示范

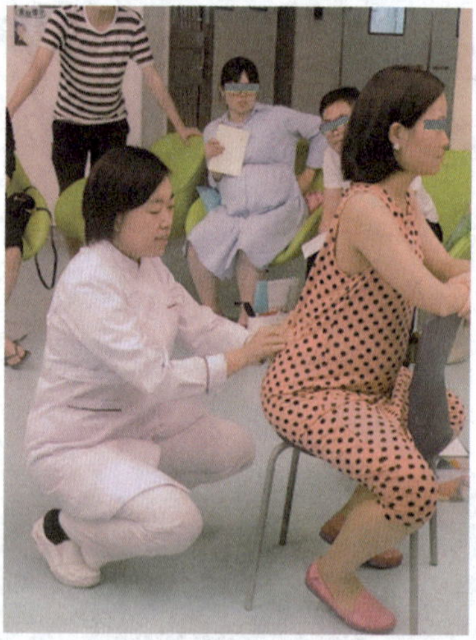

图 5　穴位按摩减痛

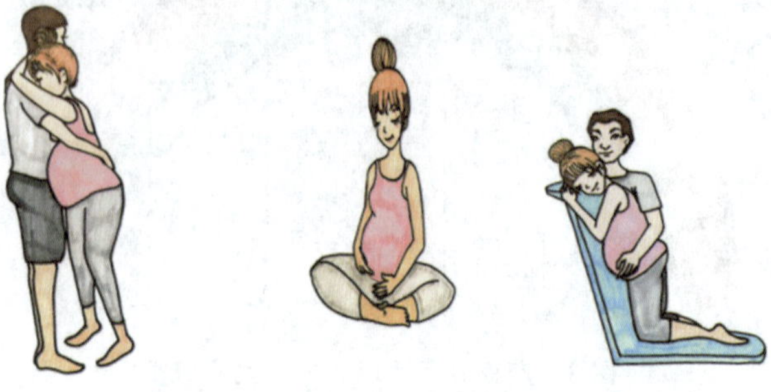

图 6　分娩中的活动和姿势

群组化活动主题示范：分娩决策制订（续）

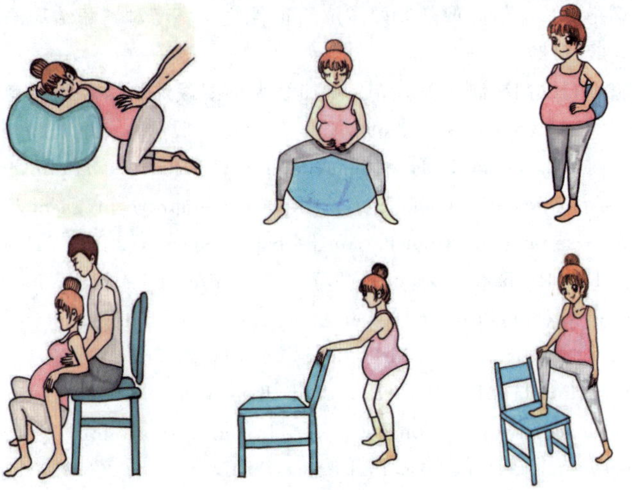

图 7　分娩辅助工具

（包金莲　翟巾帼）

参考文献

[1] 陈丹丹，李益民，周临，等．初产妇对助产士主导的家庭群组式孕期保健服务的体验．护理学杂志，2018，33（12）：32-34.

[2] 谢幸，孔北华，段涛．妇产科学．9 版．北京：人民卫生出版社，2018.

[3] Gould D. Normal labour：a concept analysis. J Adv Nurs，2000，31（2）：418-427.

[4] 王敏，何剑．温柔分娩管理模式在初产妇分娩中的应用．中国病案，2016，17（12）：91-93.

[5] 芭芭拉·哈珀．温柔分娩．温柔星球翻译小组，译．北京：电子工业出版社，2016.

[6] Decesare JZ，Jackson JR. Centering Pregnancy：practical tips for your practice，Arch Gynecol Obstet，2015，291（3）：499-507.

[7] 万杏，侯家保，胡敏．新型冠状病毒肺炎疫情对武汉孕产妇抑郁和焦虑情绪的影响［J/OL］．武汉大学学报（医学版）：1-5［2020-12-02］．https：//doi.org/10.14188/j.1671-8852.2020.0582.

[8] 胡焕青，张继，赵薇，等．中国 6 个县/区孕妇孕期焦虑、抑郁发生状况及影响因素．中华预防医学杂志，2017，51（1）：47-52.

[9] 王端，许媛媛．妊娠心理状况对分娩方式及妊娠结局的影响．中国妇幼保健，2016，31（1）：46-47.

[10] 王敏，何剑．温柔分娩管理模式在初产妇分娩中的应用．中国病案，2016，17（12）：91-93.

[11] 林娟，林丽华，张蓉华，等．基于美国医学研究院推荐的孕期增重与围产结局的回顾性研究．中国妇幼卫生杂志，2020，11（03）：7-12+18.

[12] 梁永恒，谭艳丽，邓敏．改变产妇体位纠正骨盆倾斜度对妊娠结局的影响．中国性科学，2018，27（12）：61-63.

[13] 陈姚，陶鑫丽，欧阳振波，等.2019年加拿大孕期锻炼临床实践指南的解读．现代妇产科进展，2019，28（05）：388-390.

[14] Wang C，Wei YM，Zhang XM，et al. A randomized clinical trial of exercise during pregnancy to prevent gestational diabetes mellitus and improve pregnancy outcome in overweight and obese pregnant women. Am J Obstet Gynecol，2017，216（4）：340-351.

[15] Davenport MH，Ruchat SM，Poitras VJ，et al. Prenatal exercise for the prevention of gestational diabetes mellitus and hypertensive disorders of pregnancy：a systematic review and meta-analysis. Br J Sports Med，2018，52（21）：1367-1375.

[16] Ruchat SM，Mottola MF，Skow RJ，et al. Effectiveness of exercise interventions in the prevention of excessive gestational weight gain and postpartum weight retention：a systematic review and meta-analysis. Br J Sports Med，2018，52（21）：1347-1356.

[17] Davenport MH，McCurdy AP，Mottola MF，et al. lmpact of prenatal exercise on both prenatal and postnatal anxiety and depressive symptoms：a systematic review and meta-analysis. Br J Sports Med，2018，52（21）：1376-1385.

[18] Watson SJ，Lewis AJ，Boyce P，et al. Exercise frequency and maternal mental health：Parallel process modelling across the perinatal period in an Australian pregnancy cohort. J Psychosom Res，2018，111：91-99.

[19] 谈敏娟，李军．妊娠期运动和锻炼方式的研究进展．中华护理杂志，2011，46（02）：199-201.

[20] 宋启红，张杰，陶晶晶．分娩预演对产时孕妇心理及分娩结局影响的研究．当代护士（中旬刊），2016（05）：98-100.

[21] 王凯华，杨苗苗，罗春苗．温柔分娩助产技巧的临床应用进展．中西医结合护理（中英文），2018，4（11）：223-226.

[22] Simkin P，Whalley J，Keppler A，et al. Pregnancy，Childbirth and the Newborn. 5th ed. Deephaven，MN：Meadowbrook Press，2016.

[23] Ruth Ancheta. 助产手册——早期预防和处理难产（第4版）. 钟梅，雷慧中，涂新，译．广州：广东科技出版社，2019.

[24] 刘郑洁，张盛燕．丈夫陪产配合导乐陪产应用于产妇分娩过程中对产程用时、分娩结局及满意度的影响．中国现代医生，2018，56（08）：59-62.

[25] Beck NC，Hall D. Natural childbirth. A review and analysis. Obstet Gynecol，1978，52（3）：371-379.

[26] 黄蓉，侯燕文，万宏伟，等．助产士主导的“温柔生产”集束化模式对自然分娩影响的临床研究．中国实用护理杂志，2015，31（20）：1483-1486.

[27] 李艾奔，袁兴卫，满诗玲，等．温柔分娩理念管理模式在初产妇孕产期中的应用及对其认知水平和分娩结局的影响．护理实践与研究，2017，14（23）：62-64.

[28] Karlstrom A，Nystedt A，Hildingsson I. The meaning of a very positive birth experi-

ence：focus groups discussion with women. BMC Pregnancy Childbirth，2015，15：251.
［29］Care in normal birth：a practical guide. Technical Working Group，World Health Organization. Birth，1997，24（2）：121-123.
［30］中华医学会妇产科学分会产科学组，中华医学会围产医学分会．正常分娩指南．中华妇产科杂志，2020，55（06）：361-370.
［31］中国妇幼保健协会助产士分会，中国妇幼保健协会促进自然分娩专业委员会．正常分娩临床实践指南．中华围产医学杂志，2020，23（06）：371-375.
［32］Gould D. Normal labour：a concept analysis. J Adv Nurs，2000，31（2）：418-427.
［33］Joint policy statement on normal childbirth. J Obestet Gynaecol Can，2008，30（12）：1163-1165.
［34］徐萍，石琪，漆洪波．加拿大妇产科学会自然临产管理指南（2016）要点解读．中华妇产科杂志，2018，53（3）：207-210.
［35］Lawrence A，Lewls L，Hofmeyr GJ，et al. Maternal positions and mobility during first stage labour. Cochrane Database Syst Rev，2013，8（10）：CD003934.
［36］World Health Organization Maternal Health and Safe Motherhood Programme. World Health Organization partograph in management of labour. Lancet，1994，343（8910）：1399-1404.
［37］Arendt KW，Tessmer-Tuck JA. Nonpharmacologic labor analgesia. Clin Perinatol，2013，40：351-371.
［38］Chaillet N，Belaid L，Crochetiere C，et al. Nonpharmacologic approaches for pain management during labor compared with usual care：a meta-analysis. Birth，2014，41：122-137.
［39］Hodnett ED，Gates S，Hofmeyr GJ，et al. Continuous support for women during childbirth. Cochrane Database Syst Rev，2015，7：CD003766.
［40］Enkin M，Keirse M，Renfrew M，et al. A Guide to Effective Care in Pregnancy and Childbirth. 2nd ed. Oxford：Oxford University Press，1995.
［41］顾春怡，丁焱．正常产程分娩护理．上海护理，2020，20（03）：62-67.
［42］Anim-Somuah M，Smyth RM，Jones L. Epidural versus non-epidural or no analgesia in labour. Cochrane Database Syst Rev，2011（12）：CD000331.
［43］张宏玉．坚决禁止腹部宫底加压娩胎儿保障母儿健康．中国农村卫生，2014，（z2）：16-17.
［44］徐奉玉．腹部加压助产致子宫不全破裂2例教训．现代妇产科进展，2000，9（2）：111.
［45］吴安锁．腹部加压助产致产妇死亡1例．实用妇产科杂志，1996，12（4）：198.
［46］张大葵．助产过程中新生儿锁骨骨折的原因分析与预防．黑龙江医药，2013，26（4）：720-722.
［47］张艾．肩难产致臂丛神经损伤2例．滨州医学院学报，1999，22（2）：86.
［48］赵婷，谢滟，杨欢，等．剖宫产术后再次妊娠阴道分娩的临床分析．安徽医药，2020，24（04）：719-723.
［49］王茹娟．剖宫产术后再次妊娠阴道分娩的可行性分析．世界最新医学信息文摘，2018，

18 (49): 23-24.

[50] 黎丹，张兵，黄凤莲，等．剖宫产术后瘢痕子宫阴道分娩的产时及产后评估．首都食品与医药，2018，25 (11): 13-14.

[51] Albers LL，Schiff M，Gorwoda JG. The length of active labor in normal pregnancies. Obstet Gynecol，1996，87: 355-359.

[52] Lavender T，Hart A，Smyth RMD. Effect of partogram use on outcomes for women in spontaneous labour at term. Cochrane Database Syst Rev，2012，8 (8): CD005461.

[53] Myles TD，Santolaya J. Maternal and neonatal outcomes in patients with a prolonged second stage of labor. Obstet Gynecol，2003，102 (1): 52-58.

[54] 胡丽娟．无痛分娩对产后尿潴留的影响研究．实用妇科内分泌电子杂志，2019，6 (22): 87+198.

[55] 余昕烊，漆洪波．昆士兰临床指南：正常分娩（2017 版）要点解读．中国实用妇科与产科杂志，2018，34 (10): 1115-1118.

[56] 彭政，黄丽晖，余桂珍，等．水疗配合芳香疗法对分娩结局的影响．实用临床护理学电子杂志，2018，3 (06): 87-88.

[57] 邹紫玲，谢君丽，姚佳钰．循证护理在水中分娩患者护理中的应用效果分析．首都食品与医药，2020，27 (9): 156-157.

[58] 张莉莉．水中分娩对孕妇分娩质量的影响研究．实用妇科内分泌电子杂志，2019，6 (26): 125，132.

[59] 王海珍，周剑，陆时卿．水中分娩与无痛分娩临床效果比较．现代实用医学，2019，31 (1): 86-88.

[60] 邱建武，孙连勇，付滨．对比水中分娩与硬膜外麻醉无痛分娩的临床效果．医学食疗与健康，2019，(3): 257.

[61] 杨玲．郑州大桥医院水中分娩婴儿突破 10000 名．家庭医学（下），2018，(9): 5.

第七章　妊娠 28～32 周群组化母婴保健

随着社会的进步，人们对自然分娩的认识也逐步提高，促进自然分娩是医务工作者的责任，也需要社会与家庭的关注和重视。情感支持、专业陪伴与生活照护不仅可以满足孕产妇舒适度方面的需求，更能提高产妇应对分娩的能力。妊娠晚期 28～32 周的群组化母婴保健中应重点做好产时分娩知识技能的学习。

第一节　分娩镇痛技术

美国妇产科学会（ACOG）指出，只要没有医学禁忌证，产妇的需要就是分娩镇痛最充分的适应证。分娩的疼痛及压力激活交感神经系统，儿茶酚胺分泌增多，引起子宫血流量减少及心输出量、血压升高。宫缩过程中产妇过度通气，可能造成呼吸性碱中毒和氧合血红蛋白曲线左移，对胎儿的氧输送减少。恐惧及焦虑可以加重分娩痛觉。剧烈疼痛也是产褥期抑郁的高危因素。

产程中疼痛的特点：第一产程，由于子宫颈、韧带、肌肉结构和邻近组织的拉伸而产生疼痛感受，疼痛通常投射到下腹部和腰背部。第二产程，由于骨盆底、会阴肌肉和骨盆腔的拉伸以及对神经根的强烈压力而引起骨盆牵引疼痛。痛觉由阴部神经传播，在会阴和肛门部位、耻骨下部、大腿部疼痛感更强烈。帮助产妇应对正常分娩，建议使用非药物疗法作为缓解疼痛的一线手段，无论是否使用药物镇痛，在整个分娩过程中均应继续使用非药物方法。

分娩镇痛技术日渐成熟，且呈多元多样化发展，可通过导乐分娩、穴位按摩、抚触、水囊震动、自由体位分娩、拉玛泽（Lamaze）呼吸、使用分娩球、陪伴分娩、音乐冥想、药物镇痛等多种方法减轻分娩疼痛。

一、非药物镇痛

（一）导乐陪伴分娩

产时服务模式的改变直接关系到母婴安全。据统计，孕产妇死亡的 50%发生在分娩当天，70%发生于产后 1 周，与产时保健质量密切相关。产妇在分娩时可能会感到恐惧、疼痛、孤独等，她们希望有富有同情心的人陪伴，从中得到建议、信息、安慰及其配合分娩的切实生活照顾。导乐陪伴分娩服务项目的实施不仅提高产科质量，也是人性化服务的一种体现。相比传统的分娩模式，导乐陪伴分娩更符合人文精神，获得产妇认同，有利于缩短产程、降低新生儿窒息率及剖宫产率。

导乐陪伴分娩是指由一位有生育经验的妇女在分娩前、分娩时及分娩后给予产妇持续的生理、心理及情感支持，伴随分娩的整个过程，以促进分娩。导乐分娩模式的应用中，应为产妇提供独立的分娩房间，导乐分娩的房间要进行温馨布置，产房应当具备完整的基础设施及镇痛设备。导乐陪伴分娩的方法主要包括：①产前心理疏导：产妇自我介绍，医务人员了解产妇心理状态，介绍分娩知识，回答产妇及家属问题，帮助其解决问题。②产时及产后全面支持：临产后的产妇胃肠功能减弱，宫缩引起不适，多数产妇不愿进食，有时会出现恶心、呕吐等情况。临产过程中，长时间呼吸、运动和流汗，产妇体力消耗较大，为保证分娩的顺利进行，应鼓励产妇在宫缩间歇期，少量、多次进食高热量、易消化、清淡的饮食。产妇若不饮水或者不进食，可能导致脱水、酸中毒而影响胎儿的安危，所以要特别注意产程中产妇的饮食照护。临产后应鼓励产妇在室内活动，每 2～4 小时排尿一次，以免膀胱充盈，影响宫缩及胎先露的下降。可以采取站、蹲、走等多种方式，有利于产程进展。

全产程助产一对一服务，舒适抚摸，热情支持，密切观察产程进展，及时发现问题并纠正，对各阶段情况进行讲解，表扬产妇取得的进步，使整个产程在良好氛围中进行，直到分娩结束，指导产妇和新生儿早接触、早吸吮，产后观察 2 小时送入病房。导乐陪伴分娩可以缓解产妇紧张和恐惧感，调动产妇主观能动性，最大限度配合分娩，有问题早发现早处理，促进自然分娩，从而减少产妇及新生儿并发症，最终提高产科质量，改善医患关系，降低医疗费用。

导乐陪伴分娩多在夜间进行，对助产士工作造成困难，且医护人员紧张，增加医护工作压力且难以做到时刻陪伴。因此，导乐陪伴分娩方式还需完善，使之更符合中国国情，才能提高产科质量。导乐分娩服务模式可以在精神上对产妇进行鼓励和支持，能够有效缩短产程、降低产时疼痛等，从而促进分娩的顺利进行，有效降低剖宫产率。应用导乐分娩模式对于保证母婴安全等方面有着重要意义。

（二）呼吸法

1952 年由法国医生 Fermnd Lamaze 在自然分娩法和精神预防性分娩镇痛法的基础上提出的非药物分娩镇痛法。呼吸法通过调节呼吸、做助产体操来放松心情、减轻阵痛，让产妇将注意力转移到呼吸的控制中，从而减轻阵痛。掌握了呼吸技巧的产妇可以做到舒缓全身，保持镇定，更加自信，因而能够让宝宝安全快速地出生。

其操作要点包括：①教育孕妇及家属，消除紧张情绪。②呼吸技术在第一产程可增强腹部肌肉，增加腹腔容量，减少子宫和腹壁摩擦的不适感；在第二产程应用能增加腹腔压力，有助于胎儿娩出。陪产人员应指导产妇正确运用呼吸方法，宫缩时指导鼻吸嘴呼，吸气与呼气的时长比例为 1：2，在平静的状态下进行呼吸的调整。镇痛呼吸技术：潜伏期进行深而慢的腹式呼吸，即每一次宫缩时，从鼻孔吸气，用嘴呼出，也称净化呼吸，以此来缓解紧张和疼痛。在第一产程末期、宫口开全之前，用快而浅的呼吸和喘气，第二产程时向下屏气代替喘气，产妇屈膝，两手握膝，宫缩时向下屏气用力。③按摩法：第一产程活跃期，宫缩时可在下腹部按摩或产妇侧卧位按摩腰骶部，可与深呼吸相配合，宫缩间歇时停止。④压迫法：第一产程活跃期，让产妇双手拇指按压髂前上棘、髂嵴或耻骨联合，或吸气时用两手握拳压迫两侧腰部或骶部，与按摩法交替使用。

呼吸法让产妇在分娩时将注意力集中在对自己的呼吸控制上，从而转移疼痛，适度放松肌肉，在分娩过程中保持镇定，达到加快产程的目的。

（三）按摩镇痛

按摩是一种有效的分娩支持策略，因为触摸是重要的人际接触。按摩过程中产生的热对于绝大多数孕产妇可以减轻疼痛，促进肌肉放松。同时抚摸和按摩会带来愉快的感受，帮助产妇增加自然分娩的信心。运用催眠原理诱导医务人员通过语言、声音、动作、眼神等暗示，在安静的环境下指导孕妇视觉化想象，给予按摩及引导渐进式放松，让孕妇达到平静放松的效果。

根据需要准备导乐分娩凳、导乐车、分娩球、导乐枕等分娩支持用物。具体按摩方法有：

1. 骶部按摩　子宫收缩时，照护者用手掌根部在产妇骶骨上按摩。询问产妇需按摩的具体位置（疼痛最剧烈处）及用力大小，同时帮助产妇维持身体平衡。

2. 双臀按摩　产妇趴在分娩球或倒坐在椅子上，照护者将两手分别放于产妇两侧臀部，在宫缩时整个手掌向内朝骨盆中心稳固地按摩。用力大小及部位由产妇决定。如产妇需要，应给予持续按摩。

3. 侧卧位膝部按摩　产妇双腿间用软枕支撑，宫缩时，照护者一手握成空杯状放在产妇上侧膝部，垂直向产妇髋关节用力。施压力度应逐渐增强和减弱，宫缩间歇期放松休息。

（四）穴位镇痛

穴位镇痛方式主要包括针刺镇痛、穴位注射、穴位按摩、经皮电神经刺激（TENS）等。

针刺镇痛是针灸的一种治疗方法，使用不同型号的钢针通过穴位（合谷、三阴、足三里等）刺激皮肤和皮下组织产生一系列的局部、全身反应，继而达到预防和治疗疾病的目的。研究显示，针刺具有促进宫颈成熟、催产、缩短产程等作用，主要是缩短活跃期时间，而且可减少缩宫素使用量和使用率。采用针刺镇痛可以明显降低产妇的分娩不良反应（如恶心、呕吐）和产后尿潴留发生率，减少产后出血量，降低新生儿窒息率。针刺通过镇痛可抑制产妇分娩过程中应激反应，改善子宫循环、代谢性酸中毒，减轻炎性反应，保护宫内胎儿。虽然针刺镇痛的镇痛效果已经得到一定认可，但达不到药物镇痛效果。

穴位按摩是以中医理论为基础的保健按摩，要求手法渗透力强，具有疏通经络、平衡阴阳、调和脏腑的作用，从而达到放松肌肉、减轻疼痛，调节全身神经、内分泌、免疫等多系统功能等效果。常用的按摩穴位是交感穴、子宫穴、内分泌穴及神门穴。如产妇过度紧张焦虑，则加身心穴。按摩三阴交、合谷穴、太冲穴和阿是穴也可以缓解疼痛。

经皮电神经刺激是 Melzack 依据疼痛的"闸门学说"研制，通过电刺激较粗的传入神经而激活脊髓背角或中枢下行性抑制系统，从而产生镇痛效果，但其确切的镇痛机制尚不清楚。可能激发了人体内源性镇痛物质内啡肽的产生，提高机体痛阈，同时刺激相应神经根，发挥闸门控制作用，达到镇痛目的。

（五）自由体位

自由体位是孕产妇自己选择的让自己更舒服的待产和生产体位。《正常分娩临床实用指南》对产科常用的干预措施进行了评估和分类。其中明确提出："在待产、分娩期间提供非侵入性的、非药物方法缓解疼痛，如按摩和放松"（A类），"鼓励非仰卧位分娩"（A类），应淘汰"常规的分娩仰卧位"（B类）。

越来越多的产科工作者主张产妇在产程中间断接受胎儿监测，并根据产妇的意愿选择自由体位，包括卧、走、立、坐、跪、趴、蹲等。卧：仰卧、左右侧卧、半卧等，避免强行要求产妇左侧卧位，主张产妇选择舒服的体位并随时变换；走：根据产妇意愿下床在待产室或附近走动；立：以床尾栏为支撑扶手弯腰站在床尾，或者双手扶在床尾栏，臀部左右摇摆，或者背靠墙或瑜伽球站立；坐：可正坐，也可反坐在椅子上；跪：双脚分开跪在矮床软垫上，臀部翘高或臀部左右摇摆；趴：双手抱棉被趴在软垫上或瑜伽球上；蹲：双手扶床沿、椅子或向上牵拉围巾吊带，两脚分开蹲在地上。有研究表明，产程中产妇的运动和体位改变能产生积极作用，包括改变产妇的呼吸模式、减轻疼痛、改善母胎循环、促进胎头下降、缩短产程、减少会阴损伤和侧切等。

（六）音乐疗法

音乐治疗具有消除紧张、焦虑、抑郁等不良情绪的作用，可以刺激内啡肽的分泌和降低儿茶酚胺的水平而减轻疼痛或增加疼痛耐受。音乐的减压作用和医生语言的诱导可直接作用于产妇的大脑神经系统，分泌内啡肽类物质，将听觉中枢调节至兴奋状态，抑制痛觉中枢，使痛感明显降低。形成兴奋、愉悦的感觉，调整情绪和精神状态，消除产妇的紧张，减轻烦躁不安情绪，使呼吸、血压、心率保持平稳，使肌肉放松。

音乐选择方面，可以提供音乐的类型和曲目，由产妇按照自己的喜好选择，也可在音乐治疗专业人士的指导下，根据不同产程的宫缩特点选择相应曲目。音乐可应用于整个产程，遇到产妇休息和睡眠应暂停音乐播放。产妇的注意力会转移到音乐的旋律、节奏、音高、音质及快慢上，从而分散对产痛的感应力。

音乐给予产妇高度精神支持和心理安慰。

（七）催眠镇痛

催眠分娩与温柔分娩具有相似的生育健康观点与放松技术，强调培训和帮助孕产妇应用放松技术让自己处于类似睡眠的状态。所有的放松技术基于对分娩和疼痛的正确认知，结合呼吸技术、语言暗示、抚触按摩等身心技术，使产妇能够自我放松与专注，对内外环境做出适度反应。

催眠镇痛的目的是帮助产妇放松紧张、焦虑、恐惧的情绪，放松紧张、紧绷的身体和肌肉，提高生育肌肉的工作效率。放松身心，转变脑波，改变宫缩时的负面认知、情绪和行为反应，使产妇以积极的心态面对每一次宫缩。缓解疲劳、紧张，保存体力和精力，更好地配合医护人员完成分娩过程。

具体步骤：①进行分娩前预备教育与相关培训，运用心理学技术加深孕妇及家属对分娩过程及分娩疼痛的认知，利用松弛治疗渐进放松、体验催眠与自我催眠。②自然分娩的过程中，产妇处于自由的舒适体位，在催眠音乐与语言的引导中通过呼吸调节实现自我放松和催眠。

以下情况可以使用音乐催眠：潜伏期不能很好放松的产妇；宫缩早期对疼痛比较敏感的产妇；活跃期前不能安静，容易吵闹的产妇；潜伏期时间较长，消耗体力与精力较多的产妇；注意力容易被宫缩转移，宫缩间隙时仍然感觉疼痛的产妇；待产过程中，容易紧张焦虑、全身肌肉较紧绷的产妇；第一产程宫缩过程中，对宫缩比较抵触、排斥、抗拒，用力过早的产妇；第一产程中因为害怕疼痛提出剖宫产或者实施麻醉的产妇。

轻柔的语音伴随柔和昏暗的灯光，医务人员需引导孕产妇身体放松，注意力集中在引导语上。四肢变得越来越放松，越来越向下沉；胸部呼吸规律、均匀；心搏平稳、规律；腹部变柔软，腹部皮肤发热。额头有一种凉丝丝的感觉。跟随音乐及宫缩的节律自然呼吸，鼻子吸气嘴唇吐气。

产妇自我暗示：我很放松、我很平静、我相信我的身体、我相信我的宝宝、我离我的宝宝越来越近了，这是我对宝宝最好的爱！指导、陪伴并跟随呼吸：把所有的注意力集中在耳边的音乐和呼吸上，感受每一次呼吸。指导产妇放松暗示：感受你的每一次呼吸都会帮助你的身体更加放松、更加柔软，你的每一次呼吸都会让你感觉到更加平静。

（八）水中分娩

水中分娩方法主要为：宫口开 3～4 cm 时给予开塞露及淋浴，产妇尽可能排尽大便，宫口开 4 cm 以上进入特制分娩池，自由体位，并给予胎心电子监护，水温保持 37 ℃左右，室温保持 27 ℃左右，胎儿着冠后取膀胱截石位接生，胎儿娩出后，立刻抱出水面，脐动脉波动停止后断脐。有研究结果显示，水中分娩的镇痛效果等同于硬膜外分娩镇痛，可以缩短产程时间、减少产后出血、减轻会阴裂伤程度等。

研究显示，水中分娩在会阴侧切率方面低于普通分娩方式，而在会阴裂伤、产程及母婴结局方面与普通分娩方式无统计学差异，可以减少无医学指征剖宫产。但水中分娩也存在一定风险，对产妇的风险主要为感染、产后出血及会阴裂伤，对新生儿的风险主要为胎儿心动过速、脐带断裂、感染、肺部水吸入及溺水。同时，水中分娩存在诸多禁忌证，包括：①母体因素，妊娠合并高血压、糖尿病、胎盘异常、感染性疾病、心血管疾病、肥胖、软产道异常等；②胎儿因素，脐带绕颈 2 周及以上、胎位异常、胎儿窘迫可能、胎儿生长受限、多胎妊娠、巨大儿、羊水量异常、羊水污染等，需慎重选择水中分娩。

二、药物镇痛

药物镇痛可分为全身用药和局部用药两大类，其中椎管内分娩镇痛目前被认为最有效的分娩镇痛方法，且副作用小。椎管内分娩镇痛主要包括硬膜外镇痛和蛛网膜下腔麻醉镇痛，作用时间可以贯穿整个产程。

（一）椎管内神经阻滞法

主要包括硬膜外麻醉、单次蛛网膜下腔麻醉（腰麻）、连续腰麻、腰硬联合麻醉，其中单次腰麻与连续腰麻较少用于分娩镇痛，硬膜外麻醉最常使用。

椎管内分娩镇痛的优点包括：①镇痛效果好；②产妇清醒，进食无影响，可参与产程全过程；③无运动阻滞，运动不受影响；④可满足助产和剖宫产麻醉需要，为尽早结束分娩争取时间；⑤随着新的给药方式出现，提高分娩镇痛效果的同时，对母婴结局和产程几乎无任何影响。缺点包括：①技术要求高，需要经验丰富的麻醉科医师实施；②有镇痛失败率；③药物剂量和浓度选择不当时，对妊娠结局产生不良影响；④具有一定的操作和技术风险。对于椎管内麻醉分娩镇痛，不同的药物及给药时间、浓度、方式等会产生不同的影响，目前尚缺乏规范性操作标准和指南。

（二）吸入性镇痛方式

吸入性镇痛主要采用氧化亚氮。氧化亚氮是一种不良反应很小的麻醉剂，对人体器官无刺激。氧化亚氮的镇痛作用明显，且见效快，副作用小。吸入性镇痛方式主要为：产妇进入待产室后，监测产妇生命体征，持续胎心电子监护，待宫口开 3～4 cm 时吸入氧化亚氮。

（三）全身使用阿片类药物

一般为盐酸哌替啶或地西泮，盐酸哌替啶一般为第一产程潜伏期给予 50～100 mg 肌内注射，地西泮一般于活跃期宫口开 3～4 cm 给予 0.2～0.3 mg/kg，不超过 30 mg，重复用药间隔 4～6 小时。

盐酸哌替啶可缓解产妇紧张情绪，松弛子宫颈肌肉，加强宫缩强度和频率，缓解不协调子宫收缩，作用时间 2～4 小时，但盐酸哌替啶具有一定呼吸抑制作用，可通过胎盘影响胎儿，新生儿出生前 1～4 小时禁用，且镇痛效果有限，常伴恶心、呕吐、困倦等不良反应。

地西泮具有镇静作用，可改善产妇紧张、疲惫状态，稳定情绪，松弛子宫颈平滑肌，软化宫颈，扩张宫口，加快产程，对宫缩特性无影响，但镇痛效果间接且微弱，还会导致产妇嗜睡、头晕、乏力、记忆力下降。过量使用可使新生儿发生致命性心律失常、新生儿窒息、吸吮不佳、厌食、代谢抑制等。

（四）局部神经阻滞

主要包括：外阴及会阴部局部浸润麻醉、阴部神经阻滞、宫颈旁阻滞。①外阴及会阴部局部浸润麻醉适用于会阴痛和会阴切开缝合术。②阴部神经阻滞适用于第二产程疼痛，可有效缩短第二产程。③宫颈旁阻滞用来缓解第一产程疼痛，现较少应用于分娩镇痛，使用时注意局麻药不要过量，避免药物进入血管。局部神经阻滞麻醉对第一、二产程的内脏痛和躯体痛觉无效，且镇痛效果不确切。

现行分娩镇痛方式多样，包含非药物分娩镇痛和药物分娩镇痛方式，也有 2 种及 2 种以上分娩镇痛方式同时使用，每种分娩镇痛方式都有一定的镇痛作用。非药物分娩镇痛方式实施简单，并发症较少，一般为无创性，但缺乏高质量的研究证实其有效性，且镇痛效果不如药物性分娩镇痛。

（万　宾）

群组化活动主题示范 1：缓解疼痛的方法——生育舞蹈

【主题名称】缓解疼痛的方法——生育舞蹈

【用物准备】舒缓的音乐、音频播放器、A4 纸卡片、舞蹈服装、沙发或者椅子、靠垫、瑜伽垫等

【组内成员】主要促导者、辅助促导者、生育舞蹈老师、8～12 位孕妇及各自所陪伴的一位家属

【活动目标】掌握生育舞蹈技能，缓解骨盆倾斜和疼痛等妊娠期常见的生理状况

【活动内容】

1. 开场　采用三次深呼吸开场。进行第一次呼吸：深吸一口气后，保持，长长地呼气，让大脑清空所有的想法；进行第二次呼吸：深吸一口气后，保持，长长地呼气，让自己保持平静；最后一次呼吸：深吸一口气后，保持几秒钟，缓慢地呼气，同时轻轻睁开眼睛。

2. 促导基本过程

（1）促导者协助孕妇在 A4 纸卡片写上自己妊娠期每天活动的方式贴于孕妇胸前。

群组化活动主题示范 1：缓解疼痛的方法——生育舞蹈（续）

(2) 孕妇本人表演自己常用的活动动作，其他的孕妇说出该运动的益处及坏处。

(3) 由生育舞蹈老师给予专业的动作引导，并示范生育舞蹈的动作。生育舞蹈老师边讲解舞蹈动作对生产的益处边缓缓起舞，照顾所有孕妇，指导正确舞姿。

3. 结束　播放音乐，在主要促导者的带领下，所有孕妇一起进行生育舞蹈的展示，结束今天的活动。

（张　蓟）

群组化活动主题示范 2：音乐呼吸技术

【主题名称】音乐呼吸技术

【用物准备】歌曲《妈妈的城堡》、音乐 *Me And You On The Beach*、手机或电脑等音频播放器、音响设备、多媒体设备及呼吸解剖示意图

【组内成员】主要促导者、辅助促导者、8～12 位孕妇及各自所陪伴的一位家属

【活动目标】认识音乐对调节呼吸频率的指导作用；理解音乐呼吸对于放松身心、减缓分娩疼痛的功能意义；掌握音乐呼吸的实操技能，能够应用于产程中

【活动内容】

1. 开场

(1) 电脑播放歌词 PPT 与歌曲《妈妈的城堡》，引导所有孕妇及家属看歌词、听歌曲。

(2) 引导孕妇与家属随着歌曲歌唱，并分享歌唱后的感受与体验。

(3) 促导者总结孕妇及家属的发言，并凝练、提升：孕育是生命的延续，是夫妻幸福甜蜜之旅的重要阶段，音乐让孕育变得甜蜜、温馨、浪漫而幸福。

2. 音乐呼吸技术的练习　音乐呼吸，即根据音乐的节拍规律调整呼吸节奏，使呼吸节奏与节拍规律保持一致。

(1) 节拍，乐曲中表示固定单位时值和强弱规律的组织形式。如二拍子的强弱规律为强-弱，四拍子的强弱规律为强-弱-次强-弱。

(2) 按照音乐的节拍规律，数拍子与呼气相结合。如果音乐是二拍子，就数“1、2”然后呼气（呼气持续两拍）；如果音乐是四拍子，就数“1、2、3、4”

群组化活动主题示范 2：音乐呼吸技术（续）

然后呼气（呼气持续四拍）。不同节拍规律的音乐通常有不同的作用和功能。例如，宽广抒情、温柔静谧的四拍子音乐，通常让人放松安静；规律整齐、胜利辉煌的二拍子音乐，通常可以激励与鼓舞身心。

（3）音乐呼吸强调呼气而弱化对吸气的关注，孕妇如果主动用力地吸气，常常会出现鼻干、口干或头晕等症状，而呼气的时候全身最放松、最舒适。呼吸是联结身心的通道，当人的呼吸变得深长且平稳，其心理状态也会趋于平静；当人的呼吸变得坚定而有力，此时其心理状态通常也是积极的。

3. 结束

（1）以家庭为单位，每组家庭 1 名发言者，分享感受、提出问题，促导者给予反馈或答疑。

（2）请所有的孕妇及家属再次演唱《妈妈的城堡》，并跟随促导者做一些简单的律动。

（3）促导者总结并祝福：音乐，将使大家以积极、自信、乐观的心态应对分娩，提升孕育幸福感，开启人生新篇章！

（周明芳）

群组化活动主题示范 3：分娩镇痛

【主题名称】分娩镇痛

【用物准备】多媒体视听材料、情绪性难产恶性循环［FTP Circle——Fear（恐惧）——Tension（焦虑）——Pain（疼痛）］示意图、分娩镇痛工具卡（自由体位、按摩、冥想、豆袋热敷、分娩球、穴位镇痛、催眠、音乐、经皮电刺激仪、药物镇痛等）、分娩球、软垫、热敷豆袋、各种按摩器、骨盆和胎儿模型、气球、乒乓球、自制骨盆轴模拟装置

【组内成员】主要促导者、辅助促导者、8～12 位孕妇及其陪产家属（每名孕妇限一位家属）

【活动目标】正确认识分娩疼痛，练习分娩镇痛的应对技巧，增强自然分娩的信心

【活动内容】

1. 开场　采用呼吸及肌肉放松法开场。在舒缓的音乐中，吸气，收缩脸部肌肉；呼气，脸部肌肉全部放松。吸气，肩膀肌肉紧缩，耸肩；呼气，让肩膀放松。吸气，双手紧握；呼气，双手放松。吸气，双脚掌勾起紧绷；呼

群组化活动主题示范 3：分娩镇痛（续）

气，双脚放松。放松全身的肌肉，体验绷紧与放松的交替感觉。完毕后，轻轻睁开眼睛。

2. 促导基本过程

(1) 请有分娩经验的孕妇分享自己既往的分娩经验，以及是如何应对分娩疼痛的。群组内成员通过抛倾听球游戏分享对分娩的感知和可能的应对措施。

(2) 促导者给每一位孕妇发放一个乒乓球和一个气球，将乒乓球装进气球内。吹起气球后，乒乓球刚好封住吹气口。孕妇将双手挤压气球底部，来模拟宫缩。当气球内的压力不断加强，气球吹气口慢慢缩短、撑开，乒乓球随压力从吹气口出来，即模拟分娩中的子宫颈管随着宫缩痛逐渐缩短、扩张，最后胎儿娩出。

(3) 将气球装上水模拟胎头，让孕妇及家属手拿骨盆轴模拟装置，将装水的气球放在轴顶部，通过振动、倾斜等方法，使气球逐渐下降通过骨盆轴。了解运动及自由体位在自然分娩促进中的作用及意义。

(4) 促导者带领群组内孕妇讨论分娩疼痛的应对方法可能有哪些，各有什么利弊。

(5) 促导者利用情绪性难产恶性循环示意图、分娩镇痛工具卡及分娩球、热敷豆袋、各种按摩器等与孕妇及家庭一起演示分娩中的各种镇痛方法。

(6) 促导者引导孕妇建立正向疼痛意识，利用工具卡让大家想象“宫缩的时候，我的宫颈就像一朵花儿一样在开放。当这朵花完全开放的时候，就是我和宝宝见面的时候了”，这个过程是十分美好的。

3. 结束　在轻柔的音乐中，群组内孕妇一起抚摸着腹部，感受宝宝，重复说：“宫缩是上天赐予我的礼物，它如潮水般涌动，给我力量。”“我相信我的身体！我相信我的宝宝！”

（王宇波　翟巾帼）

第二节　母乳喂养技术

母乳喂养是指用母亲的乳汁喂养婴儿的方式。母乳喂养的婴儿发展更为健康，效果包括增强免疫力、提升智力、减少婴儿猝死症的发生、减少儿童期肥胖、减少罹患过敏性疾病的概率等。目前，世界卫生组织认为，母乳喂养可以降低儿童的死亡率，它对健康带来的益处可以延续到成人期。以人口基础而论，出生后最初 6 个月的纯母乳喂养是建议的婴儿喂养方式，接着以持续母乳喂养并添加适当的补充食品的方式进行喂养，直至 2 岁或更长。

对婴儿来说，母乳喂养：①提供营养及促进发育：母乳中所含营养物质最适合婴儿的消化吸收，生物利用率高，其质与量随婴儿生长和需要发生相应改变；②提高免疫功能，抵御疾病：母乳喂养能明显降低婴儿腹泻、呼吸道和皮肤感染率，母乳中含有丰富的免疫蛋白和免疫细胞，前者如分泌型免疫球蛋白、乳铁蛋白、溶菌酶、纤维结合蛋白、双歧因子等，后者如巨噬细胞、淋巴细胞等；③有利于牙齿的发育和保护：吸吮时的肌肉运动有助于面部正常发育，且可预防因奶瓶喂养引起的龋齿；④母乳喂养时，婴儿与母亲皮肤频繁接触、母婴间情感联系对婴儿建立和谐、健康的心理有重要作用。对母亲来说：①有助于预防产后出血：吸吮刺激使催乳素产生的同时促进缩宫素的产生，缩宫素使子宫收缩，减少产后出血；②哺乳期闭经：哺乳者的月经复潮及排卵较不哺乳者延迟，母体内的蛋白质、铁和其他营养物质通过产后闭经得以储存，有利于产后恢复，有利于延长生育间隔；③降低母亲患乳腺癌、卵巢癌的危险性。此外，母乳温度适宜，喂养婴儿方便。

当到妊娠 28～32 周时，群组中的孕妇则应开始考虑新生儿哺乳方式的问题，若孕妇决定要进行母乳喂养，则在孕前就应该做好一些准备。相同孕龄的孕妇可参加群组化活动，一起分享一些关于母乳喂养的知识和出现的问题及注意事项。群组化活动以小组讨论的形式开展以母乳喂养为主题的健康教育和实操演练。同组孕妇构建群组微信群，由助产士提供网络咨询服务。

一、心理准备

母乳喂养是非常辛苦的，哺乳时会出现各种各样的问题，若孕妇没有做好心理准备，骤然面对这些问题，情绪很容易崩溃。所以，孕妇在妊娠晚期时，就要做好心理准备，时刻准备着面对一些突发情况，做好长期坚持的准备。而有时，一些焦虑的情绪是因为面对陌生的事物引起的，所以，孕妇在妊娠期应该开始了解母乳喂养的相关知识，并积极寻求家人的支持和帮助，协调好哺乳期间的各种工作分配，保持好良好、健康的心态。群组化活动时可互相倾诉遇到的各种问题，互帮互助，不要积累负面的情绪。

二、知识准备

（一）乳房的护理

乳房应保持清洁，哺乳期建议产妇使用棉质乳罩，大小适中，避免过松或过紧。每次哺乳前，产妇应用清水将自己乳头洗净，并清洗双手，柔和地按摩乳房，刺激泌乳反射。哺乳时，应让新生儿吸空乳房，如乳汁充足孩子吸不完，应用吸乳器将剩余的乳汁吸出，以免乳汁淤积影响乳汁分泌，并预防乳腺管阻塞及两侧乳房大小不一等情况。若乳头处有痂垢，应先用油脂浸软后再用温水洗净，切忌用乙醇类擦洗，以免引起局部皮肤干燥、皲裂。

有些产妇的乳头凹陷，一旦受到刺激乳头呈扁平或向内回缩，婴儿很难吸吮到乳头，此时，可指导产妇做以下练习：

1. 乳头伸展练习　将两示指平行放在乳头两侧，慢慢地由乳头向两侧外方拉开，牵拉乳晕皮肤及皮下组织，使乳头向外突出。接着将两示指分别放在乳头上侧和下侧，将乳头向上、向下纵行拉开。此练习重复多次，做满 15 分钟，每日 2 次（图 7-1）。

2. 乳头牵拉练习　用一只手托住乳房，另一只手的拇指和中、示指抓住乳头向外牵拉重复 10～20 次，每日 2 次。

3. 配置乳头罩　从妊娠 7 个月起佩戴，对乳头周围组织起到稳定作用。柔和的压力可使内陷的乳头外翻，乳头经中央小孔保持持续突起。

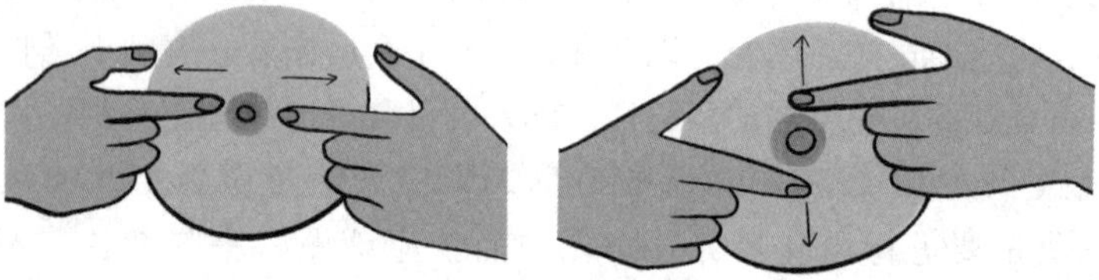

图 7-1　乳头伸展练习

乳头凹陷也可采取半坐卧位的喂养方式，让新生儿趴在妈妈腹部，从乳头下方开始衔接乳晕，可减少喂养难度。

产后 3 日内，因淋巴和静脉充盈，乳腺管不畅，乳房逐渐胀实、变硬，触之疼痛，可有轻度发热。一般于产后 1 周乳腺管通畅后自然消失。也可用以下方法缓解：

1. 尽早哺乳　于产后半小时内开始哺乳，促进乳汁通畅。

2. 外敷乳房　哺乳前热敷乳房，可促使乳腺管通畅。在两次哺乳间冷敷乳房，可减少局部充血、肿胀。

3. 按摩乳房　哺乳时按摩乳房，方法为从乳房边缘向乳头中心按摩，可促使乳腺管通畅，减少疼痛。

4. 佩戴乳罩　乳房肿胀时，产妇穿戴合适的具有支托性的乳罩，可减轻乳房充盈时的沉重感。

产后若哺乳方法不当，容易发生乳头皲裂，主要表现为乳头表面有小裂口和溃疡。轻者可继续哺乳，严重者因哺乳时疼痛剧烈而无法哺乳。常用的处理方法有：

1. 每次哺乳前先按摩乳房，并挤出少量乳汁使乳晕变软容易被新生儿含吮。

2. 先喂哺损伤较轻的一侧。

3. 哺乳结束后，挤出少许乳汁涂在乳头和乳晕上，短暂暴露使其自然干燥，因乳汁具有抑菌作用，且含丰富的蛋白质，能起到修复表皮的作用。

4. 于皲裂处涂 10％复方苯甲酸酊、50％鱼肝油铋剂或蓖麻油糊剂进行处理，下次哺乳前将其洗净后再哺乳。

5. 皲裂严重者，可用乳头保护罩至乳头皲裂好转，以减轻疼痛不适，或暂时用吸乳器将乳汁吸出后喂给新生儿，以免影响乳汁分泌。

6. 小组内孕妇可在群组化活动时互相讨论关于哺乳时出现的乳房问题，通过模型、图片、视频、小组讨论等形式传播母乳喂养知识，小组内成员互相讨论，印象更为深刻，若产后哺乳时出现乳房问题，可在小组内进行咨询并解决问题。

（二）母乳喂养的方式

1. 哺乳的时间　原则上是按需哺乳。一般产后半小时内开始哺乳，此时乳房内乳量虽少，但通过新生儿吸吮动作可刺激乳汁分泌。产后 1 周内，是母乳泌乳的过程，哺乳次数应频繁些，每 1～3 小时哺乳一次，开始每次吸吮时间 3～5 分钟，以后逐渐延长，但不要超过 15～20 分钟，以免使乳头浸泽、皲裂而导致乳腺炎。

2. 哺乳的姿势　哺乳时母亲及新生儿均应选择最舒适的体位，通常产妇可取卧位或坐位。坐位哺乳的常用姿势包括横抱式、交叉横抱式和环抱式。①抱婴儿姿势：产妇取放松舒适的体位，婴儿身体紧贴母亲，脸朝向母亲，鼻子对着乳头，头与身体成一条直线，胸贴胸，腹贴腹，下颏贴乳房，母亲一手托着新生儿的臀部。②衔接姿势：用乳头触碰婴儿的上嘴唇，诱发觅食反射，待婴儿张大嘴时，迅速将乳头放入婴儿舌上方，让其吸入大部分乳晕。吸吮时能看到吞咽动作、听到吞咽声音。③托乳房姿势：产妇将示指到小指四指并拢贴在乳房下胸壁上，用示指托乳房根部，拇指轻轻放在乳房上方，扶托并轻挤乳房使乳汁外流。产妇手不宜离乳头太近，并防止乳房堵住婴儿鼻孔阻碍呼吸。哺乳结束时，用示指轻轻向下按压婴儿下颏，避免在口腔负压下拉出乳头而引起局部疼痛或皮肤损伤。每次哺乳后，应将婴儿竖抱。头靠母肩，轻轻拍背部 1～2 分钟，排出胃内空气以防吐奶。

新生儿出生的第一天，胃容量约为弹珠大小。出生第三天，约为乒乓球大小。出生第五天，约为鸡蛋大小。判断母乳充足的标准：①每天平均 8～12 次哺乳；②婴儿有节律地吮吸，可听到明显的吞咽声；③最初两天，婴儿每天排尿至少 1～2 次，第三天，24 小时排尿 6～8 次；④婴儿每 24 小时排便 3～5 次；⑤两次喂奶之间婴儿睡眠安静；⑥乳房哺乳前母亲有乳房充满感，哺乳时有下奶感；⑦宝宝精神好，皮肤弹性好；⑧婴儿出生四天后，每周增重 120～210 g。

群组化活动时，互助小组可到孕妇学校借助辅助器材进行哺乳姿势的练习，小组内可互相学习沟通，互相纠正哺乳姿势，群组化活动时，还可以安排有哺乳经验的妈妈为小组内其他成员进行宣讲，助产士则负责宣教和给予专业支持，帮助孕妇们了解并且选择最适合自己的哺乳姿势。

（三）乳汁的排空与保存

因故暂时不能直接哺乳，如母婴分离、新生儿早产或低出生体重儿吸吮无力，以及为缓解乳胀等情况下，常需将母乳挤出，以维持并促进乳房正常泌乳，预防乳胀、乳腺炎发生。

1. 方法　①排空乳汁前，洗净双手，产妇采取舒适姿势并放松身心；②热敷并轻柔地按摩乳房，有助于输乳管内乳汁流出；③将拇指及示指放在距离乳头根部 2 cm 左右乳晕处，二指相对，其他手指托住乳房，向胸壁方向轻轻下压，有节奏地挤压和放松；④在乳晕周围反复转变手指位置，以便排空每条乳腺管内的乳汁；⑤一侧乳房至少挤压 3～5 分钟，待乳汁减少再挤另一侧，如此反复数次。整个过程 20～30 分钟为宜。除用手通过挤奶方式排空乳汁外，也可选择手动式吸奶器或电动式吸奶器吸出乳汁。

2. 排空乳汁的时机和次数　挤奶应于分娩后尽早开始，通常每 2～3 小时一次，每天 8～10 次左右。有研究表明，如果产后第 2 周以后奶量能维持在每天 500 ml，可改为每天挤奶 5～7 次，若奶量减少，则增加挤奶次数。挤出的母乳可使用适宜冷冻、密封性良好的母乳保鲜袋或玻璃奶瓶冷藏或冷冻，注意在容器外贴上挤奶的日期和时间，以明确母乳保存期限。母乳保存方法和时间见表 7-1。

表 7-1　母乳保存方法和时间

母乳保存方法		足月儿	早产儿
新鲜母乳	室温（25℃以下）	4 小时	1 小时
	冰箱冷藏室（4℃）	72 小时	48 小时
	冷藏盒（15℃）	24 小时	不建议
冷冻母乳	1 开门冰箱制冰室	2 周	不建议
	2 开门冰箱冷冻室（－20℃）	3～6 个月	3 个月
解冻母乳		24 小时	24 小时

3. 冷冻母乳使用　冷冻母乳以冰箱冷藏室内自然解冻、流水解冻或微温热水解冻为宜；解冻后母乳若存放冰箱冷藏室，应在 24 小时内使用；使用时加热至温度 37℃左右。母乳不应使用微波炉加热，以免破坏母乳中营养成分。

（四）妊娠期及哺乳期营养与膳食

产后母乳的分泌与妊娠期的膳食有关，因此，妊娠晚期时，孕妇应该进行科学的膳食，小组内成员可进行每日饮食的分享与交流，互相监督，更改不良的饮食习惯。

妊娠期和产后营养与膳食对保证产妇身体恢复、促进乳汁分泌和保证婴儿需要至关重要，因分娩时体力消耗及失血，流失了大量的蛋白质、脂肪、碳水化合物及各种维生素、矿物质和水分。若为顺产，产妇产后即可进食流质或半流质饮食，以后可进普通饮食。妊娠期和产褥期饮食应注意以下几点：

1. 妊娠期注意营养的正确摄入，避免造成营养不良或营养过剩引起的肥胖。

2. 产褥初期应以清淡、易消化食物为主，待分娩疲劳消除、食欲恢复正常后再调整饮食。产后两周内由于胃肠功能较差，可少食多餐。每天除三餐外可增加 2～3 次辅食，以增加热量和各种营养素供给。

3. 产后饮食应富有营养、含足够热量和水分，每天热量在 3000 kcal 以上。我国营养学会建议，对于哺乳期的产妇，每天摄入热量应较正常妇女增加 8000 kcal 以上，以保证其产后恢复及有充足的乳汁喂养新生儿。由于母乳中含 88％的水分，故产后应多补充水，可饮水、多喝汤等，防止缺水。

4. 多进食优质蛋白，如蛋、奶、海产品、瘦肉及大豆制品。脂肪量可略高于正常人。均衡的食物摄入可使乳汁中有适量的脂肪含量，有利于婴儿生长发育，高质量的脂肪食物（坚果、深海鱼类等）有利于婴儿大脑发育和脂溶性维生素吸收。

5. 禁食辛辣及刺激性食物，忌烟酒。

三、母乳喂养用具准备

母乳喂养时，配合使用工具，喂养过程会轻松很多。妊娠晚期的孕妇可在分娩前提前做好准备，按需购买。

1. 哺乳枕头　有助于缓解产妇喂奶时肩膀和脖子的不适，并在哺乳时提供帮助。

2. 吸奶器　当发生胀奶时可吸出多余的母乳，以及用于需要储存母乳时。

3. 母乳保鲜袋或玻璃奶瓶　用于储存母乳。

4. 乳头罩　防止乳头发生内陷。

在妊娠晚期时，孕妇若决定进行母乳喂养，需要做好心理准备、哺乳知识及用具的准备。在母乳喂养群组化活动中，小组成员互相支持和帮助，则有利于获得良好的喂养结局。

（黄美凌）

群组化活动主题示范：母乳喂养

【主题名称】母乳喂养

【用物准备】倾听球、乳房和婴儿模型、母乳喂养的海报、母乳喂养的各种姿势图片、问题箱、意见牌（“同意”/“不同意”）、白板

【组内成员】主要促导者、辅助促导者、8～12 位孕妇及各自所陪伴的一位家属

【活动目标】发现孕妇在母乳喂养方面存在的障碍，引导性讨论如何克服这些障碍，认识到母乳喂养的好处，增强母乳喂养的信心。

【活动内容】

1. 开场形式　采用三次深呼吸开场。进行第一次呼吸：深吸一口气后，保持，长长地呼气，让大脑清空所有的想法；进行第二次呼吸：深吸一口气

群组化活动主题示范：母乳喂养（续）

后，保持，长长地呼气，让自己保持平静；最后一次呼吸：深吸一口气后，保持几秒钟，缓慢地呼气，同时轻轻睁开眼睛。

2. 促导基本过程

(1) “你比我猜”：辅助促导者比划三个动作（冲奶粉、手动挤奶、母乳喂养），由孕妇猜测对应动作的答案。

(2) 引导孕妇关注到母乳喂养，提出问题，以抛倾听球的形式引导孕妇回答。可以采用以下陈述作为补充：

• 母乳喂养对妈妈身材有影响。(母乳喂养每天消耗 200～500 cal，更利于妈妈减肥)

• 母乳喂养可以减少女性患乳腺癌、宫颈癌、卵巢癌的机会。

• 母乳喂养可以促进宝宝的大脑发育。(母乳含有丰富的营养物质)

• 母乳喂养可以帮助妈妈放松和更多休息。

• 母乳喂养可以增强宝宝的免疫力。(母乳含有丰富的抗体)

• 母乳喂养可以节省时间和喂养成本。

• 母乳喂养可以促进亲子感情。

(3) 在孕妇回答过程中，促导者适当给予肯定及引导，进行归纳总结，在白板上书写。

(4) 给孕妇分发意见牌，引导孕妇对白板上的答案发表意见。

(5) 如果孕妇对白板的答案保持统一意见，可继续从问题箱拿出卡片进行意见表决及讨论。

(6) 分发婴儿模型。孕妇及家庭成员选取各自喜欢的母乳喂养姿势图片，根据选取的母乳喂养姿势进行模拟练习。

3. 结束形式　采用所有群内成员共同口述的形式结束。在主要促导者的带领下，所有孕产妇一起说：“我爱我的身体，我爱我的宝宝，我有信心进行母乳喂养。”

（吴丽雅）

第三节　产褥期照顾

在产后数周内，妇女必须适应身体、心理以及社会等方面的改变，这一阶段给女性带来巨大的挑战，对产妇及其家庭健康有着极其重要的影响，所以在群组化活动中，促导者应引导并鼓励产妇及其家属在产褥期积极参与母婴照顾。

一、分娩初期的观察与管理

分娩初期是指胎儿娩出后 2 小时内。这一时期，产妇全身各系统发生了较大的变化，产后 2 小时内极易发生产后出血、子痫、产后心力衰竭等严重并发症，所以，分娩后须在产房内密切观察 2 小时，严密观察产妇一般情况、生命体征、子宫收缩、阴道出血和膀胱充盈程度、有无会阴及软产道血肿等。一旦发生异常情况，能够有效、及时处理。

1. 一般环境　为产妇提供空气流通、干净整洁、舒适安静的修养环境，保证产妇得到充分的休息。

2. 监测生命体征　严密观察产妇的体温、血压、脉搏、呼吸情况。分娩后立即测量血压和脉搏，以后每 15～30 分钟测量并记录一次，并且密切关注动态变化。当出现血压下降、脉搏增加等异常情况，要结合产妇的出血情况进行评判，积极寻找原因，及时处理。有妊娠期高血压疾病的产妇若血压增高，立即通知医生，积极处理，防止发生产后子痫。合并有心脏病的产妇要评估其心功能，防止发生心力衰竭。

3. 预防产后出血　产后出血极易在产后 2 小时内发生，胎盘娩出后要检查胎盘、胎膜的完整度，密切观察子宫收缩情况及阴道出血量，注意宫底高度。用弯盘或集血器放于产妇的臀下，收集子宫、会阴和阴道伤口的出血，以准确计量产后出血量，为准确诊断和有效处理产后出血提供依据。每 15 分钟评估子宫收缩情况及宫底高度，正常情况下，分娩后的子宫硬而呈球形，产后出血多的产妇可适当延长在产房内观察的时间。

4. 早期建立母乳喂养　新生儿在出生后 20～30 分钟内吸吮反射能力最强，因此，在群组化活动中，应与孕妇及家属讨论。产后 60 分钟内与新生儿进行肌肤接触及乳头吸吮，建立母子亲情，促进乳汁分泌，完成第一次母乳喂养。

二、产后护理与保健

(一) 医院内的产褥期护理与保健

1. 生命体征监测　测量体温、脉搏、呼吸、血压，每日 2 次，注意体温的动态变化，若体温超过 38℃，需与“泌乳热”等进行鉴别，对症处理。

2. 饮食与起居　产后提供富含维生素、蛋白质、碳水化合物、纤维素、富含铁元素的营养均衡的饮食，足够热量和水分。修养环境应保持安静、舒适、空气清新，房间内温度保持在 22～24℃，定时开窗通风，空气流通，衣服宽松透气，及时更换。

3. 母婴同室　除医学指征外，病区内实行 24 小时母婴同室，因新生儿沐浴、检查等原因离开母亲，24 小时内不超过 1 小时。

4. 排泄和排便　产妇需保持大小便通畅，特别是在产后 4 小时内鼓励产妇及时排尿，记录产妇首次排尿时间和尿量，并评估膀胱充盈度，预防尿潴留。对产后不能自行排尿的产妇，可采取以下方法：温开水冲洗会阴部、下腹部热敷、针灸、耳穴埋子等方法诱导排尿，必要时留置导尿。鼓励产妇早期下床活动，促进肠蠕动，多吃富含纤维素的食物，预防产后便秘。

5. 观察子宫复旧及恶露　产后1周内应每天定时测量宫底高度，了解子宫复旧情况，测量前产妇排空膀胱；每天观察恶露颜色、气味及量。若子宫复旧不全，恶露量增加，红色恶露时间延长，应及早给予子宫收缩药物。若合并感染，恶露有臭味，按压子宫有压痛，应及早到医院就诊。

6. 会阴护理　帮助产妇及时更换会阴垫，鼓励产妇大小便后及时温水清洗，保持外阴清洁干燥。有会阴缝合伤口时，每日观察伤口周围有无渗血、血肿、红肿、硬结及分泌物，嘱产妇会阴伤口对侧卧位休息。会阴部有明显水肿时可用50%硫酸镁湿敷；会阴部切口疼痛剧烈或产妇肛门有坠胀感，应及时汇报医生，排除阴道壁或会阴部血肿。在群组化活动中，应让产妇知晓，正常情况下，会阴部伤口约4～5天愈合，若切口感染，需提前拆线引流。

7. 乳房护理　在群组化活动中，应与群组内成员讨论乳房护理的注意事项。哺乳期间着宽松、透气、柔软质地的胸罩，大小合适，穿着舒适。保持产妇乳房干燥、整洁。要关注乳房有无肿胀，硬结，局部皮肤有无发红，乳头有无皲裂，产妇有无疼痛等，发现异常情况，及时处理。当哺乳期间遇到乳头凹陷、乳头皲裂、乳房胀痛、乳腺管堵塞等异常问题，需进行专业指导。如扁平乳头或乳头凹陷，因乳头凹陷且乳头伸展性不好，婴儿不易将乳汁吸出，可导致乳腺管阻塞、乳腺炎等，应指导母亲做乳头伸展练习和乳头牵拉练习，在哺乳过程中变换多种哺乳姿势，也可借助乳盾等辅助工具，以利于婴儿含接乳头，提高母乳喂养成功率。

8. 深静脉血栓预防　产后发生深静脉血栓的风险因素包括产程延长、制动、感染、出血及输血等。因此，对于明确存在发生深静脉血栓风险的孕产妇，应根据其实际情况在产后第10天至6周内，做好血栓的风险评估，倾听产妇的主诉，观察有无呼吸增快、呼吸困难、血氧饱和度下降等肺栓塞症状；观察下肢皮肤颜色、皮肤温度、皮肤感觉的变化，对两下肢周径进行比较；如有下肢温度降低、酸胀、感觉麻木、足背动脉减弱，均应警惕静脉血栓形成。

9. 运动与早期康复训练　产后康复锻炼有利于体力恢复、排尿及排便，合理的产后运动能促进产妇产后体力恢复、预防或纠正子宫后倾，促进腹壁肌、盆底肌的张力恢复，对产后子宫复旧有良好的作用。经阴道分娩的产妇鼓励早期下床轻微活动，24小时后可随意活动；有会阴侧切或剖宫产的产妇可适当推迟下床活动时间，鼓励产妇床上活动，如产后操。第一次下床活动时应防止跌倒，保障安全。

10. 心理护理　产妇产后正在适应生理、社会和心理的变化，从分娩中恢复，适应激素的变化，并学会照顾新生儿，心理反应呈现两重性。一方面，因为母亲角色的转变带来自豪、兴奋和快乐感；另一方面，因为自身恢复与照顾新生儿，产妇自身面临很大的挑战，包括睡眠不足、疲劳、疼痛、母乳喂养困难、家庭压力、新产生的或加剧的精神健康问题，以及产褥期妇女本就常见的心理焦虑或抑郁等心理问题。因此，在群组化活动中，应引导产妇早期识别不良情绪，预防心理问题的发生。

（二）产后访视

社区人员在产妇出院后3天、产后14天和产后28天三个时间段入产褥期妇女家中进行访视；产后42天产妇返回医院进行系统的检查。产后访视的内容包括：①了解产妇饮食和睡眠等一般情况；②观察乳房是否有乳胀、结节、乳头皲裂等情况，评价母乳喂养的效果；③观察子宫复旧及恶露；④观察会阴伤口或腹部切口恢复情况；⑤了解产妇心理状况；⑥观察新生儿生长发育情况，如体重变化、有无黄疸、母乳喂养等情况。如发现异常，应及时到医院就诊。在群组化活动中的具体项目和要求见表7-2。

表7-2　产后群组化保健项目与要求

项目	要求
护理团队	姓名、电话、办公室或诊所地址
产后访视	时间、日期、地址、预约电话
婴儿喂养计划	预期喂养方法，可用社会资源（母乳喂养助产士门诊、哺乳热线、妈妈群组），恢复工作后泌乳支持资源
再次妊娠计划	期望子女数量、下次妊娠时间
避孕计划	避孕方法、开始时间、效果、潜在副作用，可咨询联系的保健人员
妊娠合并症	妊娠合并症的随访和检查建议（如合并妊娠期高血压需测血压、合并妊娠期糖尿病需进行葡萄糖耐量试验等）
不良妊娠结局与ASCVD	与ASCVD相关的不良结局需要做ASCVD基线的风险评估，并评估是否需要在整个生命周期内预防ASCVD
心理健康	对妊娠期或产后确诊焦虑、抑郁等精神问题的妇女进行关注
产后并发症	产后并发症的管理建议（如压力性尿失禁建议做盆底肌康复运动）
慢性健康问题	持续健康问题的治疗方案及负责跟进的健康保健团队成员

ASCVD，动脉粥样硬化性心血管疾病

（周　琴　于晶晶）

参考文献

[1] 姜梅. 产科临床护理思维与实践. 北京：人民卫生出版社，2013.

[2] 魏碧蓉. 助产学. 2 版. 北京：人民卫生出版社，2019.
[3] 芭芭拉·哈珀. 温柔生产. 温柔星球翻译小组，译. 北京：电子工业出版社，2016.
[4] 宋丽莉，刘杨. 精细化管理在新生儿床旁护理同质化服务中的应用效果. 中华现代护理杂志，2016，22（15）：2170-2173.
[5] 贾荣聪. 导乐分娩对初产妇顺产率的影响. 中国处方药，2018，16（03）：143-144.
[6] 王敏，何剑. 温柔分娩管理模式在初产妇分娩中的应用. 中国病案，2016，17（12）：91-93.
[7] 曹莉园，周盛萍，龚云辉，等. 分娩镇痛对初产妇产程的影响. 实用妇产科杂志，2017，33（4）：286-291.
[8] 贺腾，张时鸿. 非药物分娩镇痛的研究进展. 中华妇幼临床医学杂志，2016，12（2）：232-236.
[9] 李海燕，郑旭萍，陈红，等，水中分娩对孕产妇产程的影响. 预防医学，2017，29（01）：98-100.
[10] 杨小风，王凯，王雅莉，等. 水中分娩对母儿安全性的研究. 中国妇幼保健，2014，29（08）：1288-1290.
[11] 廖光东，罗东，姚强. 美国妇产科医师学会“2017 产科镇痛和麻醉实践指南”解读. 实用妇产科杂志，2017，33（08）：586-589.
[12] 滕平，李欣荣，王增梅，等. 分娩镇痛新进展. 中国实用医药，2007，2（33）：189-190.
[13] Sekulic S. Effects of underwater birth on the newborn. Sao Paulo Med J，2014，132（3）：191-192.
[14] Ulfsdottir H，Saltvedt S，Georgsson S. Waterbirth in Sweden-a comparative study. Acta Obstet Gynecol Scand，2018，97（3）：341-348.
[15] Bonapace J，Gagné GP，Chaillet N，et al. No. 355-Physiologic Basis of Pain in Labour and Delivery：An Evidence-Based Approach to its Management. J Obstet Gynaecol Can，2018，40（2）：227-245.
[16] 崔一帆，张蓓，肖绪武. 不同喂养方式对婴儿早期生长发育影响的研究. 中国儿童保健杂志，2016，24（07）：735-738.
[17] 世界卫生组织和儿基会为在全球卫生机构推广母乳喂养发布新指导. 中国卫生政策研究，2018，11（05）：32.
[18] 赵艾，薛勇，张玉梅. 生后 4 个月内不同喂养方式对学龄前儿童生长发育的影响. 中华围产医学杂志，2014，17（07）：444-448.
[19] Decesare JZ，Jackson JR. Centering pregnancy：practical tips for your practice. Arch Gynecol，2015，291（3）：499-507.
[20] Rising SS. Centering pregnancy：an interdisciplinary model of empowerment. J Nurse Midwifery，1998，43（1）：46-54.
[21] Ledford CJW，Canzona MR，Cafferty LA，et al. Mobile application as a prenatal education and engagement tool：a randomized controlled pilot. Patient Educ Couns，2016，99（4）：578-582.
[22] 杨丽霞，王晓阳，罗茵，等. 六步法乳房按摩促进母婴分离产妇泌乳Ⅱ期启动的效果观

察．解放军护理杂志，2020，37（02）：36-39.
[23] Mazza D. 澳大利亚 Danielle Mazza 教授全科医疗案例分析——常见的母乳喂养问题．中国全科医学，2015，18（07）：736-739.
[24] Amir LH，Academy of Breastfeeding Medicine Protocol Committee. ABM clinical protocol ＃4：Mastitis，revised March 2014. Breastfeed Med，2014，9（5）：239-243.
[25] 邓永芳，贺芳，符白玲，等．促进母婴分离产妇母乳采集的循证实践．中华护理杂志，2020，55（01）：22-27.
[26] 朱一民，刘坦，苏笑，等．产褥期妇女母乳分泌不足相关因素分析．中国生育健康杂志，2019，30（06）：545-548.
[27] Fallon V，Groves R，Halford JC，et al. Postpartum Anxiety and Infant-Feeding Outcomes：A Systematic Review. J Hum Lact，2016，32：740-758.
[28] 胡菊莲，周临，屠美云．群组孕期保健干预模式对孕产妇分娩结局及心理状态的影响．健康研究，2020，40（03）：307-310.
[29] Committee Opinion No. 666：Optimizing postpartum care. Obstet Gynecol，2016，127（6）：e187-e192.
[30] 张玉侠．实用新生儿护理学. 北京：人民卫生出版社，2015.
[31] 中华医学会围产医学分会．中国新生儿早期基本保健技术专家共识（2020）. 中华围产医学杂志，2020，23（7）：433-440.
[32] 刘真，孙瑜．妊娠期及产褥期静脉血栓栓塞疾病诊治：2015 英国皇家妇产科医师学会指南解读．中华围产医学杂志，2017，20（12）：841-845.
[33] 刘宁，李喆，钟际香．高龄二胎产妇产后优化护理及管理的最佳证据总结．中华护理杂志，2019，54（12）：1881-1886.
[34] National Institute for Health and Care Excellence. Postnatal care. Quality standard. Manchester：NICE，2013.
[35] 张莉，张军，黄晓莉. 美国妇产科医师协会《优化产后护理》意见解读．妇产与遗传（电子版），2017，7（4）：37-40.

第八章　妊娠 30～34 周群组化母婴保健

助产士主导的群组化母婴保健模式能够以孕产妇为中心，以其需求为导向，使孕产妇同时获得来自助产士、家属和同伴的全面支持，更好地应对孕育过程中出现的问题。随着群组化活动的开展，同伴间的联系进一步加深，使孕妇愿意主动、自由地表达自己的想法，表露自己的担忧、焦虑、恐惧等情绪以及对妊娠的体验等。妊娠 30～34 周的孕妇及家庭会为迎接新生儿出生做出家庭计划和提供必要的社会支持系统。

第一节　妊娠晚期家庭及社会支持

妊娠晚期，孕妇往往会因为一些生理性改变，如水肿、下肢和外阴静脉曲张、腰背痛等，担心早产、分娩疼痛及分娩方式的选择，以及是否能顺利通过分娩期、母婴是否安全等，出现紧张、焦虑或抑郁情绪。家庭成员及社会各界的支持和鼓励对妊娠晚期保健非常重要。

一、营造温馨的环境氛围，增加妊娠期女性的幸福感

孕妇绝大多数时间所处的环境都是家庭环境，接触最多的也是家庭成员，家庭对于调节孕妇情绪状态、缓解孕妇的压力起着至关重要的作用。通过家庭关怀和支持，可以有效消除孕妇焦虑、抑郁、恐惧心理，对于改善孕妇心理作用起到很大的作用。

（一）夫妻间互敬互爱，是共同创造温馨家庭的感情基础

要创造一个良好的家庭氛围，首先夫妻双方要相互理解。丈夫要积极热忱地为妻子及胎儿服务，扮演好未来父亲的角色，让妻子觉得称心，让胎儿感觉到惬意。夫妻间要相互尊敬，有意见分歧应相互协商妥善解决。

（二）夫妻间互信互勉，是共同创造温馨家庭的心理保障

相互信赖，坦诚相见，是夫妻生活和谐的可靠保障。丈夫多帮助、体谅、谦让妻子，让妻子在妊娠期处于身心愉悦的状态。在妊娠期，特别是妊娠晚期，随着孕周增加，社交活动也逐渐减少，有的孕产妇社会支持能力又较弱，容易感受到孤独。再加上生理改变导致孕妇心理产生相应的变化，也会产生很多情绪反应，如易烦躁，唠叨等，丈夫应多包容妻子，且不可忽视妻子的心理变化。

（三）夫妻间互谅互慰，是营造温馨家庭的关键

伊格利和伍德提出了生物因素与文化因素交互作用的理论。他们认为存在许多因素，包括生物影响和儿童期社会化，导致了男女两性不同的社会分工。成年以后，直接影响社会行为差异的是社会角色，此种角色反映了两性的劳动分工。女性由于先天的分娩和哺乳能力，更适合抚育者的社会角色。于是男女两性就各自倾向于表现那些符合角色期望的行为，并相应地塑造自己的技能和信念。因而天性和教养构成了一张“彼此交织的网”。家庭生活中，妻子往往承担着家务活。在妊娠期，丈夫应主动承担家务，陪同妻子产检，夫妻双方共同准备新生儿用品等，让妻子感受到丈夫的支持和鼓励，夫妻双方共同经历妊娠期，为共同创造温馨的家庭而努力。

（四）夫妻间互帮互助，提升家庭幸福感

无论是家庭环境还是社会环境都会影响孕妇的情绪状态，家庭中每天保持房间空气新鲜、适当开窗通风、保持适宜的温湿度、光线柔和，在房间摆放绿色植物，张贴宝宝健康、快乐的照片等，这些都可以从一定程度上缓解孕妇的焦虑、恐惧等不良情绪反应。妊娠分娩是夫妻共同的责任，丈夫是女性在妊娠期最重要的支持者、陪伴者、分担者，丈夫在这个特殊的时期应尽可能多地陪伴在妻子身边，理解支持照顾妻子，帮助她顺利度过情感脆弱期。家庭其他成员也要齐心协力，使孕妇体会到每个家庭成员的支持和鼓励。尽量避免负性事件的刺激，减少其孤独感，树立战胜困难的信心。家庭成员不仅要在生活上关心体贴孕妇，还要倾听她的心声，帮助孕妇及时调整不良情绪，消除其内心的焦虑、烦恼及不安，让孕妇感受到自己和孩子在家人心目中占有同样的地位，增加幸福感。

二、充分调动社会支持系统，降低孕妇的抑郁与焦虑程度

（一）了解医院环境，减轻心理压力

孕产妇出现心理问题的主要原因是相关知识缺乏。随着分娩期的临近，准妈妈们对分娩环境一无所知时，会增加妊娠晚期孕妇内心的抑郁与焦虑感，可以在入院分娩前了解分娩环境，可以减轻其心理压力。在群组化活动中，应鼓励准爸爸、准妈妈们在医院参观日了解宝宝出生的环境。病区走廊可以布置赏心悦目的展板，如妊娠期须知、母乳喂养方法、新生儿沐浴、产后健身操等相关知识。营造温馨舒适的病房环境，保护患者隐私，消除孕妇对分娩环境的陌生感和恐惧感，并产生安全感。

（二）家人陪伴孕妇参加群组化活动，让孕妇感受到家人及医护人员的关心

了解分娩期相关知识，促导者应使用通俗易懂的语言介绍分娩的基本知识，讨论子宫收缩在产程中的作用，让孕妇了解分娩过程。同时应鼓励孕妇表达内心的感受、想法和情绪，耐心倾听其心理困惑。了解孕妇的兴趣安好，引导她

关注周围及外界的事情，鼓励其参与易完成、有趣味的活动，如养花、听音乐、欣赏画册、阅读、散步、做一些力所能及的工作等，让孕妇的身体和思维忙碌起来，减少空闲时间。一方面中止不良刺激源的作用，防止不良情绪的蔓延；另一方面通过参与新的活动达到增进积极的情绪体验的目的。对过于紧张、敏感的孕妇，建议其适当宣泄，如写日记、撕纸法（将自己的不愉快详细写在纸上，然后将其撕掉）、倾诉等。一方面，倾诉可以让孕妇释放压力，减轻心理负担；另一方面，通过倾听可以了解孕产妇的心理需要和情绪变化，从而有针对性地安慰、关心和鼓励，提供心理支持，同时可以建议家人对孕妇运用点头、微笑、轻声答应等方式鼓励产妇的积极行为，帮助产妇树立信心，有能力承担母亲角色，体现自我价值。提高孕妇的应对能力，帮助其顺利度过妊娠晚期和分娩期。

三、小结

综上所述，女性在经历妊娠这一特殊的重大生活事件中，往往会出现复杂的心理变化，焦虑和抑郁是最常见的心理应激反应。在妊娠晚期，孕妇面临分娩的压力、父母角色的转变、产后哺育的压力，更易出现不安和恐惧，可致孕妇早产的风险增高，增加妊娠期合并症的发生率，甚至延续至产后引发产后抑郁。这些负面的心理压力不仅对孕妇本身造成危害，还可能影响到胎儿的健康行为发展。因此，孕妇不仅需要物质上的支持，更需要精神上、情感上、心理上的关注。促导者应尽可能满足孕妇生理、心理、安全的认识，展开支持性心理干预，帮助孕妇树立自信，学会利用社会支持系统。

（毕　琳　周　菊）

第二节　新生儿照顾计划

新生儿是指从脐带结扎到出生后28天内的婴儿。新生儿根据出生时孕周分为足月儿和早产儿。足月儿指胎龄≥37周并＜42周，出生体重≥2500 g并＜4000 g的新生儿；胎龄＜37周出生的新生儿为早产儿。胎龄≥42周出生的新生儿为过期产儿。根据出生体重，又将体重＜2500 g者称为低出生体重儿，出生体重≥4000 g称为巨大儿。早产儿、低出生体重儿、巨大儿和过期产儿在生长发育和疾病方面具有非常明显的特殊性，全身各个系统的功能从不成熟逐步转为成熟，期间新生儿发病率、死亡率也高。早产儿、低出生体重儿在婴儿期和儿童期是生长迟缓、感染性疾病和生长发育落后的高风险人群，营养管理成为提高早产儿生命质量的关键点之一。因此孕妇及家人需要在分娩之前做好充分的准备来迎接新生儿的到来。

新生儿在不同生长发育阶段有其特殊性，需要重点关注新生儿出生时的护理、母乳喂养、新生儿养育照护和营养管理。家庭成员的角色因此发生改变，妻子将转变为母亲角色、丈夫转变为父亲角色等，家庭成员应为未来家庭生活中各自扮演的不同角色及共同适应新的生活方式做好一切准备。助产士掌握这一护理能力对提高产后新生儿护理质量大有裨益。孕妇进入32周以后，我们需要开始为新生儿照护做准备。有准备地迎接新生儿的到来，包括做好新生儿照护计划、妈妈家庭安排和支持系统的建立。

一、孕妇如何为迎接新生儿做准备

（一）积极预防早产

早产儿会增加新生儿照护难度，其生存质量和成活率均低于足月儿，也增加社会和家庭的负担。随着医疗技术的快速发展，部分早产是可以预防和避免的，通过促进胎儿肺部成熟，提高其出生后的成活率。因此，在群组化活动中，孕妇应在妊娠晚期积极做好预防早产的准备。

1. 一般预防　定期产检，第1次产检时孕妇应与产检医生充分沟通排查是否存在早产高危因素，以便做好针对性预防措施。

2. 了解预防早产的方法　对本次妊娠可能存在的早产高风险的合并症、并发症配合医生积极治疗，如多胎妊娠、羊水过多等合并症。

3. 妊娠期保持良好积极的态度　提倡平衡饮食，保持愉快心情，减少不良情绪对胎儿的影响。避免分娩恐惧不良情绪增加妊娠期自发性早产的发生率和对胎儿的不良影响。

4. 树立正确应对难免性早产的措施　对于有早产高危因素的孕妇，应该了解妊娠期早产迹象的症状，如妊娠晚期出现规律的腹痛、子宫收缩、阴道流液等症状，均应及时到有早产儿救治能力的医疗机构救治，规范使用糖皮质激素促进胎肺成熟，以及保护胎儿脑神经等治疗，及早转入NICU，采用暖箱保暖、呼吸、循环支持等救治方法，提高新生儿的存活率，减少伤残率。

（二）鼓励孕妇积极寻找社会支持，确立母亲角色的胜任力

母亲角色的胜任是孩子出生后家庭发展的重要步骤，对产妇和孩子的健康发展都有重要的意义。每个父母，特别是初产妇家庭都经历孩子出生时的喜悦、不知所措和迷茫，所以群组化活动中，促导者对孕妇及家庭成员的支持非常重要，帮助产妇达成母亲角色是工作的重点。

1. 做好母亲角色的转变　鼓励孕妇在产前做好照护新生儿的人员安排，新生儿出生后，产妇能够有家人或是专业的陪护人员负责起居饮食，并提供产妇所需要的服务，让产妇能够集中精力照顾新生儿。有效支持产妇胜任母亲角色的转变是产后家庭支持的一项重要工作。

2. 鼓励家庭及社会对孕妇自我效能的支持　由于传统的护理模式更多地关注产妇在围生期方面的生理照护，而忽视了其在产后自我效能方面的诉求，使得产妇无法顺利从一个妻子的角色过渡成为一个合格的母亲角色。家庭应该给予产妇更多生活上的照护，让产妇有能力和精力照护新生儿，鼓励产妇自行为新生儿哺乳、护理，使其能及早胜任母亲的角色和职责，让产妇有信心承担起母亲责任。母亲是新生儿最佳照护者，对0～3岁的婴幼儿生长发育有长远的意义。

3. 孕产妇积极寻找支持系统　母亲角色适应情况与社会支持力度、孕产妇自我支持和支持利用度呈正相关。国外研究普遍认为，获得正确信息传递是孕产期社会支持体系重要渠道之一。家庭和产检医生是信息传递的关键节点，正确及时给予孕妇准确规范的孕产期保健信息和知识，传递母婴护理理念和技能，营造良好的母婴健康护理体系，能提高孕产妇的社会支持保障。

4. 树立正确的养育观念　养育照护方法是有效促进婴儿早期发展最直接最有效的科学育儿理念。一项在加拿大进行的队列研究发现，即使母亲患有妊娠并发症或者出生时伴有低出生体重、早产，获得充足回应性照护的18月龄的婴幼儿在同一时期的社会认知能力比未获得充足回应性照护的婴幼儿更好。孕妇及家庭成员应积极学习新生儿生长健康、营养管理、安全照护、回应性照护和早期学习机会等知识，例如新生儿沐浴、抚触等，促进神经系统发育，并利于新生儿母乳喂养、保障新生儿安全等。

5. 知晓新生儿的特殊生理状态，识别新生儿的病理表现，并及时处理。大多数婴儿的发病甚至病亡是由于父母不能识别新生儿的异常状态，或对新生儿护理知识的不足或误解导致的。孕产妇需要学习新生儿照护的技能、知识和正确的态度，如新生儿体温测量、大小便的观察、黄疸观察、脐带的护理、呛奶的处理等，以保障新生儿安全。

二、孕妇丈夫的新生儿照护准备

父亲参与教养的程度高对儿童的亲社会行为有积极影响，且父子依恋关系对儿童亲社会行为的关系建立起中介作用。

1. 学习照护新生儿的技能　与孕妇一起学习产后护理及新生儿照护方面知识和技能，与孕妇形成统一思想认知，避免意见分歧所致的家庭矛盾。

2. 做好分娩陪产时的行为及技能准备　因在陪伴分娩过程中丈夫易产生压力、恐惧、焦虑、无助、失落等负性情绪，所以应掌握一定的陪产知识和技能。

3. 了解并经历产妇分娩的过程，与产妇一起迎接新生儿，如参与给新生儿断脐带，帮助母亲进行母乳喂养等。

4. 共同面对特殊新生儿的治疗与护理，给母亲坚强支持，承担新生儿住院压力，减少母亲产后抑郁症的发生，给予宝宝更多的支持行为，如进行袋鼠护理，提高产妇转化母亲角色的成功率（图 8-1、图 8-2）。

5. 塑造和谐的家庭氛围，建立良好的亲子关系，可给婴幼儿带来心理的安全感，支持其不断探索、学习，使其在情感、社交和认知方面良好发展。

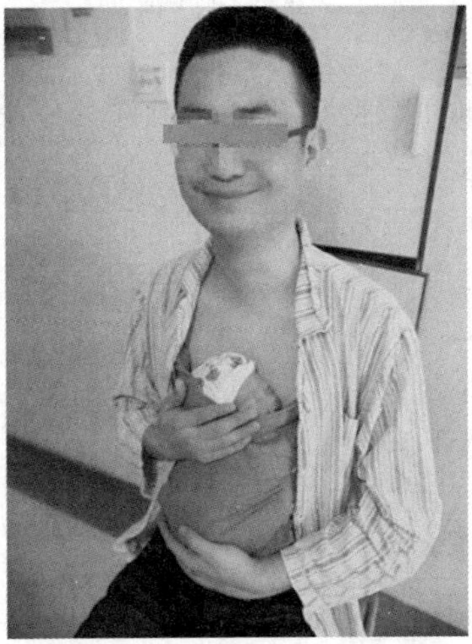

图 8-1　“袋鼠爸爸”同样温暖

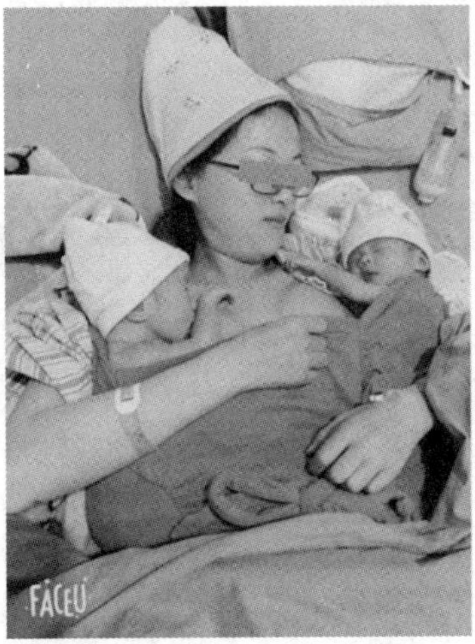

图 8-2　双胞胎妈妈做袋鼠护理

三、新生儿的环境及生活用物准备

新生儿的降临是家庭成员的增加，为其准备符合新生儿生长发育的环境，包括时间环境、空间环境、语言环境、行为环境、艺术环境等，这些对新生儿的生长发育影响巨大，需要达到有利于新生儿睡眠、活动、清洁卫生、身心健康的要求。

1. 温、湿度适宜　居室应保持冬暖夏凉。

2. 居室光线适宜　避免强光、直射光刺激，可使用窗帘适当调整，夏季拉上窗帘避免过热，冬季多开窗使居室内空气流通，有充足的阳光照射，但避免对流风。

3. 适合新生儿的衣服和被褥　新生儿最好选择柔软、尺寸大一些的纯棉质地的衣物，以系带子的无领无扣子的样式为佳。最好选用白色或浅色的透气性好、对新生儿皮肤无刺激性的纯棉材质。新生儿包被不宜过厚，以一斤重纯棉的为好。新生儿无需穿鞋，长期穿袜子和连脚衣服同样可能影响宝宝发育。

4. 纸尿裤的选择　符合经济性、时效性和个性化的特点。新生儿生长发育快，同一型号的纸尿裤不宜存储过多，根据季节、新生儿体重和性别，选择吸水性好、柔软、透气性好、不回渗、有尿液显示标志、无刺激性的纸尿裤。

新生儿的出生给母亲和家庭带来喜悦，也需要产妇较好地适应母亲角色，积极寻找需求支持系统，掌握新生儿照护的技能和方法，这些对新生儿的生长发育都有积极影响。因此，妊娠30～34周的孕妇做好母亲角色准备，家庭为迎接新生儿做好全方位的准备，将有利于新生儿的健康成长。

（罗晓菊　翟巾帼）

群组化活动主题示范：新生儿照顾

【主题名称】新生儿照顾

【用物准备】新生儿模型、新生儿尿片、新生儿大便识别卡、新生儿饥饿识别卡、母乳喂养姿势卡、新生儿抚触和沐浴的视频学习包、杯子、纽扣

【组内成员】主要促导者、辅助促导者、8～12位孕妇及各自所陪伴的一位家属

【活动目标】帮助孕妇和家庭成员认识到新生儿出生后的常见问题，思考家庭适合的照顾决策

【活动内容】

1. 开场　邀请群内孕妇分享宝宝的小名（昵称）以及为什么起这个名字。

2. 促导基本过程

(1) 杯子选问题：将写有新生儿照顾常见问题的杯子摆在桌子上，由群组内孕妇和家属分别向杯子里投纽扣，选择自己对新生儿照顾方面存在的问题（图1）。

群组化活动主题示范：新生儿照顾（续）

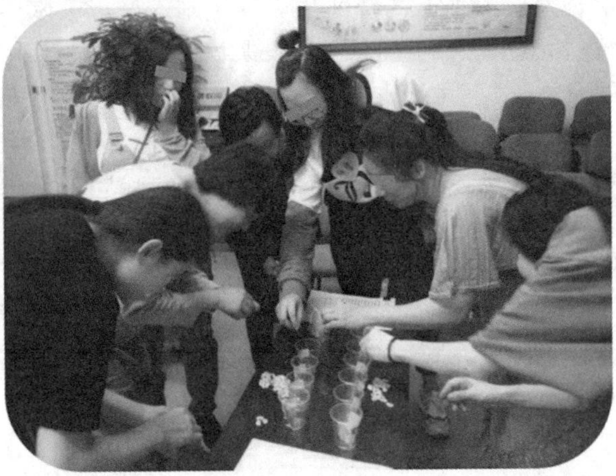

图1 杯子选问题

（2）将选择最多的两个问题进行讨论分享，由有经验的群组内孕妇先分享。

（3）促导者针对群组内孕妇提出的问题进行讨论，如新生儿的换尿片方法、大便识别（应用新生儿大便识别卡）、新生儿饥饿识别、母乳喂养、新生儿抚触和沐浴（应用视频学习包）等。

（4）设置游戏环节，开展由准爸爸用新生儿模型给宝宝穿尿片的比赛，颁发“优秀奶爸”证书。由辅助促导者进行正确的指导（图2）。

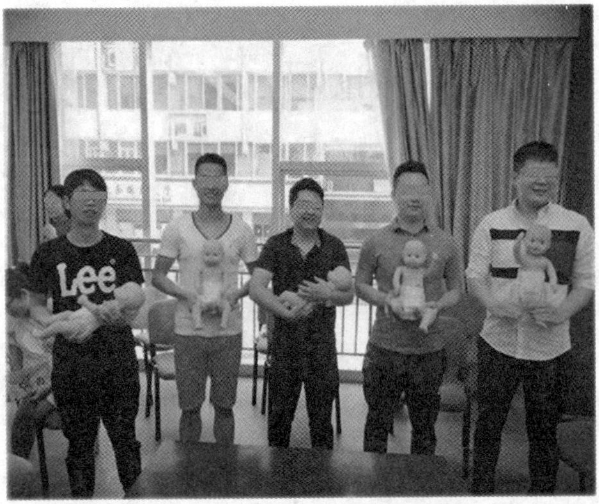

图2 准爸爸给宝宝穿尿片游戏

群组化活动主题示范：新生儿照顾（续）

（5）用新生儿大便识别卡、新生儿饥饿识别卡、母乳喂养姿势卡及新生儿照护卡等进行“同意”/“不同意”的投票活动。

（6）将“同意”/“不同意”投票活动中大家提出疑问较集中的问题进行讨论。

（7）促导者针对群组内孕妇提出的问题进行讨论，如新生儿出生后的母乳喂养。

（8）由辅助促导者指导群组内孕妇正确的母乳喂养姿势和方法。

3. 结束　采用所有群内成员共同口述的形式结束。在主要促导者的带领下，所有孕产妇将手比成心形放在腹部，一起说：“我满心欢喜迎接宝宝的到来，我可以照顾好我的宝宝。”

（朱社宁）

参考文献

[1] 李秀容，周婉霞．晚期妊娠孕妇社会支持与焦虑的相关性调查研究．中外医学研究，2014，12（34）：76-78.

[2] 鲍冠君，朱琳，罗烨，等．妊娠晚期孕妇心理压力现状及其影响因素．中国实用护理杂志，2018，34（18）：1389-1393.

[3] 王卫平，孙锟，常立文．儿科学．9版．北京：人民卫生出版社，2018.

[4] 崔焱，仰曙芬．儿科护理学．6版．北京：人民卫生出版社，2017：169.

[5]《中华儿科杂志》编委．早产、低出生体重儿出院后喂养建议．中华儿科杂志，2016，54（1）：6-12.

[6] 陈宝英，刘宏，王书荃，等．新生儿婴儿护理养育指南．北京：中国妇女出版社，2018.

[7] 中华医学会儿科分会新生儿学组．早产儿管理指南．中华儿科杂志，2006，44（3）：188-191.

[8] Schmöker A，Flacking R，Udo C，et al. Longitudinal cohort study reveals different patterns of stress in parents of preterm infants during the first year after birth. Acta paediatr，2020，109（9）：1778-1786.

[9] Blackmore ER，Gustafsson H，Gilchrist M，et a1. Pregnancy-related anxiety：Evidence of distinct clinical significance from a prospective longitudinal study. J Affect Disord，2016，197：251-258.

[10] Oechsle A，Wensing M，Ullrich C，et al. Health Knowledge of Lifestyle-Related Risks during Pregnancy：A Cross-Sectional Study of Pregnant Women in Germany. Int J Environ Res Public Health. 2020，17（22）：8626.

[11] 李妍，张华，马秀华．分娩恐惧与自发性早产的关系．中国生育健康杂志，2020，31

(3)：243-245.

［12］ Wu YH，Zhang H，Wang CQ，et al. Inflammatory modulation of the associations between prenatal maternal depression and neonatal brain. Neuropsychopharmacology，2021，46 (2)：470-477.

［13］ Wei Q，Shi HJ，Ma XM，et al. The impact of maternal stress on offspring birth weight and the mediating effect of dietary patterns：the Shanghai Maternal-Child Pairs Cohort study. J Affect Disord，2021，278：643-649.

［14］ 张洪，刘晓丹，王芹华．国内外父母育儿胜任感的研究进展．中华现代护理杂志，2016，22 (16)：2361-2363.

［15］ 翁雪玲，瞿佳，江志潇．社会支持和育儿胜任感对高危孕妇抑郁的影响．护理学杂志，2017，32 (16)：80-83.

［16］ 吴丽萍，胡晓斐，王叶飞．初产妇母亲角色适应与应对方式及社会支持的相关性研究．中华护理杂志，2012，47 (5)：410-413.

［17］ Laurenzi GD. Construction and Implementation of an Experimental Instrument for Assessing and Monitoring Oncological Pain to Use in Professional Nursing Care. Prof Inferm，2012，65 (4)：235- 243.

［18］ World Health Organization. Nurturing care for early childhood development：a framework for helping children survive and thrive to transform health and human potential：executive summary. Geneva：WHO，2018.

［19］ 中华人民共和国国务院．关于促进3岁以下婴幼儿养育照护服务发展的指导意见［EB/OL］.［2020-03-07］. http：//www. gov. cn/xinwen/2020-09/12.

［20］ 中国妇幼保健协会婴幼儿育照护专业委员会．婴幼儿养育照护专家共识．中国儿童保健杂志，2020，28 (9)：1063-1068.

［21］ Wade M，Madigan S，Akbari E，et al. Cumulative biomedical risk and social cognition in the second year of life：prediction and moderation by responsive parenting. Front Psychol，2015，6：354.

［22］ 芭芭拉·哈珀．温柔分娩．温柔星球翻译小组，译．北京：电子工业出版社，2016.

［23］ 黎志华，尹雲云，蔡太生，等．父亲参与教养程度、父子依恋关系对儿童亲社会行为的影响．中国临床心理学杂志，2012，20 (5)：705-707.

［24］ 盛芝仁，陈燕，柳春波，等．强化父亲参与和支持策略对促进母乳喂养实践的效果评价．中国护理管理，2017，17 (3)：397-400.

［25］ 孙赵娜，李云云，吴兰君，等．亲情化干预对产妇自我保健能力及新生儿照护技能的影响．护理学报，2017，24 (3)：65-67.

［26］ Sizugbara C. Single motherhood and neonatal and infant mortality in Sierra Leone，Burkina Faso and Burundi. New York：Public Health，2016：122-130.

［27］ Kang G，Lim JY，Kale AS. Mortality among twins born to unmarried teenagers in the Unite. SMJ，2015，56 (3)：157-163.

［28］ 付玉惠，赵红，吴丽萍，等．初产妇配偶陪产体验的调查研究，中华护理杂志，2018，53 (1)：52-56.

［29］ Laudi A，Peeples E. The relationship between neonatal encephalopathy and maternal

postpartum depression. J Matern Fetal Neonatal Med，2020，33（19）：3313-3317.
[30] 王帆，李玉，李胜玲，等．袋鼠式护理对早产儿母亲紧张焦虑 及亲职压力的影响．中华行为医学与脑科学杂志，2020，1（29）：74-78.
[31] Gill VR，Liley HG，Erdei C，et al. Improving the uptake of Kangaroo Mother Care in neonatal units：A narrative review and proposed conceptual framework. Acta Paediatr，2021，110（5）：1407-1416.
[32] Charpak N，Angel MI，Banker D，et al. Strategies discussed at the XIIth international conference on Kangaroo mother care for implementation on a countrywide scale. Acta paediatr，2020，109（11）：2278-2286.
[33] Cong XM，Ludington-Hoe SM，Hussain N，et al. Parental oxytocin responses during skin-to-skin contact in pre-term infants. Early Hum Dev，2015，91（7）：401-406.
[34] 邢伟，孙萌，李爱敏，等．初产妇新生儿照护能力评价指标体系的构建．护理研究，2017，31（24）：3048-3051.
[35] 王晶，童梅玲．婴幼儿养育照护的框架和策略．中国儿童保健杂志，2020，28（9）：993-996＋1004.
[36] 中国妇幼保健协会婴幼儿养育照护专业委员会．婴幼儿养育照护专家共识．中国儿童保健杂志，2020，28（9）：1063-1068.

第九章　妊娠 32～36 周群组化母婴保健

第一节　父母角色转变及情绪管理

"角色"这个词来源于戏剧，指的是那些处于特定社会位置的人被期望表现出的行为。"角色"本是戏剧术语，被社会心理学家们引入社会心理学，产生了"社会角色"的概念。而每个人在生活中要承担多种社会角色，每个角色因其社会要求不同，有其各自的特征以及相应的义务和权利。

妊娠对于女性及其配偶而言，是父母角色发展的开端。父母角色转变是迈向成人发展的关键。新生儿父母在新生儿出生前后三个月会经历重要的生命压力源和心理社会性的转变。在妊娠晚期和新生儿期，新生儿父母或多或少都会出现心理压力或者情绪失控，增加其个人、婚姻和家庭危机可能性。从第一个孩子出生，父母即进入失衡和再重组的时期，这时期的他们将面对某些旧角色和关系的分离、新角色和关系的界定，以及创造和调整等发展任务。新生儿父母在此过程中存在危机调适和角色转变的发展任务，如果适应良好，则能感到自我实现，成人发展趋向健全；若适应不良，则会产生压力，从而导致自我功能障碍和困难。因此，在妊娠晚期如何适应新生儿父母角色转变对父母的个人认同、家庭认同和人我关系具有重大的意义。

一、妊娠晚期及产褥期孕产妇心理问题

（一）抑郁

担心分娩后家庭关系的变化、新生儿出生以后家庭经济所承受的压力、妊娠晚期自身的生理变化和心理负担等各种原因都可能使孕妇出现抑郁心理，往往表现为情绪低下，沉默寡言，因极度克制自己而出现缺乏兴趣爱好，与外界、家人交流减少，甚至性格孤僻，不愿表达内心想法。

（二）焦虑

由于女性妊娠以后社会角色发生转变，她们在妊娠前所扮演的角色和生活习惯会被打破。例如，妊娠之前是业务骨干或者生产能手，妊娠后工作岗位调整，工作环境发生改变，担心分娩费用和新生儿出生以后的生活费用，新生儿出生后家里老人是否能够帮助照看。一旦孕妇在产前检查中出现异常情况，也会对其心理造成很大影响。分娩方式的选择、分娩相关知识了解较少，缺乏顺

利分娩的信心和勇气，孕妇对妊娠晚期及产褥期并发症、新生儿的健康状况比较担忧等，这些影响因素都会导致孕妇在妊娠晚期出现焦虑、恐惧等不良心理状态，甚至精神过度紧张，出现类似神经质的症状。有研究发现，焦虑情绪与女性在妊娠晚期的心理压力呈正相关。女性在妊娠晚期焦虑情绪越多，对其心理状态的影响越大，心理压力也会随之增大。

（三）依赖

妊娠是女性人生中一段特殊的经历，随着孕周的增加，孕妇渴望家属的陪伴，渴望得到家人的关怀。在分娩期，由于对医院环境的不熟悉，加上宫缩疼痛，孕产妇对家属产生依赖心理，担心进入分娩室后能否有家属陪在身边，担心助产士是否能一直陪伴，对医务人员及家属产生强烈的依赖感。

（四）紧张

从未经历过分娩，对妊娠及分娩知识了解较少，听到亲朋好友的分娩经历，宫缩的疼痛、难产、大出血等分娩时出现的危险情况，导致孕妇对分娩及胎儿的平安降生表现出担心、紧张、恐惧、不安等不良情绪。甚至影响妊娠晚期的睡眠和休息，导致妊娠并发症及合并症的出现。分娩恐惧的发生会引起剖宫产率增加、产程延长、难产、产后抑郁等多种不良并发症，不利于母婴健康。

一般而言，角色转变增加个人性格的成熟，尤其是父母角色转变。父母角色转变有助于个人心理层面的调整。角色转变成功可增加个人同理心及角色扮演技巧。母性的过渡是一项重大的发展事件，成为母亲需要从当前的、已知的现实转向一个全新的、未知的现实，承担一定的行为及责任，以实现新的自我概念。

二、帮助准爸妈顺利完成父母角色转变

（一）让孕妇保持良好的心理状态

与孕妇的沟通中，促导者需要让孕妇充分理解和明白良好的心理状态和精神因素对其自身和胎儿的重要性。举例说明或与已经成功分娩的产妇进行交流和沟通，让孕妇意识到学会自我控制情绪、自我调节心理状态的意义。让其深刻意识到良好心态有助于产程的顺利进行，对顺利完成母亲角色转变有着积极的作用。

（二）给予孕妇必要的心理支持

在妊娠期，不仅生理上的变化会影响孕妇的心理状态，在这一特殊时期经历的社会事件也会影响孕妇的心理状态。促导者应针对具体事件，做出个性化的心理方案。及时讲解症状产生的原因、产生时间、有效缓解方法及注意事项，对其心理状态给予综合性评估，做出正确的指导，帮助孕妇树立母亲角色转变的信心和勇气。同时，重视与孕妇家属的沟通，让其家人特别是丈夫意识到，

家庭给予必要的心理支持可以有效帮助孕妇减少心理压力，也有助于夫妻双方顺利完成父母角色转变。

(三) 良好的生活环境和家庭氛围有利于父母角色转变

为孕妇营造一个安静、舒适、温暖的家庭居住环境，营造良好的家庭氛围，可以帮助孕妇放松心情，促进角色转变。家人特别是其丈夫的陪伴，采取一些积极的应对措施，如读书、唱歌、散步等，有利于帮助夫妻双方顺利完成父母角色转变。

(四) 群组化活动中妊娠晚期孕妇的心理干预

在群组化活动中，促导者可以通过人树房心理测试等技术，如绘画宝宝出生后家庭中最美好的一个场景，观察、评估孕妇及家庭成员在家庭生活中的角色和对家庭成员职责分配的认识，进行父母角色转变的引导和促进。促导者应向准爸妈解释妊娠过程是女性人生中所经历的正常阶段。让其充分认识这一阶段可能出现的问题及应对方法，进行夫妻情绪上的自我调节，找到家庭中的角色定位并顺利转变，促进自然分娩。

三、小结

在群组化活动中，如何帮助准爸妈完成角色的转变及情绪管理，对于一位优秀的促导者来说，是一项挑战。因此，我们不但要提高自己的沟通技能及促导能力，而且需要运用社会学知识和心理学知识达到细雨润无声的效果。

（毕　琳　周　菊　翟巾帼）

群组化活动主题示范：分娩中情绪管理

【主题名称】分娩中情绪管理

【用物准备】分娩中积极情绪和负面情绪（图1、图2）促导工具卡、多媒体及音响设备、问题盒子

【组内成员】主要促导者、辅助促导者、8～12位孕妇及各自所陪伴的一位家属。

【活动目标】围绕分娩中产妇可能存在的情绪进行促导；陪伴者了解面对产妇所出现的情绪时，该如何处理

【活动内容】

1. 开场形式

以静心开场，采用三次深呼吸和聆听音乐《静谧之爱》。进行第一次呼吸：深吸一口气后，保持，长长地呼气，让大脑清空所有的想法；进行第二次呼吸：深吸一口气后，保持，长长地呼气，让自己保持平静；最后一次呼吸：深吸一口气后，保持几秒钟，缓慢地呼气，同时轻轻睁开眼睛。

群组化活动主题示范：分娩中情绪管理（续）

2．促导基本过程

(1) 将所有积极情绪和负面情绪促导工具卡放在盒子中，在群内进行传递。

(2) 每位孕妇可选取其中一张工具卡，互相不能看到对方的卡片内容。

(3) 促导者进行示范。用姿势、动作或表情等演示出卡片上的情绪，让群内其他孕妇来猜测是哪一种情绪，但不能用语言描述。

(4) 所有成员可共同针对此情绪的原因、预防方法、缓解措施、孕妇出现这种情绪时陪伴者如何做等展开讨论。

当群内成员猜到正确的情绪表达时，主要促导者说出这样一句话“当我想到分娩时，我感到（卡片上的情绪）”。然后问孕产妇“为什么有人会有这种感觉?”“面对这种感觉该怎么做?”促导者可采用 ARRT 技术进行引导。

3．结束形式

每一位孕妇和陪伴者说一句话，表达此刻的感受。在主要促导者的带领下，所有孕妇手牵手，一起说：“每一个生命都需要被呵护，我们能够控制自己的情绪。”

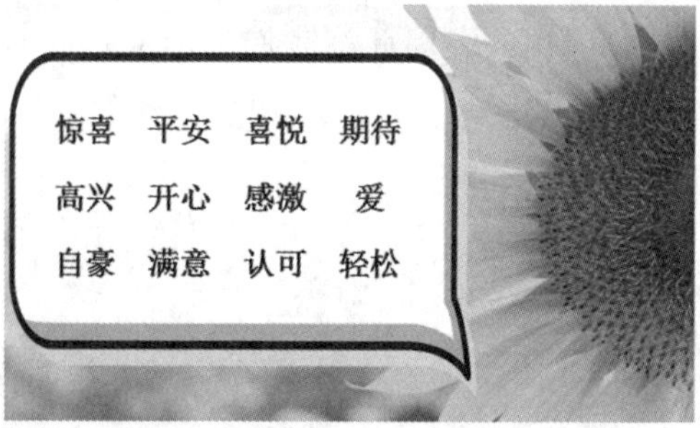
惊喜 平安 喜悦 期待
高兴 开心 感激 爱
自豪 满意 认可 轻松

图 1　分娩中积极情绪促导工具卡词语汇总

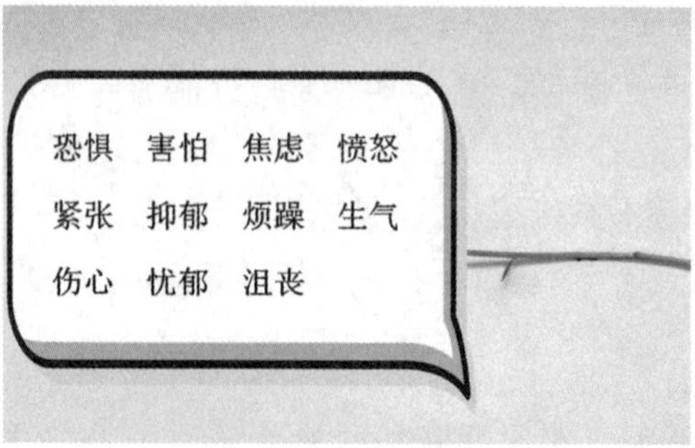

图 2　分娩中负面情绪促导工具卡词语汇总

（黎秋妹　翟巾帼）

第二节　分娩技巧学习

分娩是所有哺乳动物的本能行为。人类的分娩受到更多的自身和外界环境的影响。过多的干预医疗行为并不能改善母儿结局。在群组化活动中，要鼓励孕产妇努力克服自身的焦虑恐惧心理，顺应自然规律，保护分娩的内在环境稳定，促使分娩顺利完成。

(一) 呼吸技巧训练在分娩过程中的应用

1. 常规呼吸训练　在妊娠期开始进行有规律的呼吸放松训练，配合音乐和冥想会增加效果，让自己的内心深处完全放松是关键。①身体完全放松。②眼睛注视一定点。③由鼻孔吸气，嘴巴吐气，腹部保持放松。④胸式呼吸：一次吸气吐气过程约8～10秒，每分钟进行4～6次吸气及吐气，每次呼吸速度平稳，吸入及呼出量保持均匀。⑤配合宫缩的节奏，宫缩开始时开始吸气，尽可能拉长呼吸，每次呼吸应对一次宫缩。呼吸的同时放松全身的肌肉，接受宫缩的节奏。

2. 打开声门的呼吸放松法　在产程的某个阶段，例如宫口开大5～6 cm时，宫缩有时变得密集而腹部压力感强烈，产妇会感觉不能正常平静地呼吸。告知产妇可以按自己感到适合的方式呼吸，尽可能深而慢地吸气和吐气，避免过度过快的呼吸，肌肉放松。

如果产妇感到疼痛难以忍受，可以“喊出来”，适当开放声门，发出“啊-哈”的声音，从喉咙深处发声，触摸颈部应能够感到有颤动，在开始宫缩疼痛时开始发声，尽可能长地延续至宫缩结束，能够有效缓解宫缩疼痛，放松肌肉，促进宫口扩张。

(二) 用力方式和时机的选择

目前，关于第二产程用力方式和时机主要有两种。传统的方式是在宫口开全后立即用力，产妇在助产人员的指导下，宫缩时屏气用力，称为被动用力或指导下的用力（directed pushing）。其缺点是可能会导致产妇疲劳、会阴水肿，或胎心异常，当前不再推荐；另一种方式是产妇自主用力（spontaneous pushing），即如果宫口开全但孕妇没有迫切的用力意愿时可密切观察，等待产妇出现自主用力愿望时再按自己的方式用力。

(三) 分娩体位的选择

提倡产妇在分娩时采取自由体位分娩，能够缓解疼痛、缩短产程、降低难产率及剖宫产率。产程中产妇采取各种舒适的体位，如走、站、坐、蹲等，可刺激大脑中减少疼痛感知的受体来增加舒适感。当子宫收缩变得强烈时，内啡肽会释放，使产妇更好地适应，疼痛感会下降，能够有效增加胎头对宫颈的压迫，加速宫口扩张和胎先露下降，起到缩短产程的作用，同时可减少对产妇腰骶关节的压迫，减轻不适感。

（1）站立位：包括走路、站立、前倾等多种姿势。产妇在待产过程中鼓励其在房间或走廊活动，产妇可以与陪伴者进行曼舞、骨盆摇摆，也可以抓握牢固的栏杆、借助椅子等支撑物。站立前倾的体位更符合自然分娩的体位，增加产妇的舒适感，保持上身的直立姿势，胎头能很好地压迫宫颈，有效促进宫颈扩张，减轻子宫对腹主动脉的压迫，增加胎盘供血。

（2）坐立位：产妇选择舒适的坐姿坐在床上、垫子上、椅子上或分娩球上，借助重力优势促进胎先露下降，增大骨盆的空间，减少骨盆倾斜度，有利于胎头入盆和分娩机转顺利进行。注意事项：久坐可能会加重会阴部水肿，应 10 分钟左右更换其他体位；如果产妇子宫收缩过强或有急产倾向，不宜采用坐位和站立位，建议采用侧卧位，或臀高于肩部的俯卧位更适合。

（3）半坐卧位：产妇坐在床上，躯干与床呈 45°以上角度。半坐卧位使胎儿重心从前向后移动，与骨盆轴一致，特别是悬垂腹产妇采用此体位，胎儿重心与骨盆入口一致，宫缩时能更好地压迫宫颈，使宫缩更有效；增加腰部舒适度；同时增加骨盆入口径线，有利于不均倾位及骨盆倾斜度纠正。注意在此体位时，子宫的重量仍然有可能压迫母体血管，影响子宫胎盘血供，如果发现胎心变化，应更换其他体位。

（4）侧卧位和侧俯卧位：产妇向一边侧卧，两腿之间夹抱枕或花生球，双腿按产妇意愿自然放置，并可自然变换位置。此体位可以让产妇很好地放松休息，减轻腰背部疼痛。左侧卧位还可以减少子宫的右旋和对下腔静脉的压迫，增加回心血量，增加胎盘胎儿血供，减少胎心异常情况。注意事项：侧卧位和侧俯卧位有利于产妇休息，适合于体力不佳的产妇，建议与其他体位交替运用。如在侧卧位胎头下降缓慢或旋转不佳，更换为站立位或进行骨盆摇摆运动。

（5）蹲位：产妇采取半蹲的姿势，由陪伴者协助完成，可以借助支撑物，如高度合适的横杆、床栏、长围巾、分娩绳等，减轻宫缩带来的不适感，使骨盆扩张，盆底肌松弛，阴道放松。注意事项：长时间蹲位会增加产妇的疲劳感，四肢容易出现麻痹情况；对于有急产倾向或宫缩过强产妇，容易造成软产道损伤。

（6）手膝位：手膝位［roll over and try again（Gaski）方法］可以增大骨盆径线，有利于胎儿下降娩出，在肩难产处理中，可以让产妇转为该体位，有利于缓解胎肩嵌顿，娩出胎肩。产妇双膝跪在垫子或床上，身体前倾，双手放在垫子或床上，支撑身体，该体位可以增大骨盆出口径线，减轻腰背部、骶尾关节疼痛，缓解宫颈水肿及产妇的痔疮疼痛问题，减少会阴侧切。可配合骨盆画圈或左右摇摆、弓背或放松、按摩、长围巾筛动来达到减轻宫缩疼痛的效果。该体位需要产妇有体力支撑，可以在双膝下垫上盖毯增加舒适度。如果双手在支撑身体时感觉到酸胀，可以改用双手握拳来代替。

总之，要鼓励产妇采用多种体位，依据产程的不同时期及产妇与胎儿的个体差异采取不同体位，当一种体位无效时，要实时变换体位。自由体位适合低危产妇分娩，高危人群应遵医嘱。

（张宏玉）

群组化活动主题示范：认识分娩

【主题名称】认识分娩

【用物准备】音频播放器、纸杯、纽扣、骨盆和胎儿模型、正常分娩 3D 多媒体材料、气球、乒乓球、分娩路径图、分娩球、正能量卡片

【组内成员】主要促导者、辅助促导者、8～12 位孕妇及各自所陪伴的一位家属

【活动目标】孕妇和家庭成员认识分娩的过程，选择分娩过程中可以增加舒适度的方法

【活动内容】

1. 开场 海浪声音模拟宫缩的到来，随着潮起潮落进行三次呼吸训练。

2. 促导基本过程

(1) “杯子选问题”。将写有分娩常见问题的杯子摆在桌子上，由群组内孕妇和家属分别向杯子里投纽扣，选择自己对分娩的担心和问题（图 1）。

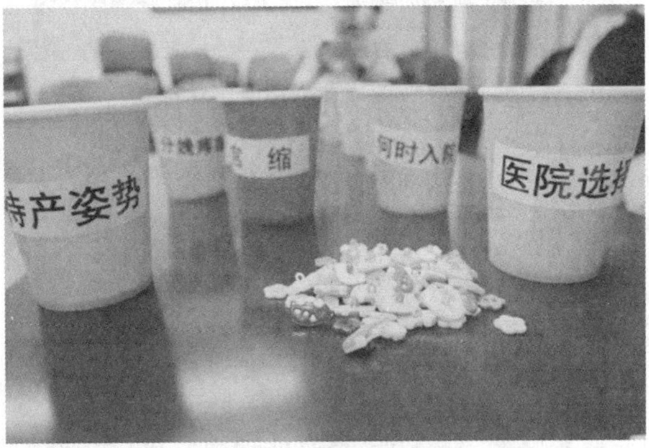

图 1　杯子选问题游戏

(2) 针对选择最多的问题进行讨论分享，由有经验的群组内孕妇先分享。针对群组内孕妇提出的问题进行讨论（图 2）。

(3) 针对宫缩的问题讨论时，采用气球和乒乓球模拟子宫和胎儿，由辅助促导者展示分娩过程中随着宫缩来临宫颈和胎儿的变化（图 3）。

群组化活动主题示范：认识分娩（续）

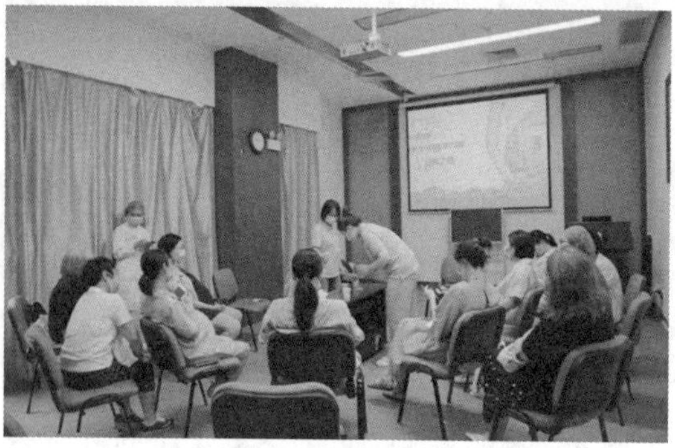

图 2　活动过程中

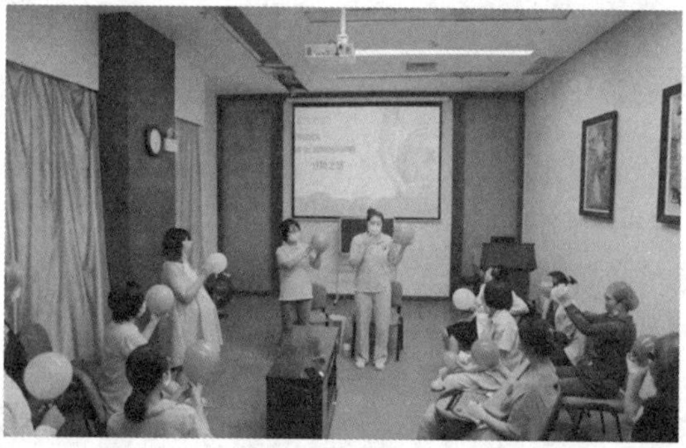

图 3　用气球模拟宫缩及宫颈扩张

（4）针对分娩过程讨论时，让群组内孕妇或准爸爸用骨盆和胎儿模型演示他们所认为的分娩过程，由辅助促导者播放正常分娩 3D 多媒体材料（图 4）。

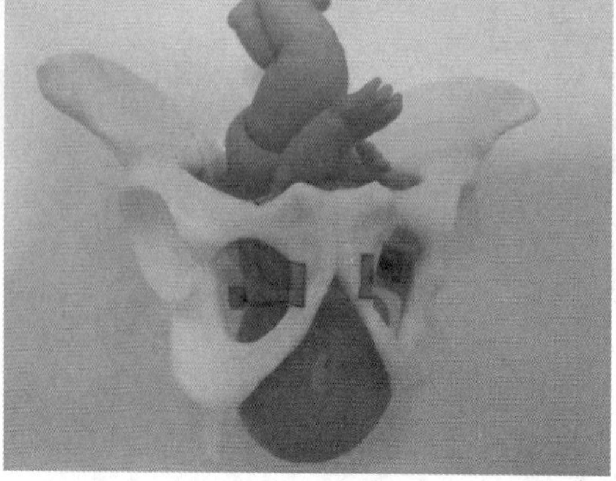

图 4　用骨盆和胎儿模型演示分娩过程

群组化活动主题示范：认识分娩（续）

（5）针对待产姿势自由体位讨论时，应用分娩路径图让大家选择在不同阶段的舒适体位，由辅助促导者指导群组内孕妇体验分娩球的使用、家属按摩的方法（图 5）。

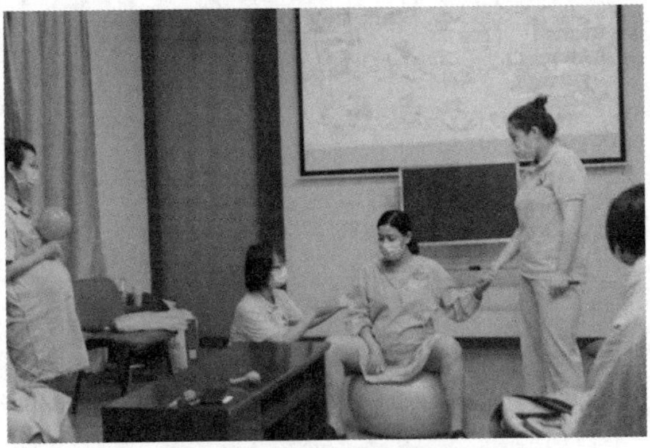

图 5　体验分娩中的舒适体位

3．结束

（1）采用所有群内成员共同口述的形式结束。在主要促导者的带领下，所有孕产妇将手比成心形放在腹部，一起来说："我有能力应对分娩，我的宝宝会顺利分娩"。

（2）采用正能量卡片，每人抽取一张，针对抽到的词语用一句话分享当下的感受（图 6）。

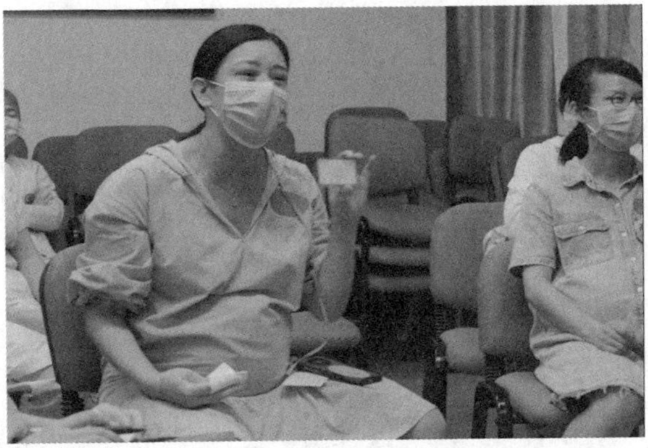

图 6　活动结束现场

（朱社宁）

第三节　新生儿出生时护理

听到自己孩子的第一声哭啼、与新生儿进行第一次拥抱是所有新父母最激动、幸福的时刻。胎儿从宫内到宫外独立生活的过渡，主要是呼吸系统及循环系统的转变。大约有3%的新生儿需要一些帮助才能开始自主呼吸，1%的新生儿需要更有力的帮助来避免发生窒息。为保证每一个新生儿在出生时都能够得到照护，每一次的分娩都需要有熟练掌握新生儿复苏技术的专业人员在场来确保新生儿安全。

为了提高新生儿存活率，确保每一位新生儿都拥有健康的生命开端，世界卫生组织制定了《西太平洋地区健康新生儿行动计划（2014—2020）》，其重点是将一系列有循证依据、可操作的新生儿综合干预技术应用于临床工作中，推行新生儿早期基本保健（early essential newborn care，EENC）技术。EENC推荐的核心干预措施包括规范的产前母胎监测与处理、新生儿出生后立即且彻底擦干、母婴皮肤接触至少90分钟并完成第一次母乳喂养、延迟脐带结扎、延迟新生儿洗澡至生后24小时，以及早产儿袋鼠式护理、新生儿复苏技术和新生儿感染治疗等。共同采用最简单最基本的操作，改变分娩服务理念就可以显著降低新生儿死亡率、感染率和转NICU率，提高母乳喂养率。2016年，中国疾病预防控制中心妇幼中心在中国引进了EENC项目。EENC包括孕妇健康教育、告知孕妇EENC的优点，新生儿出生1分钟、1～3分钟及90分钟至24小时的新生儿护理要点，以及孕妇丈夫分娩陪产的准备。

一、孕产妇如何为新生儿出生即刻护理做准备

分娩时和出生后第1天是新生儿患病或死亡的高风险时期，应改善分娩时和新生儿出生24小时之内的过度医学干预和预防不良结局。新生儿出生时最初每一分钟的护理措施应依照循证依据进行，生命早期的投入可以达到3～4倍的远期回报率。新生儿从母亲子宫内温暖的环境来到外界，后者对于新生儿来说是低温环境，需要帮助把其身上的羊水擦干进行保暖、趴在妈妈胸前进行第一次的拥抱并吃到第一口母乳，保证其体温、血糖等生命体征的稳定。其他传统操作，如测量体重、沐浴等都不是新生儿出生时立即需要的。传统的新生儿护理，例如常规的口鼻腔吸引、母婴分离对新生儿可能是有损害的。由于EENC项目在我国处于推广初期，在群组化活动中，促导者需要对孕妇及家庭提供循证依据，例如出生后立即和彻底擦干的重要性、延迟结扎脐带对新生儿的益处、母婴持续皮肤接触的益处等。

1. 做好第一次拥抱的准备　孕产妇在妊娠期和待产中了解每一位新生儿均

能通过第一次拥抱，进行早接触来获益，包括早产儿和患病的新生儿，以及剖宫产的新生儿（图 9-1）。除了可以培养亲子关系，还有助于给新生儿传递温暖、输送胎盘血和益生菌，同时通过给新生儿喂初乳，可以预防感染，让新生儿更好地适应子宫外的生活。

2. 完成第一次母乳喂养的准备　孕产妇须坚定母乳喂养信心，所有母亲都有能力哺育自己的孩子，积极学习母乳喂养知识，例如新生儿寻乳表现、自主哺乳姿势。有研究显示，在产房内完成第一次母乳喂养对其出院前的哺乳选择呈正相关，对促进新生儿生长发育有长远影响（图 9-2）。

3. 减少新生儿感染风险的准备　孕产妇应该知道手卫生是保护新生儿不被感染的最有效措施之一。接触新生儿前需要清洁双手，也要告知其他人员接触新生儿也必须洗手。当有可能咳嗽时需要使用肘部遮挡自己的口鼻，避免喷嚏接触新生儿。

4. 新生儿皮肤的护理　新生儿身体上的胎脂不必擦掉，对新生儿皮肤有保护作用。通常应该在 24 小时后再进行沐浴，让胎脂保护新生儿皮肤完整。

5. 识别新生儿危险体征　母亲是新生儿最佳监护人，是陪伴新生儿最多的人员，对新生儿的正常体征需要有识别能力，如新生儿的体温、呼吸、面色、哭声、反应、吃奶等，出现异常情况应及时就诊处理。

6. 特殊新生儿的护理准备　袋鼠式护理能够稳定早产儿生理指标，提高血氧饱和度水平，延续性袋鼠式护理能够增加其纯母乳喂养成功率，促进早产儿体格生长发育，提高家长满意度，且安全可靠、简单经济，值得在临床护理中推广应用，也可减少母婴分离焦虑感。孕产妇如有早产高危因素，提前学习袋鼠式护理的要点可以提高袋鼠式护理依从性。有新生儿低血糖高危因素者，如孕母患有妊娠期糖尿病、早产、巨大儿等新生儿，出生后应定时监测血糖及喂养，避免因护理不足造成新生儿低血糖脑病。

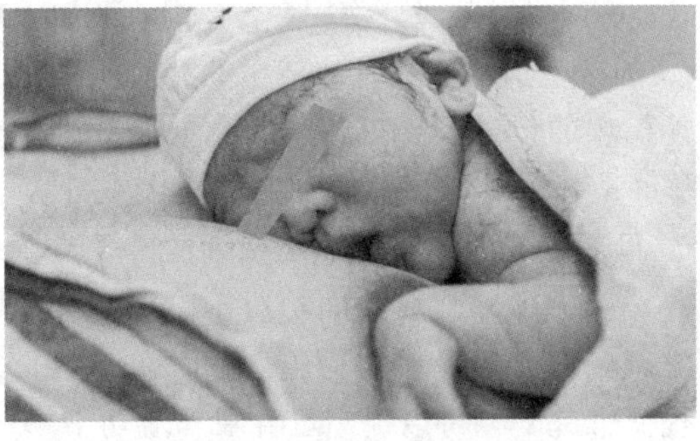

图 9-1　母婴早接触

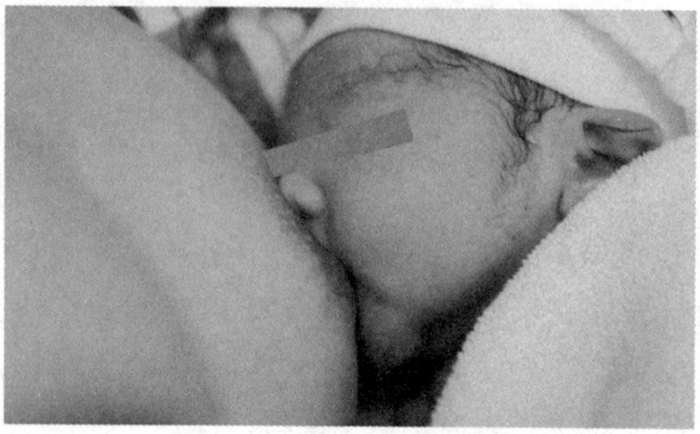

图 9-2　第一次母乳喂养

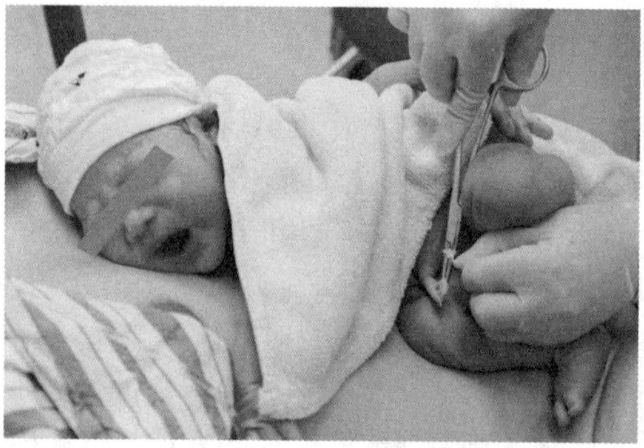

图 9-3　延迟结扎脐带

二、孕妇丈夫的准备

1. 丈夫陪产的心理准备　如未做好产前准备，丈夫陪产可能因为缺乏应对经验，在陪伴分娩过程中易产生压力、恐惧、焦虑、无助、失落等负性情绪。可通过群组化活动中模拟分娩课堂、陪伴分娩教育、产时有效沟通和互动来减少压力。

2. 丈夫参与分娩的准备　丈夫可以从新生儿第一次的哭声来确认新生儿的安全，增加对新生儿健康的信心，并可参与新生儿的护理，如参与新生儿脐带延迟结扎（图 9-3）。

3. 帮助产妇树立母乳喂养的信心　早期持续的母婴皮肤接触与第一次母乳喂养的成功呈正相关，第一次母乳喂养成功与出院前纯母乳喂养呈正相关。母乳喂养是确保儿童健康和生存的最有效措施之一，出生后早期母婴皮肤接触是母乳喂养成功的前提。家庭支持可以提高母乳喂养成功率。

三、小结

新生儿出生后应快速、彻底擦干新生儿全身，给予刺激，在母婴接触过程中应注意保暖，以温暖的大毛巾覆盖新生儿身体并戴小帽子；尽量保持母婴皮肤全接触，接触期间推迟常规性操作，如测量体重和身长、常规查体等；协助产妇开始完成第一次母乳喂养；每15分钟评估一次生命体征以及对不能自主呼吸的新生儿立即进行有效复苏，这些已经纳入常规的正常分娩接生流程中。

因此，妊娠32～34周的准妈妈，开始了解EENC，为新生儿出生时护理做好准备，将使新生儿终身受益。

（罗晓菊　翟巾帼）

参考文献

[1] 郭凤红．妊娠期妇女可能出现的心理问题和临床护理．中国医药指南，2016，14（11）：264-265.

[2] 国文慧，高杨，毕琳．妊娠晚期孕妇心理压力相关影响因素的调查研究．中国医药科学，2018，8（06）：139-141＋209.

[3] 卢雪珍，陈文霞，吴辉霞．Roy适应模式实施心理舒适护理在产后抑郁症患者中应用的效果．中国医药导报，2016，13（22）：168-171.

[4] 余昕烊，漆洪波．昆士兰临床指南：正常分娩（2017版）要点解读．中国实用妇科与产科杂志，2018，34（10）：1115-1118.

[5] 彭政，黄丽晖，余桂珍，等．水疗配合芳香疗法对分娩结局的影响．实用临床护理学电子杂志，2018，3（06）：87-88.

[6] 邹紫玲，谢君丽，姚佳钰．循证护理在水中分娩患者护理中的应用效果分析．首都食品与医药，2020，27（9）：156-157.

[7] 张莉莉．水中分娩对孕妇分娩质量的影响研究．实用妇科内分泌电子杂志，2019，6（26）：125，132.

[8] 王海珍，周剑，陆时卿．水中分娩与无痛分娩临床效果比较．现代实用医学，2019，31（1）：86-88.

[9] 邱建武，孙连勇，付滨．对比水中分娩与硬膜外麻醉无痛分娩的临床效果．医学食疗与健康，2019，（3）：257.

[10] 陈宝英，刘宏，王书荃．新生儿婴儿护理养育指南．北京：中国妇女出版社，2018.

[11] 叶鸿瑁，虞人杰，朱小瑜．新生儿复苏指南及临床实施教程．北京：人民卫生出版社，2017.

[12] 中国新生儿复苏项目专家组．中国新生儿复苏指南（2016年北京修订）．中华围产医学杂志，2016，19（7）：481-486.

[13] 中华医学会围产分会新生儿复苏学组．新生儿窒息诊断的专家共识．中华围产医学杂志，2016，1：3-6.

[14] 中国新生儿复苏专家组．国际新生儿复苏教程更新及中国实施意见．中华围产医学杂志，2018，21（2）：73-80.

[15] Mannava P，Sobel HL．新生儿早期基本保健：为西太平洋地区的每位新生儿创造健康的生命开端．中华围产医学杂志，2019，22（8）：540-549.

[16] 中华医学会围产医学分会中华医学会妇产科学分会产科学组．中国新生儿早期基本保健技术专家共识（2020），中华围产医学杂志，2020，23（7）：433-440.

[17] Morseth MS，Nguyen TT，Skui M. Health staff experiences with the implementation of early essential newborn care guidelines in Da Nang municipality and Quang Nam province in Viet Nam. BMC Health Serv Res，2020，20（1）：585.

[18] Li Z，Mannava P，Murray JCS，et al. Association between early essential newborn care and breastfeeding outcomes in eight countries in Asia and the Pacific：a cross-sectional observational -study. BMC. 2020，5（8）：e002581.

[19] 徐韬，岳青，王燕．我国 4 省新生儿分娩和早期保健实施现状：与世界卫生组织推荐措施的比较．中华围产医学杂志，2018，21（12）：863-864.

[20] 徐韬．新生儿早期基本保健：终结可预防新生儿死亡的优先干预措施．中国预防医学杂志，2020，54（5）：498-502.

[21] 中国妇幼保健协会助产士分会，中国妇幼保健协会促进自然分娩专业委员会．正常分娩临床实践指南．中华妇产科杂志，2020，55（6）：371-375.

[22] Hucklenbruch-Rother E，Vohlen C，Mehdiani N，et al. Delivery room skin-to-skin contact in preterm infants affects long-term expression of stress response genes. Psychoneuroendocrinology，2020，122：104883.

[23] 李六亿，徐丹慧．《医务人员手卫生规范》解读．中华医院感染学杂志，2020，30（5）：793-795.

[24] 张扬，刘媚，黄萍，等．袋鼠式延续性护理对早产儿生理指标及体格发育的影响．护理管理杂志，2020，20（2）：112-116.

[25] 王帆，李玉，李胜玲，等．袋鼠式护理对早产儿母亲紧张焦虑及亲职压力的影响．中华行为医学与脑科学杂志，2020，1（29）：74-78.

[26] 澳大利亚昆士兰州卫生局．昆士兰临床指南补充——新生儿低血糖症．2019.

[27] 付玉惠，赵红，吴丽萍，等．初产妇配偶陪产体验的调查研究．中华护理杂志，2018，53（1）：52-56.

[28] 孙月，陈吉，布优祥，等．新生儿脐带结扎时间相关临床实践指南的系统评价．中华医学图书情报杂志，2020，29（2）：15-22.

[29] Perretta LJ，Spaight M，Vap V，et al. Randomized Study of Delayed Cord Clamping of 30 to 60 Seconds in the Larger Infant Born Preterm. J pediatr，2020，224：153-157.

[30] Shinohara E，Kataoka Y. Prevalence and risk factors for hyperbilirubinemia among newborns from a low-risk birth setting using delayed cord clamping in Japan. Jpn J Nurs Sci，2021，18（1）：e12372.

[31] 姜梅，卢契．中华护理学会专科护士培训教材-助产士专科培训．北京：人民卫生出版社，2019.

[32] 徐建平，顾水琴，朱群娥，等．足月剖宫产术中实施新生儿早期基本保健技术的效果及可行性．中华围产医学杂志，2019，22（8）：570-574.

[33] Wang CR，Li XY，Zhang L，et al. Early essential newborn care is associated with increased breastfeeding：a quasi-experimental study from Sichuan Province of Western China. Int Breastfeed J，2020，15（1）：99.

第十章　妊娠34～38周群组化母婴保健

助产士主导的群组化母婴保健模式能够以孕产妇为中心，以其需求为导向，使孕产妇同时获得来自助产士、家属和同伴的全面支持，更好地应对孕育过程中出现的问题。随着群组化活动的开展，同伴间的联系进一步加深，使孕妇愿意主动、自由地表达自己的想法，表露自己的担忧、焦虑、恐惧等情绪以及对家人的看法等。妊娠34～38周，群组化母婴保健重点关注分娩迹象的识别、新生儿产后保健和新生儿抚触技术等知识。

第一节　认识分娩的迹象，做好入院准备

临近预产期的孕妇会考虑分娩过程能否安全，担心临产后出现异常自己能否应对。部分孕妇及家属会要求提前住院，然而没有住院指征提前住院待产会有诸多弊端。产科孕产妇住院周转快，同室的孕妇不同的病情变化会互相影响，如临产后宫缩疼痛，休息不同步、环境比较嘈杂等。因此，不鼓励孕妇提前住院。

一、临产前需准备内容

妊娠37周后孕妇应做好分娩前准备。临近预产期，根据医生建议的分娩方式，提前进行住院分娩物品准备，证件资料和物品分类放置。爱婴医院鼓励和支持母乳喂养，无指征使用奶瓶、奶粉会干扰母乳喂养的成功，医务人员应采取具体措施帮助产妇实施母乳喂养。

（一）分娩前物品准备

准备物品包括孕产妇用品、新生儿用品、入院所需证件等。入院前把住院所需物品单独归类，提前准备，以免临产入院时慌乱。最好在分娩前给新生儿起好名字，方便孩子出生后及时办理出生证明。

1. 相关证件　双方身份证、产检病历及围产保健册、医保卡、生育保险凭证等。

2. 产妇用物　个人洗漱用具（毛巾、漱口水等）、产妇卫生巾、成人护理垫、胎心监护带、换洗的衣物（纯棉哺乳内衣、内裤、睡衣等）、餐具及吸管、增加能量且易消化的食物（如巧克力、功能型饮品）等。

3. 新生儿用物　新生儿睡袋或包被（根据季节及温度备用薄厚适宜的小被

子或毯子)，衣服、帽子、纸尿裤、口水巾、湿纸巾。婴儿的洗涤用品包括婴儿护臀膏、爽身粉、婴儿专用润肤露、浴巾、婴儿专用浴盆、水温计、婴儿专用指甲剪等。

(二) 分娩前生理准备

1. 体重管理　孕妇体重自我管理非常重要。饮食不注重营养搭配和吃夜宵频率高是妊娠前超重或肥胖的危险因素。夜间身体活动减少，夜间进食导致摄入能量大于消耗能量，导致肥胖。超重和肥胖在育龄期女性中越来越常见。

超重或肥胖使女性发生妊娠期并发症及不良妊娠结局的风险增加，如流产、糖耐量受损、睡眠呼吸暂停、先兆子痫、绒毛膜羊膜炎、早产等；分娩过程中和分娩后发生并发症的附加风险也增加，包括分娩过程中需要引产和剖宫产，以及产后出血。在整个妊娠期和分娩后，超重或肥胖女性发生静脉血栓的风险更高。超重或肥胖女性的新生儿发生巨大儿的风险增高，巨大儿发生产伤及产妇发生并发症的风险增加。巨大儿也被认为是引起后续儿童和成年肥胖及相应后果的危险因素。整个妊娠期均应关注体重管理，适量适当运动，均衡营养，补充维生素，保证充足的休息和睡眠。加强妊娠期体重自我管理，实时监控妊娠期体重，合理制订妊娠期营养结构与运动计划，对改善母婴结局具有重要意义。

2. 适量运动　妊娠晚期随着腹部不断增长，体型也发生较大的变化，行动更加迟缓，各种不适，如便秘、饥饿感、疲惫感等明显增加。孕妇应结合自身的身体状况和妊娠前的运动习惯，结合主观感觉选择活动类型。妊娠运动应循序渐进，妊娠晚期可以练习辅助分娩的动作，增加腰背部盆底肌肉的弹性和力量，为日后分娩打下基础。

3. 注意休息　妊娠晚期应劳逸结合，保持愉快的心态，保证分娩时能够精力充沛。由于胎儿迅速生长发育，准妈妈腹部膨大活动受限，子宫压迫作用产生尿频、便秘，对分娩的焦虑和担忧也会给准妈妈造成心理压力，焦虑抑郁情绪可表现为睡眠障碍，容易疲倦、便秘、食欲减退等。应避免睡前喝茶及咖啡因等饮品，可以散步、与家人聊天、睡前听舒缓音乐等方式缓解睡眠障碍。

4. 重视监测　产前健康教育增加临产表现、分娩镇痛、快乐分娩、产褥期护理等内容。定期监测血压、胎心率，评估孕妇体质量增加是否在合理范围内，指导营养、运动、生活方式。常规检查血、尿常规，询问胎动情况，关注胎动变化情况，孕妇可以居家进行远程胎心监测、宫缩监测、胎动计数及体重监测等。臀位及胎方位不正的孕妇，妊娠晚期不可剧烈活动，以免发生胎膜早破。关注是否有宫缩、阴道流血、流液情况，关注宫高、腹围大小及增长情况，了解胎儿大小、胎产式。进行超声检查，了解胎儿在宫内生长发育情况、羊水量、胎位、胎盘位置及宫颈管长度。

关注妊娠期心理健康情况，进行心理健康项目评估。高危孕妇需进行心电图复查，对于阴道分娩的孕妇，妊娠晚期应测定骨盆出口径线。有条件的医院妊娠35～37周可进行B族链球菌筛查，36周开始每周进行一次电子胎心监护检查。妊娠晚期更应重视产前检查，根据医生建议，结合自身情况选择住院时机。

（三）分娩前心理准备

随着预产期临近，孕妇常因胎儿即将出生而感到愉快，也会因为对分娩的恐惧与未知而感到紧张与焦虑，担心分娩过程能否顺利、胎儿有无畸形等。生理和心理的变化，导致产妇妊娠期情绪起伏波动且易激动。产房里陌生的环境和人员、对分娩结局的未知、宫缩疼痛逐渐加强等因素均可造成产妇焦虑、紧张、恐惧。

2018年，世界卫生组织（WHO）发布了“产时管理改进分娩体验”的指南推荐。决定女性对分娩体验满意程度的因素包括：个人期望、支持鼓励的程度、医患关系的质量及决策制订中的患者参与程度。虽然妊娠是自然生理现象，但对女性而言是一生中最重要的时期。孕妇及家庭成员的心理会随着妊娠的进展有不同的变化。

缓解产妇心理紧张焦虑的方法包括：借助抚摸、对着腹部讲话等行为表达对胎儿的情感；幻想理想中孩子的模样，会使准妈妈与新生儿更加亲近；通过孕妇学校及多种途径了解孕产知识，妊娠晚期参观模拟产房，让产妇了解分娩的过程以及可能出现的情况，书写分娩计划并进行分娩前的配合训练，听从医生的建议，使整个妊娠保持最佳的健康状态。

妊娠期指导准妈妈将心理压力与家人和医生进行沟通，从而稳定情绪。随着新生命的到来，准父母的心理需要重新适应和调整，家庭中角色重新定位和认同，妊娠期良好的心理适应有助于产后亲子关系的建立。了解妊娠期产妇及家庭成员的心理变化，有利于照护者为产妇提供更好的专业照护，使产妇家庭能更好地适应，共同迎接新生命的到来。

（四）临产的识别

临产开始的标志是有规律且逐渐增强的子宫收缩，每次间歇5～6分钟，持续时间30秒，可伴有腰酸、腹痛、下腹坠胀感，伴随宫口扩张和胎头下降。

先兆临产照护注意事项有：

（1）要充分评估孕妇的健康史，了解孕产妇个人资料、包括妊娠经过、既往史、月经史、婚育史、家族史等，对既往有不良孕产史的产妇需了解相关原因，入院后主动提供信息为诊疗提供依据。

（2）了解产妇的身体状况、精神状态，有无过度疲劳等，照护者应在妊娠晚期陪伴过程中指导产妇适量运动、保持身心愉悦。陪伴照护过程中时刻关注产妇心理变化。主动沟通了解更多相关信息，与孕妇及家属交谈，观察产妇行为，了解其是否存在焦虑不安、恐惧等心理，多举正面案例，树立产妇信心。

(五) 群组化活动提示

住院期间应充分沟通交流，孕妇待产时可继续探讨在分娩过程中可能遇到的问题。在墙上张贴活动挂图，每种分娩方式各一张（阴道分娩、剖宫产或镇痛选项，如硬膜外麻醉、麻醉剂、非药物镇痛等）。孕妇可以看到她们自身可能经历过什么，对什么感兴趣，想更多地了解什么。促导者确保孕妇看过所有的选项，也可以通过交谈经验或故事来开始讨论。

（万　宾）

第二节　新生儿产后保健

婴幼儿早期是大脑皮质结构和认知发展奠定良好基础的黄金时期，新生儿产后保健是儿童早期发展的关键点。为了促进 2030 年可持续发展目标的如期实现，基于全球前沿的研究证据，2018 年，世界卫生组织联合国儿童基金会等联合发布了《养育照护促进儿童早期发展——助力儿童生存发展，改善健康，发掘潜能的指引框架》。2019 年 5 月，国务院办公厅发布《关于促进 3 岁以下婴幼儿照护服务发展的指导意见》，提出了建立和完善促进婴幼儿照护服务发展的政策法规体系、标准规范体系和服务供给体系的目标。孕妇进入 34～38 周以后，在群组化活动中我们需要开始为新生儿的产后保健做准备。有准备的新生儿产后保健包括孕产妇为新生儿提供良好健康、充足营养、回应性照护、早期学习机会和安全的准备。

一、为新生儿的良好健康照护的准备

照护目标是提供关爱并适合婴幼儿需求的日常生活照护，引导其身体活动，保持环境和个人卫生，并采取积极有效的预防保健和医疗措施；进行生长发育监测和定期健康检查以及做好照护培训等，达到保障和促进婴幼儿身心健康与发展的目标。

1. 孕妇应为新生儿储备良好的乳汁　在群组化活动中，应讨论合理营养，避免发生妊娠合并症，如妊娠期糖尿病、妊娠期高血压、妊娠期抑郁症等对母乳及子代结局产生影响。研究表明，妊娠合并症可能通过影响妊娠期乳房发育、改变母乳成分及喂养时间，进而对子代产生不良影响。

2. 孕产妇应为新生儿健康出生做好产前和分娩期保健　孕妇需要定期产检，避免胎儿畸形，甚至严重致死性出生缺陷儿的出生，减少社会和家庭负担，提高人口素质（图 10-1、图 10-2）。

3. 孕产妇的心理健康支持　有研究报道，母亲产后无抑郁症状的新生儿获得充足的回应性照护的比例更高，对新生儿的成长有良性的影响。

二、免疫接种与儿童健康检查服务内容和流程知识的准备

促进性和预防性措施是保障健康的基本措施。接种疫苗是预防、控制乃至消灭传染性疾病最为经济便捷有效的措施之一。《中华人民共和国疫苗管理法》规定，居住在中国境内的居民，依法享有接种免疫规划疫苗的权利，履行接种免疫规划疫苗的义务。

1. 孕产妇及家人应为新生儿预防接种做准备　根据国家最新计划免疫程序，按照推荐的年龄和间隔时间对婴幼儿进行疫苗接种。如经济条件许可，鼓励接种非计划免疫疫苗，以最大程度发挥疫苗效力，保护儿童健康，并知晓预防接种前后的注意事项，减少错过接种疫苗的机会。

2. 孕产妇应积极学习预防母婴传染性疾病知识以减少母婴传播　乙肝疫苗，详见妊娠期性传播疾病的预防和早期检查章节；卡介苗（BCG）是目前唯一应用于预防结核病的疫苗，主要接种对象是新生儿和婴幼儿。BCG 接种时间为新生儿出生后 24 小时内，接种部位为新生儿左上臂三角肌外侧。接种 2～3 周在注射部位出现红肿硬结，中间逐渐形成白色小疱，结痂脱落后在局部形成永久性瘢痕（即卡疤）。这是卡介苗接种的正常现象（图 10-3、图 10-4）。

3. 孕产妇应了解儿童保健的服务内容和要求　儿童保健是孩子健康成长的保证，孩子出生后满月、3 月、6 月、1 岁、2 岁、3 岁需要定期进行儿童保健，监测孩子生长发育指标和营养是否达标，如有异常，及时找医生进行针对性的指导或转诊上级医院，减少因家长的不重视延误孩子的诊断和治疗。在婴幼儿生命的 1000 天保健中，除了家长所重视的身长体重指标，婴儿的神经运动发育也非常重要，特别是语言发育、听力发育等。

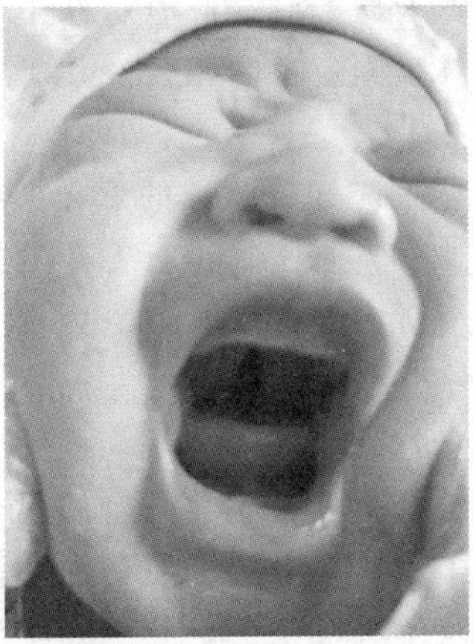

图 10-1　新生儿腭裂

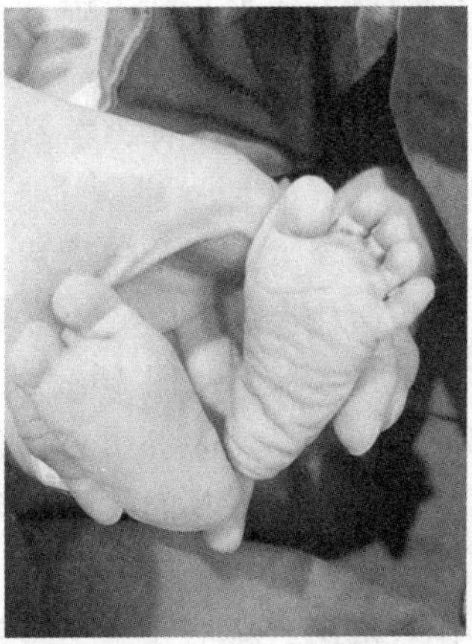

图 10-2　新生儿缺趾畸形

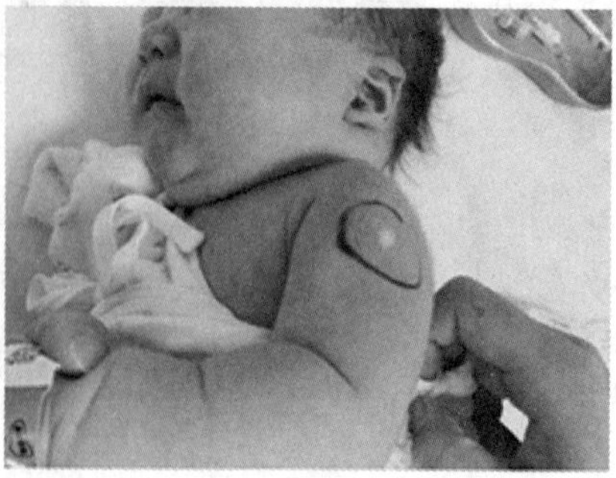

图 10-3　新生儿卡介苗接种后皮丘

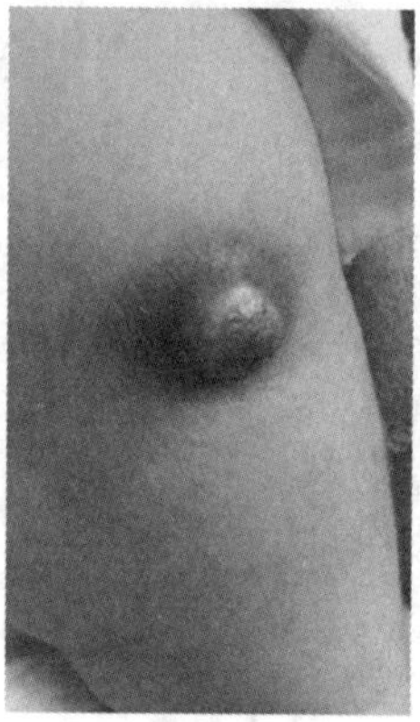

图 10-4　新生儿接种卡介苗结痂

三、新生儿疾病筛查知情同意的准备

出生缺陷已经成为我国重大公共卫生问题，给家庭和社会带来了沉重的经济压力和精神负担。我国通过建立健全出生缺陷三级预防体系，从妊娠前、妊娠期及出生后筛查做到及早诊断和干预，多层面预防出生缺陷的发生。新生儿疾病筛查是出生缺陷三级预防中的最后一道防线。

新生儿疾病筛查是指在新生儿期采用快速、简便、敏感的实验检测方法，对一些危及生命、危害生长发育、导致儿童残疾的儿童先天性和遗传性疾病进行筛查，以便早期诊断和治疗。国内普遍开展的新生儿疾病筛查项目包括先天性甲状腺功能减退症、苯丙酮尿症、葡萄糖-6-磷酸脱氢酶缺乏、先天性肾上腺皮质增生症筛查，新生儿听力筛查、新生儿先天性心脏病筛查、新生儿耳聋基因筛查、地中海贫血筛查等。需要对患儿及早诊断，及时治疗，让患儿和正常儿童一样拥有正常生长发育、学习和工作能力。

1. 新生儿遗传代谢性疾病筛查前准备　孕妇应知晓筛查的意义、项目并签字知情同意后在新生儿充分哺乳后进行足底血标本采集，进行专业的检测，如新生儿遗传代谢性疾病筛查、串联质谱检测、听力筛查和耳聋基因筛查等，为新生儿的健康投入保障（图 10-5、图 10-6）。

2. 孕产妇及家人为新生儿筛查随访工作做好配合　随访是疾病筛查质量的重要环节，直接影响患儿的检出、确诊和疗效，影响新生儿筛查质量。需要孕产妇及家人积极配合，保证个人信息填写完整、联系电话的通畅和对治疗方案的依从。让有疾病的新生儿及早得到诊断，及早进行治疗。孕产妇要主动查询检测结果，如有遗漏，需要尽早补采集，知晓复查确诊后的治疗方案等。

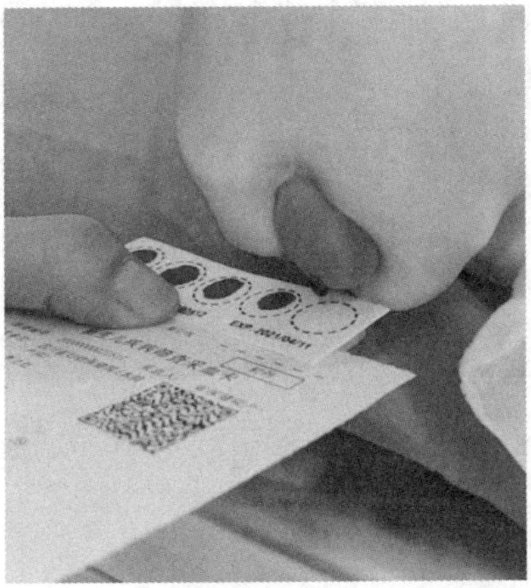

图 10-5　新生儿足底血标本采集

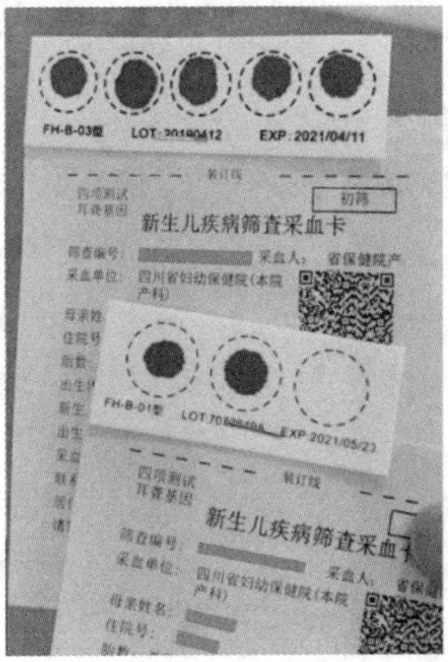

图 10-6　新生儿疾病筛查采血卡

四、孕产妇需坚定母乳喂养信念，坚持纯母乳喂养 6 个月

1. 母乳喂养是妈妈们的最佳选择　母乳喂养对子代远期 发育及健康的影响也越发受到重视。母乳是新生儿在 6 月龄前最佳的食品，这是世界卫生组织所提倡的。孕产妇需要在妊娠前及妊娠期树立母乳喂养的信心，掌握母乳喂养的正确方法。

2. 孕产妇需树立积极的育儿观念　保护、促进和支持母乳喂养的干预措施（如回应性照护、按需哺乳等方法）对保障母婴母乳喂养的权利起到积极促进作用。充足的回应性照护可降低发育迟缓的风险。生命早期是儿童生长发育的关键时期，对儿童早期发展进行投资可以产生长远的健康与经济效益，为此联合国提出了“重视生命初始 1000 天”的行动计划。

3. 孕产妇需树立以新生儿为中心的喂养模式　世界卫生组织和联合国儿童基金会在其喂养指南中提倡回应性喂养（responsive feeding，RF），关注婴幼儿进食过程，建议照护者把喂养过程当成新生儿对外界学习和爱的体验。而厌烦性和侵入性的强迫喂养、固定婴幼儿的脑袋、威胁或摇晃婴幼儿等消极的非回应性喂养（nonresponsive feeding，NRF）行为不被认可。回应性喂养不仅能够帮助婴幼儿建立健康的饮食习惯，促进其体格生长，且在婴幼儿依恋关系的建立、认知和语言的发展以及适应能力的良好性方面也发挥重要作用。

（罗晓菊　翟巾帼）

群组化活动主题示范：新生儿安全

【主题名称】新生儿安全

【用物准备】新生儿不安全环境示意图、导致新生儿误吸的小玩具、新生儿模型、新生儿床、新生儿解剖生理教学辅助包、新生儿误吸急救动作多媒体材料

【组内成员】主要促导者、辅助促导者、8～12 位孕妇及各自所陪伴的一位家属

【活动目标】认识到新生儿环境安全的重要性及不安全环境因素，能够识别新生儿误吸症状、须紧急处理和及时就诊的情况。

【活动内容】

1. 开场　每位参与者分享宝宝出生后最想送给宝宝的礼物是什么，阐述选择这个礼物的原因。

2. 促导基本过程

(1) 将所有新生儿不安全环境示意图放在一个盒子或图片夹中，在群内进行传递。

(2) 每位孕妇选取其中一张示意图，同时展示给其他孕妇。大家一起找出其中的不安全因素，直至找完为止。

(3) 促导者将孕妇找出的环境不安全因素书写在白板上，并采用 ARRT 促导技术引导大家讨论，这些不安全因素可能造成的不良后果，尤其是误吸后导致的呼吸困难有哪些表现，怎么进行急救处理，什么情况不需要到医院就诊和什么情况下需要到医院就诊等。

(4) 促导者向孕妇及家属展示新生儿规范的环境布局、新生儿解剖生理特点及注意事项，运用新生儿误吸后急救操作多媒体材料演示讨论。

3. 结束　采用群组内所有成员共同口述的形式结束。在主要促导者的带领下，所有孕产妇将双手放在肚子上，一起说："我能为宝宝提供一个安全的环境，我的宝宝是安全的。"复述三次，每次强调的重点不同："**我能**为宝宝提供一个安全的环境，我的宝宝是安全的。""我能为宝宝提供一个**安全的环境**，我的宝宝是安全的。""我能为宝宝提供一个安全的环境，我的**宝宝是安全的**。"

【举例】

"大家一起来'找茬'"，看看照片中有哪些不安全因素存在。

群组化活动主题示范：新生儿安全（续）

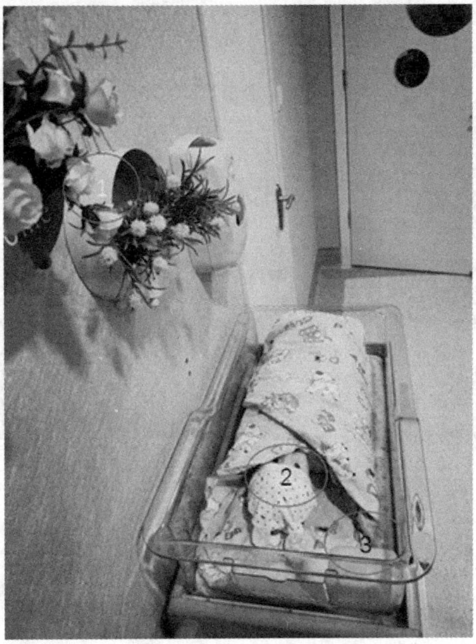

1. 墙上挂饰掉落，宝宝有受伤的危险。
2. 包被遮盖鼻子，宝宝有窒息的危险。
3. 婴儿车内放置水杯，宝宝有烫伤/受凉的危险。

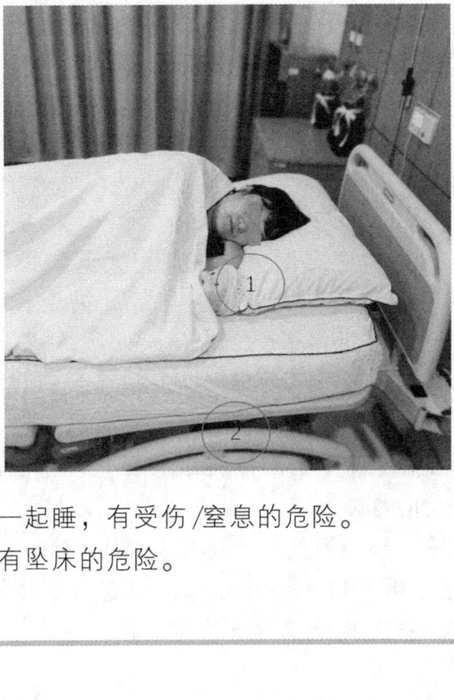

1. 宝宝和妈妈一起睡，有受伤/窒息的危险。
2. 床挡未拉，有坠床的危险。

群组化活动主题示范：新生儿安全（续）

我们的建议：

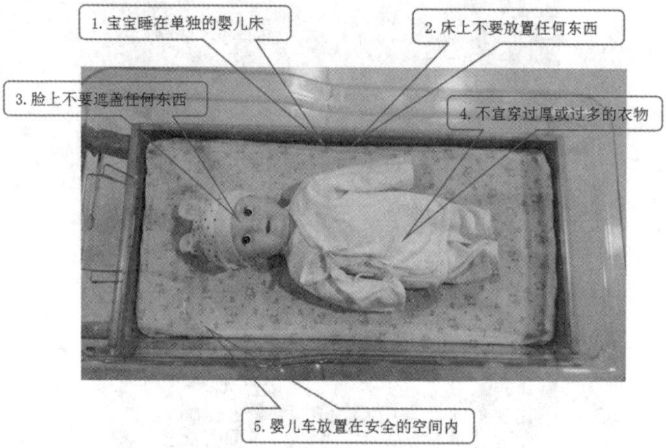

（张金玲）

第三节　新生儿抚触技术

婴儿抚触是通过抚触者双手对婴儿皮肤的各部位进行有次序、有技巧的抚摩。让温和而良好刺激通过皮肤感受器传至中枢神经系统产生生理效应。婴儿抚触可以促进母婴情感交流，促进乳汁分泌，刺激婴儿的淋巴系统，增加抵抗能力，改善睡眠质量。帮助平复婴儿情绪，减少哭闹，有利婴儿生长发育。

一、新生儿皮肤护理的要点

1. 出生时保暖　出生后应立即擦干保暖，尤其要擦干头部的羊水和血迹(尽快将新生儿放在母亲胸腹部进行皮肤接触，此措施有利于保持新生儿的体温)，应给刚出生的新生儿戴上帽子。

2. 胎脂的处理　新生儿身上的胎脂因对其皮肤具有保护作用，刚出生后不必一次处理干净，残留的胎脂可在后续的沐浴中去掉。尤其是早产儿的胎脂更不宜太早去除。去除胎脂建议使用液体石蜡或婴儿矿物油，不能用干燥纱布直接擦拭，避免损伤新生儿皮肤。

3. 沐浴时间、频率及环境温度　为避免新生儿因沐浴造成体温下降，新生儿应在出生 24 小时之后再开始沐浴，如母亲患有体液传播性疾病等高危因素时，应在新生儿出生 4～6 小时生命体征稳定后进行沐浴。

常用方法为盆浴。应严格控制室温，避免新生儿因沐浴造成体温下降过多，沐浴时操作者应戴手套，尤其是在新生儿首次沐浴时进行防护。沐浴的频率和沐浴的时间应根据每个新生儿的个体需要来确定，同时还要结合不同地区、不同季节及环境洁净程度等综合因素考虑。通常情况下，每日或隔日一次。

母婴同室应保持室内空气新鲜，每日上、下午各通风一次，每次 15～30 分钟，通风时注意为母婴保暖。沐浴时室温温度为 26～28℃。应关闭门窗，避免空气对流。沐浴时水温 38～40℃为宜。

二、新生儿抚触前评估

进行新生儿抚触前需要对新生儿外观、精神状态、生理反射、呼吸情况及喂养情况进行评估（表 10-1），且需要对皮肤进行重点评估（表 10-2）。评估内容包括皮肤颜色、皮损情况、黏膜及皱褶部位情况、脐部、臀部情况等。应观察皮肤的完整性，识别皮肤有无异常及新生儿常见的短暂良性皮肤状况，包括粟粒疹、新生儿毒性红斑、生理性脱屑及因新生儿血管调节功能不成熟导致的皮肤颜色变化等。

表 10-1　新生儿床旁护理观察及评估内容

外观情况	新生儿胸部多呈圆柱形，腹部呈桶状稍隆起、张力正常，四肢多呈屈曲状。注意有无外形异常、腹部张力过大等
精神状态	新生儿安静或觉醒，哭声洪亮，注意有无烦躁或嗜睡，有无哭声尖锐、细弱、不畅等
生理反射	生理反射存在，如拥抱反射、握持反射、觅食反射等，肌张力良好。注意有无生理反射减弱、肌张力减弱等
呼吸情况	新生儿呼吸浅表，多呈膈肌型呼吸，有时可见潮式呼吸。 注意有无异常呼吸节律、三凹征、呻吟、鼻翼煽动等
喂养情况	每日称重了解新生儿体重变化；观察新生儿大小便次数、性状，评估新生儿喂养情况并记录

表 10-2　新生儿皮肤观察内容

皮肤温度	正常新生儿体表温度 36.5～37.5℃，注意有无温度异常或四肢厥冷、体表出汗等
皮肤颜色	正常新生儿皮色红润，注意有无口周或全身皮肤青紫、苍白、黄疸（黄疸出现的时间、范围、程度、持续时间等）
皮损情况	是否有产伤、干燥、脱皮/脱屑，是否有皮损，如红斑、丘疹、水疱、脓疱、风团、结节、肿物等，有无出血点或皮肤损伤，如糜烂、溃疡等
皱褶部位	耳后、颈部、腋窝、肘窝、腹股沟等，有无皮肤异常或糜烂
脐部情况	脐带残端有无脱落，有无皮肤红肿、出血、分泌物（是否有异味）、赘生物等
臀部情况	（包括外生殖器）有无红臀、皮损等

三、新生儿抚触操作

（一）抚触前准备

1. 环境准备　操作时应提前关闭门窗，避免空气对流，房间温度达到 26～28℃，抚触时可播放柔和的音乐，有助于母亲和新生儿放松。

2. 物品准备　毛巾、一次性纸尿裤、干净衣服、温和无刺激的婴儿润肤油等。

3. 人员准备　操作者取下所有配饰，洗净双手；在掌心倒入适量的润肤剂轻轻揉搓温暖双手。

（二）操作步骤和手法

1. 头面部　新生儿仰卧，操作者用两拇指指腹自额部中央向两侧推至太阳穴处；双手两拇指指腹自新生儿下颌中央向上推至耳前划出微笑状；除拇指外的其余四指指腹自新生儿前额发际向后推按至两耳后乳突处，避开囟门。每个动作重复三次。

2. 胸部　双手放在新生儿两侧肋缘，用右手示指和中指的指腹向新生儿右斜上方推进至右肩，左手以同样方法进行。另一只手放在新生儿躯干侧固定新生儿，两手交替进行。抚触时应注意避开乳头，避免新生儿不适。

3. 腹部　右手四指指腹自新生儿右下腹滑向右上腹，自右上腹经左上腹滑向左下腹，抚触过程中对新生儿说："我爱你"。操作时避开脐部。一手操作，另一手在躯干一侧固定新生儿，两手可交替进行。

4. 上肢　双手握住新生儿一侧手臂，自上臂至手腕轻轻挤捏和搓揉；用四指按摩新生儿手背，拇指从新生儿手掌心按摩至手指尖。同法抚触对侧上肢。

5. 下肢　双手握住新生儿一侧下肢，自股根部至踝部轻轻挤捏和搓揉；用拇指从新生儿脚后跟按摩足心至足趾。同法抚触对侧下肢。

6. 背部及臀部　新生儿俯卧，头偏向一侧。操作者用四指指腹由背中线向两侧按摩，由上至下；用手掌自新生儿枕部至腰骶部按摩，结束前可用双手掌轻揉臀部。注意室温适宜，避免婴儿着凉。

抚触的时间应选择在新生儿沐浴后、晚上睡觉前，两次喂奶之间，清醒、不疲倦、不过饱、不饥饿、不烦躁时。每日抚触 1～2 次，每次 10～15 分钟。抚触过程中如新生儿出现哭闹、肤色异常、呕吐等，应暂停抚触，如经过安抚无好转，应停止抚触。

抚触过程中指导新生儿父母亲自操作并掌握规范的手法；回家后，建议父母亲自操作。根据不同的季节，选用婴儿润肤油或润肤露为新生儿抚触和滋润皮肤。

抚触时，应动作轻柔，力度适当。抚触不能局限于机械的手法，应传递爱和关怀，通过目光、语言等与新生儿进行情感交流，新生儿护理的每个环节，结合触觉、视觉、听觉、嗅觉等对婴儿进行多感官的刺激。

（万　宾）

参考文献

[1] 谢幸，孔北华，段涛．妇产科学．9版．北京：人民卫生出版社，2018.

[2] 阮慧娟，汤庆娅，沈秀华，等．儿童肥胖与出生体重、胎龄及宫内营养的关系．中华围产医学杂志，2009（04）：253-256.

[3] 中国妇幼保健协会婴幼儿养育照护专业委员会．婴幼儿养育照护专家共识．中国儿童保健杂志，2020，28（9）：1063-1066.

[4] Lucas JE，Richter LM，Daelmans B. Care for child development：an intervention on support of responsive caregiving and early child development. Child Care Health Dev，2018，44（1）：41-49.

[5] Britto PR，Lye SJ，Proulx K，et al. Nurturing care：promoting early childhood development. Lancet，2017，389（10064）：91-102.

[6] Scherer E，Hagaman A，Chung E，et al. The relationship between responsive caregiving and child outcomes：evidenc from direct observations of mother-child dyads in Pakistan. BMC Public Health，2019，19（1）：252.

[7] United Nations. Transforming our world：the 2030 Agenda for Sustainable Development. New York：United Nations，2015.

[8] 刘誉，王晨，张婉怡，等．"第十一届国际健康与疾病的发育起源大会"会议纪要．中华围产医学杂志，2020，23（1）：65-67.

[9] 中华人民共和国国务院．关于促进3岁以下婴幼儿养育照护服务发展的指导意见［EB/OL］．［2020-03-07］．http：//www.gov.cn/xinwen/2020-09/12/content-5390023.htm.

[10] 陈宝英，刘宏，王书荃．新生儿婴儿护理养育指南．北京：中国妇女出版社，2018.

[11] 刘兆秋，白云骅，郑东旖．我国免疫规划疫苗和非免疫规划疫苗简介及应用建议．中华儿科杂志，2020，58（6）：524-526.

[12] 中华医学会妇产科学分会产科学组，中华医学会围产医学分会．乙型肝炎病毒母婴传播预防临床指南（2020）．中华妇产科杂志，2020，55（5）：291-299.

[13] 薛敬洁．先天性结构畸形救助项目解读．中华整形外科杂志，2020，36（1）：9-12.

[14] 国家卫生健康委临床检验中心新生儿遗传代谢病筛查室间质量评价委员会．新生儿疾病筛查生物样本管理专家共识．临床检验杂志，2020，38（7）：488-490.

[15] 国家卫生健康委临床检验中心新生儿遗传代谢病筛查室间质量评价委员会．新生儿遗传代谢病筛查随访专家共识．中华医学遗传学杂志，2020，37（4）：367-372.

[16] Mütze U，Garbade SF，Gramer G，et al. Long-term Outcomes of Individuals With Metabolic Diseases Identified Through Newborn Screening. Pediatrics，2020，146（5）：e20200444.

[17] 王丹华．母乳喂养奠定良好的生命开端．中华围产医学杂志，2019，22（7）：433-435.

[18] 中华医学会儿科学分会儿童保健学组．母乳喂养促进策略指南（2018版）．中华儿科杂志，2018，56（4）：261-266.

[19] 王丹华．推进爱婴医院行动，促进母乳喂养．中华围产医学杂志，2017，20（7）：481-483.
[20] Pandya SP，Doshi H，Codipilly CN，et al. Bacterial stability with freezer storage of human milk. J Perinat Med，2020，49（2）：225-228.
[21] Vazquez-Vazquez A，Dib S，Rougeaux E，et al. The impact of the Covid-19 lockdown on the experiences and feeding practices of new mothers in the UK：Preliminary data from the COVID-19 New Mum Study. Appetite，2021，156：104985.
[22] 朱宗涵．养育照护是促进婴幼儿健康成长的重要保障．中国儿童保健杂志，2020，28（9）：953-954+966.
[23] 洪秀敏，刘倩倩．父母养育压力的类型及其影响因素——基于一孩父母和两孩父母的潜在剖面分析．中国临床心理学杂志，2020，28（4）：766-772.
[24] Hickey EJ，Hartley SL，Papp L. Psychological Well-Being and Parent-Child Relationship Quality in Relation to Child Autism：An Actor-Partner Modeling Approach. Fam Process，2020，59（2）：636-650.
[25] Hollowell J，Belem M，Swigart T，et al. Age-related patterns of early childhood development practices amongst rural families in Burkina Faso：findings from a nationwide survey of mothers of children aged 0-3 years. Glob Health Action，2020，13（1）：1772560.
[26] SPersky S，Yaremych HE. Parents’ genetic attributions for children’s eating behaviors：Relationships with beliefs，emotions，and food choice behavior. Appetite，2020，155：104824.
[27] 董婧琦，李时雨，张欣．美国重症医学会“以家庭为中心照护循证指南”解读．中国护理管理，2019，19（9）：1426-1429.
[28] 翟巾帼，陈小荷，沈健，等. 助产士门诊临床实践专家共识的构建. 护理学报，2021，28（05）：62-65.
[29] Boettcher J，Denecke J，Barkmann C，et al. Quality of Life and Mental Health in Mothers and Fathers Caring for Children and Adolescents with Rare Diseases Requiring Long-Term Mechanical Ventilation. Int J Environ Res Public Health，2020，17（23）：8975.
[30] Alyousefi-van Dijk K，van der Knaap N，Buisman RSM，et al. White matter integrity moderates the relation between experienced childhood maltreatment and fathers’ behavioral response to infant crying. Dev Psychobiol，2020.
[31] Jerntorp SH，Sivberg B，Lundqvist P. Fathers’ lived experiences of caring for their preterm infant at the neonatal unit and in neonatal home care after the introduction of a parental support programme：A phenomenological study，Scand J Caring Sci，2020.
[32] Hames JL，Gasteiger C，McKenzie MR，et al. Predictors of parental stress from admission to discharge in the neonatal special care unit. Child Care Health Dev，2021，47（2）：243-251.
[33] 姜梅．助产士专科培训教材．北京：人民卫生出版社，2019.
[34] Bonapace J，Gagné GP，Chaillet N，et al.，No. 355-Physiologic Basis of Pain in Labour and Delivery：An Evidence-Based Approach to its Management. J Obstet Gynaecol Can，2018，40（2）：227-245.
[35] 余艳红，陈叙. 助产学．北京：人民卫生出版社，2017.

[36] 贾荣聪. 导乐分娩对初产妇顺产率的影响. 中国处方药，2018，16（03）：143-144.
[37] 王敏，何剑. 温柔分娩管理模式在初产妇分娩中的应用. 中国病案，2016，17（12）：91-93.
[38] 贺腾，张时鸿. 非药物分娩镇痛的研究进展. 中华妇幼临床医学杂志（电子版），2016，12（2）：232-236.
[38] 李海燕，郑旭萍，陈红，等. 水中分娩对孕产妇产程的影响. 预防医学，2017，29（01）：98-100.
[39] Ulfsdottir H，Saltvedt S，Georgsson S. Waterbirth in Sweden—a comparative study. Acta Obstet Gynecol Scand，2018，97（3）.
[40] 廖光东，罗东，姚强. 美国妇产科医师学会“2017 产科镇痛和麻醉实践指南”解读. 实用妇产科杂志，2017，33（08）：586-589.
[41] 刘丹娜，陈勇，黄红霞，等. 硬膜外阻滞麻醉镇痛对产妇分娩的影响. 中国药房，2016，27（17）：2417-2419.
[42] 谢星，张丽芳. 椎管内分娩镇痛对足月初产妇产程进展及分娩结局的影响. 现代妇产科进展，2018，27（05）：375-376＋380.
[43] 王霞红，徐先明. 药物性分娩镇痛的临床应用进展. 医学综述，2017，23（03）：532-535＋539.
[44] WHO. 产时管理改进分娩体验指南. 2018.
[45] 中国妇幼保健协会. 新生儿临床护理指南. 2019.
[46] 中华医学会围产医学分会，中华护理学会妇产科专业委员会，中国疾病预防控制中心妇幼保健中心. 新生儿早期基本保健技术的临床实施建议（2017 年，北京）. 中华围产医学杂志，2017，20（9）：625-629.
[47] 中华医学会围产医学分会，中华医学会妇产科学分会产科学组，中华护理学会产科护理专业委员会，等. 中国新生儿早期基本保健技术专家共识（2020）. 中华围产医学杂志，2020，23（7）：433-440.
[48] 刺激婴儿感官发展的实践操作指导《中国新生儿皮肤护理指导原则》. 临床皮肤科杂志，2015，8：471.
[49] 国家卫生计生委办公厅. 早产儿保健工作规范 [A/OL]. (2017-02-22) [2020-04-19]. http：//www.nhfpc.gov.cn/fys/s3585/201703/d5656db4e43a49ff9d14470864b0fb16.shtml.
[50] 翟聪利，孙慧娜，毛竹香，等. 母婴皮肤接触持续时间对新生儿影响的研究. 中华护理杂志，2018，53（12）：1419-1423.

第十一章　产后至 4～6 周群组化母婴保健

第一节　母婴健康结局评估

产后至 4～6 周是母亲和婴儿的关键时期，此时母婴均处于一个转化的过程，及时做好母婴的健康评估，提供咨询与指导，有利于促进母婴良好的健康恢复，为长期健康和幸福奠定基础。在产后 6 周内再进行一次全面产后访视，对生理、社会和心理健康进行全面评估，包括以下领域：情绪和情感健康，婴儿护理和喂养，性行为、避孕和生育间隔，睡眠和疲劳，分娩后身体恢复，慢性病管理，健康维护等，具体如下。

一、母亲健康评估

（一）分娩后妇女身体恢复评估

所有产后妇女都应在产后 1 小时内开始定时评估阴道出血、子宫收缩、宫底高度、体温和脉搏、血压、尿量，持续观察 24 小时。

1. 生殖系统的评估

（1）子宫复旧：胎盘娩出后子宫逐渐恢复到未孕状态的过程，包括子宫肌纤维缩复、子宫内膜再生和子宫下段及宫颈的变化。

1）子宫的形状与大小的评估：随着肌纤维不断缩复，子宫体逐渐缩小，胎盘娩出后，子宫圆而硬，宫底在脐下一指，以后宫底以 1.5 cm/d 的速度下降，产后 10～14 天腹部检查触摸不到，产后 6～8 周子宫恢复至未孕时大小。观察子宫底高度与子宫硬度，可以判断产后子宫的复旧情况。

2）产后宫缩痛：在产褥早期因子宫收缩引起下腹部阵发性疼痛，称为产后宫缩痛。多见于经产妇。哺乳时反射性缩宫素增多使疼痛加重，不需要特殊用药。症状多在 1～2 天后消失。

3）恶露：产后由阴道排出血液、坏死蜕膜、上皮及黏液等，统称“恶露”(lochia)，根据恶露出现的时间、颜色、内容物的不同，分为以下三种：血性恶露（lochia rubra）、浆液性恶露（lochia serosa）和白色恶露（lochia alba）。恶露有血腥味，但无臭味，血性恶露持续 3 日，逐渐转为浆液性恶露，约产后 2 周变为白色恶露，约持续 3 周干净。正常恶露不需要过多的干预，但恶露的颜色变化顺序反映了子宫复旧的情况，也是出现其他病理情况的重要表现，是产后保健的重要指标。如果血性恶露持续时间延长超过2周以上并有臭味，则为病理性恶露。观察恶露的颜色、量及气味的变化可以早期识别病理性恶露，及时干预，防止产褥期感染等并发症的发生。

（2）会阴评估：自然分娩后外阴呈轻度水肿状态，一般于产后2～3天内自行消退。有会阴切口缝合或会阴轻度裂伤者，一般在产后3～5日内愈合。

（3）盆底组织：盆底组织在分娩过程中由于受胎先露长时间压迫，盆底肌肉和筋膜过度伸展，导致盆底肌弹性减弱，且常伴有肌纤维部分断裂致盆底松弛。产后1周充血水肿消失，组织张力也逐渐恢复。通过产后康复训练，盆底肌可能恢复或接近未孕状态，但若产褥期过早参加重体力劳动，恢复不良，可能成为盆腔器官脱垂的重要原因。

2. 生命体征的评估

（1）体温：产妇产后24小时内体温可略有升高，但＜38℃，产后3～4天有泌乳热（breast fever），持续4～12小时后，体温会下降，常伴有乳房血管、淋巴管充盈，乳房胀大，属于正常现象，但需排除其他原因（尤其是感染）引起的发热。

（2）呼吸：产后由胸式呼吸变为腹式呼吸，呼吸深慢，14～16次/分。

（3）脉搏和血压：产后脉搏多较慢，每分钟约60～70次。应严密监测血压。在群组化活动中，应加强对原有高血压妇女血压的评估，嘱出院回家后继续加强血压的自我监测。

3. 乳房评估　乳房的主要变化是泌乳。妊娠晚期开始泌乳，分娩后1～2天泌乳量开始逐渐增加。胎盘娩出后，产妇血中雌激素、孕激素、人胎盘催乳素水平急剧下降，下丘脑催乳素抑制因子分泌减少，催乳素分泌增加，乳汁开始分泌。评估母乳喂养情况，包括乳汁分泌的量、母乳喂养的姿势及乳头含接情况。婴儿每次吸吮乳头，反射性引起神经垂体分泌的催乳素和缩宫素分泌增加，促进子宫收缩，使乳腺泡周围的肌上皮收缩，乳汁从腺泡、小导管进入输乳导管和乳窦而喷出乳汁，此过程为喷乳反射。

4. 血液循环系统的变化　产后72小时内，由于子宫胎盘血液循环停止，大量血液从子宫进入体循环，加之妊娠期潴留在组织中的液体回吸收，使循环血量再次增加15%～25%，产后2～3周恢复至未孕状态。因此，在群组化活动中，应与产妇讨论心脏功能的基础评估方法。

5. 消化系统的变化　产后1～2天产妇会感觉口渴，喜欢流质或半流质，以后逐渐恢复正常。产褥期因卧床，胃肠蠕动减弱、腹肌及盆底肌松弛，易发生肠胀气或便秘。

6. 泌尿系统的变化　产后一周内尿量增加，因肾需排出妊娠期潴留在组织中的液体。由于分娩过程中膀胱受压而致黏膜水肿、肌张力下降、会阴伤口疼痛，产妇不敢用力排尿，或不习惯床上排尿等原因，产后易发生尿潴留，而尿潴留会影响子宫收缩，引发产后大出血。因此，需评估每日排尿次数及尿量、膀胱充盈度，及时处理尿潴留。

7. 内分泌系统的变化　雌激素、孕激素水平急剧下降，在产后1周降至未孕时水平。纯母乳喂养妇女在产后4～6个月恢复排卵和月经，但月经恢复前已经有排卵，需注意避孕。不哺乳的妇女于产后6～10周恢复月经，10周左右恢复排卵。因此，在群组化活动中，应与群组内成员讨论如何科学避孕。

8. 褥汗　产后1周内皮肤排泄功能旺盛，通过大量汗液来排除妊娠期潴留的水分，以夜间睡眠和初醒时更明显，不属于病态。但需要注意补充水分，防止脱水及中暑。

9. 健康知识评估　产妇出院时做好健康宣教，包括及时转介居住地社区组织、产后修养计划、母乳喂养咨询热线电话、心理问题咨询热线、新生儿异常情况识别、误吸急救方法等。此部分内容可作为群组化活动中的讨论内容。

10. 妊娠期并发症的评估　需要重视妊娠期高血压综合征、妊娠期心脏病、糖尿病、早产等心血管疾病危险因素，这些危险因素是诱发动脉粥样硬化的重要预测因子。因此，要告知妊娠合并早产、存在妊娠期糖尿病或妊娠期高血压疾病的妇女，这些疾病与更高的心脏代谢疾病的终生风险有关。推荐产后7～10天内对合并妊娠期高血压的高龄二胎产妇的血压进行监测，患有严重高血压的产妇应在72小时内接受检查，产后3～5天进行随访。鉴于＞50％的产后卒中发生在产妇出院后10天内，应对高龄二胎产妇及时进行卒中评估。无论是不是慢性高血压，都需要在产后注意监测血压和母体基本状况。所有患有妊娠期糖尿病的产妇在产后24小时内进行7次血糖监测及产后6～12周糖耐量复查作为血糖监测的转归指标。妊娠期与产褥期发生静脉血栓栓塞症的风险明显高于非妊娠期，筛查和识别静脉血栓栓塞症的高危因素及临床表现、采取相应防止措施是减少静脉血栓栓塞症所致孕产妇死亡的重要手段。

（二）产褥期妇女的心理状态评估

1. 心理特点　产褥期妇女心理变化一般经历三个时期：依赖期（产后1～3天）、依赖-独立期（产后3～14天）、独立期（产后2～4周）。心理特点如下：

1）依赖与羞怯：产后1～3天，产妇会更多关注自己的饮食与休息，较少关注新生儿，孩子的日常护理多依赖别人完成。在面对自己的孩子以及回忆分娩过程时，易产生羞怯心理。产妇在思考自己的新角色，比较理想中新生儿与现实中新生儿的异同，回顾与讲述妊娠、分娩过程及心理感觉，并期待与亲人一起分享。从产后第4天以后，产妇进入依赖-独立期，随着身体恢复变得较为独立，能进行自我护理，会将注意力转向新生儿，接纳新生儿，参与新生儿护理。14天以后，产妇完全适应妈妈的角色，认同新生儿，能够独立完成新生儿的哺育和护理。

2）情绪反应：由于产后体内雌激素和孕激素水平下降，与情绪有关的儿茶酚胺分泌减少，体内的内分泌调节不平衡引起产妇情绪不稳定。

3）产后焦虑与抑郁：原因来自两个方面，一是体内激素水平的下降，二是由妊娠、分娩后的意外事件引起，如新生儿窒息、畸形、产伤等。产妇理想中的母亲角色与现实生活中的母亲角色冲突，也可能是分娩方式的不同，母亲角色转换不同，加上家庭给予的照顾等没有达到产妇的预期，引起产妇焦虑。通常发生在产后4～5天，产后14天消失。70％～80％的初产妇在产后前几周感到沮丧。产后抑郁症的症状主要包括极度悲伤、精神不振、焦虑、哭泣、易怒、睡眠或饮食模式改变。

2. 社会特点　随着国家生育政策的改变，我国目前产妇的社会保障功能得到了进一步的加强，产假适当延长，对产妇的关怀更人性化。初产妇与经产妇的社会需求有所不同，初产妇因为缺乏育儿经验，担心自身身体的恢复及新生儿的健康问题。经产妇，尤其是高龄经产妇由于身体功能减退，体力不足，加上大多数都是职业女性，还要承担繁重的工作压力，以及长子女的学业辅导压力，这些都需要得到社会的支持、单位的照顾及家庭成员的理解、关爱和帮助。

3. 产妇心理状况的评估　适应新的母亲角色和承担重要的家庭责任会导致女性出现一定程度的心理失衡，这实际上是一种正常的产后现象，尤其是初产妇。

孩子出生后的第一个月是所有父母的过渡期和心理变化期，50％～80％的妇女在分娩后的头几天频繁表现出产后忧郁，通常是短暂的，在最初的10天自发消退。严重的忧郁可持续而表现为产后抑郁症。对于有心理问题的产妇，在群组化活动中应早期识别并预防，防止产后抑郁症的发生。

产后抑郁症影响整个家庭，这是一个真正的健康问题。产后抑郁症的危险因素有心理社会危险因素、围绕分娩的外科干预、疲惫、母亲身体健康不佳、早产、残疾、多胎妊娠，以及婴儿无法得到安慰、烦躁不安或有饮食和睡眠问题等。爱丁堡产后抑郁量表（EPDS）是产后抑郁症最常用的筛查工具。

二、婴儿健康结局评估

（一）生命之初的评估

新生儿从怀胎十月的母体中娩出，由母体的宫内生活方式过渡到直接面对外界生活环境的宫外独立生活方式，对新生儿来说是个巨大的挑战，出生后最初的2小时是新生儿安全过渡到生后环境的关键时间段，娩出后其生命体征、神经系统反应等经历了特征性的变化，可分为第一次反应期、相对无反应期（睡眠期）、第二次反应期三个时相，每个时相的评估内容不同。

1. 第一次反应期　是新生儿出生后的第一个30分钟，在胎儿娩出的30秒内完成快速评估，重点是快速识别有无窒息等急症，及时处理；判断风险程度，确定相应的医护等级；评估有无产伤、畸形及其他明显异常。此期新生儿表现活跃、反应灵敏，若评估无异常，是进行新生儿早期皮肤接触、早期吸吮的最好时间。

2. 相对无反应期（睡眠期） 随着婴儿逐渐适应宫腔外的环境，与第一反应期相比，呼吸减慢规则，心率降低，反应减弱、动作减少，婴儿进入此期，持续约 1～5 小时，应做好密切的观察。

3. 第二次反应期 睡眠期后，新生儿的反应恢复，重新变得活跃、灵敏。

新生儿出生后，快速擦干身体，放置母亲胸前保暖，母婴皮肤接触，延迟结扎脐带，快速评估，根据评估结果，进行相应的急救与处理，并根据风险度评估等级转运至相适应的母婴同室或新生儿重症监护病房（NICU）接受进一步的检查、评估、治疗和护理。

（二）母婴同室新生儿的健康评估

本节新生儿的评估只针对母婴同室正常新生儿。评估是持续的过程，贯穿于日常的护理照顾中。母亲住院期间，正是父母学习如何观察、护理新生儿的最好机会，也是母婴相互适应的关键时间段，每次评估与护理要邀请父母一方或双方参与，使其了解和掌握新生儿的身体特征、新生儿行为、应对技巧，培养耐心、细心的养育态度，建立融洽、和谐的亲子关系。

1. 评估内容 ①生命体征、意识状态；②身长、体重、头围等体格发育指标；③皮肤黏膜色泽、性质、完整性；④婴儿的母乳喂养及大小便排泄情况；⑤关注新生儿的特殊生理状态；⑥先天性心脏病筛查、新生儿疾病筛查、听力筛查情况等。

2. 健康评估前的注意事项

（1）新生儿每日的详细健康评估可在每日新生儿沐浴前进行，也可在床旁日常护理中评估。评估时，邀请家属参与，并适时做好健康教育。

（2）严格执行新生儿消毒隔离制度，适宜环境温度保持在 24～26℃，防止受凉。

（3）评估在新生儿安静时进行，哭闹时给予安慰，动作轻柔，观察仔细、全面，发现有异常情况及时报告和处理。

（4）主要观察新生儿的外貌、姿势、发育状态、营养、面色、肤色、反应、神志、呼吸运动等变化。

（5）注意评估的顺序，先评估易受哭闹影响的项目，如心率、呼吸等，再做腹部触诊和肛门外生殖器检查。评估自上而下、由浅入深，注意温暖双手，剪短指甲，防止误伤新生儿。

（6）教会父母对新生儿的几种特殊的生理状态及病理状态的识别，如新生儿生理性黄疸、生理性体重下降、新生儿红斑、生理性乳房肿大、假月经、马牙、低血糖等临床表现和结局转归，教会父母新生儿呛奶的处理、拍嗝、低血糖反应处理等。

在新生儿出院前，评估父母育儿知识、应对技巧及异常问题识别的掌握情况，尤其必须教会父母对于新生儿呛奶的识别和急救方法，了解母亲产后护理计划和社区保健部门的产后访视计划，为良好的母婴健康结局打好基础。

(二) 出院新生儿的健康评估

新生儿随母亲返回家中，要及时与社区保健部门取得联系，制订产后访视计划，做好在家庭的健康评估，也可以依托互联网＋护理服务平台，由出院医院的产科病区进行线上和线下的评估、指导和帮助；重点关注出院后新生儿黄疸的消退情况，尤其是那些具有高危因素的新生儿，必要时在访视时或返回医院进行测量，防止胆红素脑病的发生；关注新生儿疾病（苯丙酮尿症、先天性甲状腺功能减退、先天性肾上腺皮质增生症）筛查结果报告查询，如有异常，及时到相应的专科诊治。有动脉导管未闭的新生儿须在生后4周接受再次检查，评估动脉导管闭合情况，在生后6周进行一次全面的体格检查。建议所有儿童在学会走路之前，由专业人员反复进行临床检查，以便早期筛查和治疗先天性髋关节发育不良。新生儿良好的健康结局取决于出院机构、医疗随访和社会支持力度。

（周　琴　于晶晶）

第二节　新生儿发育与成长

伴随着新生儿的降临，新手爸爸妈妈也进入了人生中重要的阶段——为人父母。亲子关系将给家庭带来意想不到的欢乐和满足，从带着新生儿回家那时起，家庭的生活就已经发生了天翻地覆的改变，有时父母可能筋疲力尽，还会感到紧张、沮丧、不自信，这些都是许多新手爸妈的历程，从手忙脚乱到得心应手的过程，也是父母学习掌握新生儿家庭照顾技巧、与新生儿协调磨合、步调一致的过程。新生儿家庭照顾包括新生儿的喂养到培养睡眠规律，从安抚哭闹的宝宝到为宝宝沐浴、穿衣，保护新生儿安全，满足新生儿的情感需求。

一、新生儿母乳喂养

(一) 母乳喂养的优点

WHO提倡母乳喂养，实施母婴同室，是养育新生儿的最佳方式。母乳喂养对母亲、对孩子、对家庭有许多优点。

1. 对于母亲　①可促进子宫收缩，预防产后出血。②哺乳期可推迟月经来潮、抑制排卵，利于避孕。③预防乳腺癌、卵巢癌。

2. 对于新生儿　①提供理想营养，促进生长发育，母乳中含有比例合适的蛋白质、脂肪、碳水化合物及微量元素，满足宝宝生长及大脑发育的营养需求。②提高免疫力，预防疾病，母乳中含有巨噬细胞等多种免疫活性细胞和丰富的免疫球蛋白，如分泌型 IgA、溶菌酶、乳铁蛋白等，预防呼吸道、消化道感染。③易于消化，母乳停留在胃里的时间比配方奶及牛奶短，母乳更易消化。④预防肥胖、保护牙齿。

3. 对于家庭　①经济实惠。②方便快捷。③促进亲子关系，利于家庭和谐。

4. 对社会　①减少资源浪费。②促进群体健康水平的提高。

（二）母乳喂养的物品准备

母亲准备一些大小合适、舒适的哺乳胸罩，给哺乳期的乳房提供重要支撑作用，还需准备防溢垫，吸收乳房漏出的乳汁。

（三）母乳喂养的姿势

哺乳时选一个对于母亲和宝宝都感到舒适的姿势，常见的哺乳姿势有摇篮抱法、交叉摇篮抱法、橄榄球抱法、侧卧位。

（四）母乳喂养措施

①早吸吮，正常分娩、母婴健康情况良好时，分娩后立即进行早接触、早吸吮。②24 小时母婴同室。③按需哺乳，大多数新生儿每天吃 8～12 次奶，一般每次哺乳一侧乳房约半小时左右。约一个月左右，90％的健康婴儿可建立自己的吃奶规律。④每次哺乳时新生儿吸空一侧乳房，再吸吮另一侧乳房。⑤每次哺乳后，将婴儿抱起轻拍背部 1～2 分钟，排除胃内空气，不要大幅度改变婴儿体位，防止吐奶。

二、新生儿状态

（一）新生儿睡眠

刚出生时新生儿并没有白天和黑夜的概念，一般每天需要睡眠 16～20 小时，与胃内食物排空的时间有关，所以不分昼夜，两次吃奶间的睡眠时间相似。随着婴儿神经系统逐渐完善，睡眠和清醒阶段也就越来越明确。

（二）新生儿状态

新生儿的行为能力与状态密切相关，在不同的状态下有不同的行为能力，按照觉醒和睡眠的不同程度分为 6 种状态：安静觉醒、活动觉醒、哭、瞌睡、安静睡眠（深睡）、活动睡眠（浅睡）。

1. 安静觉醒状态　新生儿很安静、无动作，双眼睁得很大，明亮发光，比较机敏，喜欢看人脸、红球，对外界有很好的感受能力，对外来刺激做出反应，并学习适应外界的能力，但这种状态时间极短，在此状态下进行亲子交流，效果更好。

2. 活动觉醒状态　新生儿活动增加，有时是脸及双眼的活动，有时是全身运动，呈阵发性，伴有特殊的韵律，这可能是新生儿给爸爸妈妈发出的一种信号，便于亲子联结。

3. 哭　此期新生儿哭时四肢有力地活动，双眼睁开或闭合，脸变得很红，这是新生儿与父母交流的一种方式，用哭来表示一种意愿，可能是饿了、困了、尿布湿了、身体不舒服等，父母亲要读懂新生儿的意愿，适当处理，满足新生儿的需要。

4. 瞌睡状态　一般发生在入睡前或刚睡醒后，双眼半开半闭，眼睑抖动，有时微笑、皱眉或噘嘴唇，目光发呆、反应迟钝，这是觉醒与睡眠之间的过渡阶段，持续时间较短。

5. 安静睡眠状态　新生儿的脸部放松，眼睛闭合，呼吸均匀，全身除有偶尔的惊跳和轻微的嘴巴运动外，没有自然活动，处于完全休息状态。

6. 活动睡眠状态　这个状态下，新生儿双眼闭合，眼睑下可见眼球快速运动，眼睑颤动，有时会短暂地睁眼，会有短暂的微笑、皱眉或吸吮动作，身体偶有活动，呼吸比安静睡眠状态要快，在新生儿觉醒前是活动睡眠状态。

新生儿一天睡眠时间为16～20小时。认识新生儿的这些不同状态持续的时间、表现、对外界刺激可能的反应，可以让父母更好地了解新生儿，知道新生儿的需要，恰当地满足他们的需求，又不完全打扰他们的休息，以利于新生儿形成自己的睡眠规律。

三、新生儿的感知觉能力

感觉是指感觉器官从环境中选择性获取信息的能力，对直接作用于感觉器官的事物的个别属性（颜色、声音、气味等）的反应，包括视觉、听觉、嗅觉等。知觉是人脑对直接作用于感觉器官的事物整体的反映，是对感觉信息的组织和解释过程，包括触觉、温度觉、痛觉等。感知是一个基本的心理过程，通过感知，人们获得外界环境的知识，这是认知过程的重要部分。感知觉的发育从出生时就已经开始，在婴儿时期发展迅速，在婴儿早期活动中，感知觉占主导地位，对婴儿运动、语言、社会适应能力的发育起着重要促进作用，是婴儿认识自我、认识世界的第一步，也是以后记忆、思维、喜怒哀乐等心理活动发展的基础。

（一）视觉

新生儿出生已具备一定的视觉能力，已经能分辨光亮和颜色，能关注和跟踪移动的光点或物体，如运动着的光点、活动的人脸和活动的球，移动着的颜色鲜明的物体比较能吸引新生儿。在给出生不久的新生儿做新生儿行为能力测定时，他们能注视移动着的红球并有目光的跟踪，就能很好地说明这一点。一般<2 月龄的婴儿最佳的注视距离为 15～20 cm，4 月龄时已经可以聚集近的或远的目标，并进行视线焦距的调节，其调节能力已与成人相仿。出生 2 个月内，颜色视觉也有很大发展，3～4 个月颜色视觉能力已基本接近成人。婴儿偏爱的颜色依次是红色、黄绿色、橙色、蓝色等。

(二) 听觉

胎龄 20～24 周的胎儿听觉系统开始建立，出生后随着耳中羊水的清除，声音更易被传递和感知。日龄越大，听觉敏感度越好，对声音的频率敏感，高频区的听力比成人好。能分辨 200～250 Hz/s 的区别，能区别语言与非语言，分别不同的语言，这个能力利于语言学习。婴儿喜欢音乐，讨厌噪声，对音乐有很强的感知能力。

(三) 嗅觉、味觉、触觉

1. 嗅觉　胎龄 28～30 周的胎儿嗅觉器官已经发育成熟，出生就能对嗅觉做出反应，吸吮母乳主要靠嗅觉完成。当嗅到奶香的乳垫时，能分辨母亲气味，将头自动转向母亲的乳垫。3～4 个月能稳定地区别不同的气味，对特殊的刺激性味道逐渐做到回避，采用翻身或扭头来逃避，说明嗅觉随着生长发育而越来越灵敏。

2. 味觉　味觉感受器在胎儿 10～12 周时开始发育，24 周胎龄时已形成，出生时已发育得很好，因此味觉是新生儿出生时最发达的感觉，相当灵敏，能辨别喜欢的甜味和不喜欢的苦、咸、酸，把这些不同的味道放在婴儿的舌尖，可以看到婴儿有不同的面部表情，如愉快、皱眉、闭眼等积极和消极的反应。人类味觉系统在婴儿与儿童时期最为发达，以后逐渐衰退。

3. 触觉　触觉是婴儿认识世界的主要手段，也是建立亲子关系的主要方法。婴儿在出生时即有触觉反应，新生儿时期的吸吮反射、觅食反射、握持反射也是以触觉反应为基础的，当轻抚其腹部、面颊，他们会停止哭泣，他们喜欢柔软光滑的表面，而不是粗糙的表面，因此，在群组化活动中应引导产妇进行早接触、早吸吮、母子皮肤贴皮肤的袋鼠式护理、新生儿抚触等方法，对婴儿进行轻柔的触摸、依偎和拥抱，保持新生儿生命体征及血糖的稳定、促进纯母乳喂养、促进新生儿神经系统的发育，把爱传递给婴儿。

4. 知觉　知觉是感觉的加工过程，约在生后 4～5 个月才会表现出明显的知觉活动，与手眼的协调动作发育有协同作用。3～4 个月对形状产生知觉，4～5 个月对物体产生整体知觉，能把部分遮盖的物体看作同一物体，能寻找、抓握、晃动玩具，空间知觉、距离知觉、自我知觉等都是在婴儿时期逐渐形成的。

婴儿这些感知觉发育的里程碑为人们进行早期教育提供了科学依据，要利用这些特点，借助丰富的环境刺激、语言沟通促进婴儿对世界的认知和探索，让他们成长在爱的氛围里。

四、识别婴儿哭闹的原因并掌握处理方法

啼哭是婴儿的本能反应，他们用哭声来寻求安慰和需求，表达痛苦和不适，想要理解婴儿的哭声，快速安抚婴儿，让婴儿安静下来，需要了解以下内容：

（一）寻找婴儿哭闹不停的原因

1. 生理性　饿了、困了、太冷、太热、大小便、过度疲劳或过度刺激。

2. 心理性　没有安全感、孤单、无聊或害怕。

3. 病理性　感冒、发热、身体某部位的疼痛等。

（二）理解婴儿的哭闹

婴儿哭泣是他们表达需求的方式，可能是饿了、累了或者受到太多的外界刺激而不舒适，也可能没有原因地哭闹。哭有时是健康的信号，有利于增加肺活量，有时是疾病的信号，安抚无效。无论是怎样的原因，父母们都要理解婴儿哭泣的原因，及时回应。研究表明，当婴儿哭泣时，给予及时回应，需求不同，婴儿哭泣的声调也不一样。父母应经过实践，理解婴儿想要的需求。

1. 婴儿正常的啼哭，抑扬顿挫、不刺耳、声音洪亮、节奏感强烈，没有眼泪，没有伴随症状，不影响睡眠及吃奶。每日累计啼哭时间可达 2 小时，一般 4～5 次，是婴儿的一种运动，可以安慰，父母只要搂抱、轻拍、对婴儿笑一笑，哭声就会停止。

2. 因饥饿而引发的哭声，带有乞求，短促而低沉，由小变大，不急不缓，很有节奏，触碰宝宝脸颊会有吸吮动作，喂奶后哭声停止。

3. 因异物刺痛、蚊叮虫咬，即因疼痛而引发的哭泣突然发生，声音高调而持续；因困而引发的哭闹，呈阵发性，一声声不耐烦的嚎哭，伴有揉眼睛，发生的时间比较固定。

4. 因外部的刺激不舒适而引发的哭泣，如大小便，哭声强度较轻，伴有两腿乱蹬，需要更换尿不湿。

5. 肠绞痛。在婴儿未满 4 个月前，肠壁神经发育不成熟，肠蠕动不规则，蠕动过快，肠管痉挛引发疼痛。肠痉挛一般发生在下午 4～8 点及凌晨零点左右。婴儿的哭声高而尖，伴有握拳踢腿等动作，表情痛苦，难以安抚。

6. 因疾病而引发的哭泣，大哭不止，哭声显得有气无力，伴有全身扭动、拍打头部、喷射性呕吐、抽搐等症状。

（三）安抚哭闹不停的婴儿

1. 父母要调整好自己的心态。不要过分着急，认真寻找原因，去处理和安慰宝宝。同时采用多种方法会让宝宝无所适从，更加紧张和不安。

2. 仔细观察婴儿的情况和伴随症状，排除病理性哭闹，及时给予安抚与处理，如出现不愿吸吮、呕吐、腹胀、发热等，及时送医院治疗。

3. 有目的地关注婴儿每次哭闹的时段、哭闹的可能原因、持续的时间，以及使其停止哭闹的方法，总结经验，寻找有效的处理方法。

（四）可尝试的处理方法

1. 有节奏地轻拍或抱起踱步，逐步减慢速度，直至婴儿安静。

2. 满足婴儿的需要，关注婴儿周围的小环境温度、有无尖锐利器等伤害婴儿，换上舒适的尿不湿，哺乳或拥抱，满足婴儿需求。

3. 在群组内与其他家长交流，分享经验，互相学习处理哭闹问题的方法。

4. 如果针对各种原因已经做了处理，婴儿哭闹仍难以停止，可以把婴儿交给别人暂时照顾，保持稳定的情绪，放松心情，切记绝不能摇晃婴儿，以免引起颅脑损伤。

5. 寻求支援，在家人或亲友的帮助下渡过难关，也可向专业人员咨询。

6. 应对肠绞痛

（1）注意喂养方式：有研究表明，母乳喂养的婴儿不易发生肠绞痛，人工喂养的婴儿可能因为牛奶蛋白过敏导致肠道不适而加重绞痛症状，所以提倡母乳喂养，每次不要吃太多，间隔时间为 2～2.5 小时，喂奶时保持婴儿胸部抬高，及时拍嗝，减少空气吸入。

（2）腹部按摩：在脐周围顺时针按摩，帮助婴儿排除肠道内气体，减轻肠痉挛。

（3）飞机抱：把婴儿腹部朝下抱着，婴儿会感觉舒适些，这种抱法或姿势叫作“飞机抱”，具体的方法为，让婴儿头朝下趴在你的前臂上，将你的胳膊从婴儿的两条腿之间穿过，稳稳地托住，婴儿脸颊靠在你的手掌上，你的胳膊贴近自己的身体，紧紧环抱住婴儿，让婴儿有安全感，但不要让婴儿以这种姿势睡眠，以免造成意外。

（4）母亲的饮食：如果婴儿是母乳喂养，母亲的饮食要注意，减少可能引起婴儿过敏症状的乳制品及其他敏感的食物。禁食坚果、咖啡因和辛辣的食物。

婴儿的哭声就是他们的语言，他们是通过哭来引起大人的关注，表达自己此刻的需求。婴儿在哭的时候就是跟大人建立情感联结的时候，所以婴儿有表达，大人们就要及时回应，读懂婴儿发出的“哭的暗号”，满足婴儿的需求，建立正常健康的情感联结，培养婴儿良好的社会适应能力。

五、婴儿摇晃综合征

婴儿摇晃综合征（shaken baby syndrome，SBS）是婴儿期较常见的一种因头部损伤而引起的综合征，临床容易与中枢神经系统感染性疾病和外伤相混淆。婴幼儿，特别是 1 岁以内婴儿，由于脑部发育不完善，当受到外力给予的剧烈摇晃或暴力伤害时，脑部组织容易受到撞击，引起颅脑损伤和颈椎损伤，而致血管撕裂及脑神经纤维受损，出现颅内出血及各种神经损伤等一系列症状和体征，如硬脑膜下出血、蛛网膜下腔出血、弥漫性颅内损伤、脑水肿、视网膜出血等头部损伤症状，这类症状的后遗症包括头痛、头晕、失忆及智力受损，严重者因颅内出血可导致意识障碍、瘫痪，甚至死亡。一般不伴有头部表面及身体外部的损伤，常常是由于父母、看护人及保姆无意或有意的忽视所致，剧烈摇晃是最主要的致病因素。好发于2岁以下的婴幼儿，尤以6个月以内的婴儿为多见。

(一) 婴儿时期容易发生摇晃综合征的生理因素

1. 头部重而且大　婴儿期头部占整个身长的1/4，而成人为1/8。婴儿的颅骨既薄又软，前囟门未闭合，大脑的体积小于其颅腔的体积，且漂浮在脑脊液中。颅内血管脆性大，容易受外力的影响而发生颅内血管损伤，破裂出血。

2. 颈部肌肉和韧带发育不完善　婴儿期其运动神经、颈部肌肉和韧带发育不完善，表现为颈部松软，不能很好地支撑头部，也不会对头颅做自我保护，所以看起来头部会摇摇晃晃。因此，当猛烈摇晃婴儿头部时，其头部和身体不在共同的轴线上，且不断产生减速和加速运动，脑组织在颅腔内受到撞击而出现血管撕裂及脑神经纤维受损。脑损伤的程度取决于外力对婴儿头部摇晃的力量和次数。

(二) 与婴儿摇晃综合征相关的危险动作

1. 直接摇晃婴儿或摇晃摇篮　为安抚啼哭的婴儿，父母或看护人抓住婴儿肩膀前后快速摇晃婴儿或大幅度快速摇晃婴儿床。

2. 玩高举、抛接婴儿的游戏，逗乐婴儿。

3. 用力将婴儿摔在床垫或沙发上。

4. 乘坐不能妥善固定婴儿头部的交通工具，如摩托车等。

5. 乘车时没有按规定使用安全座椅。

6. 看护人将双手放在婴儿的两侧腋下，用力晃动坐在其大腿上的婴儿。

(三) 婴儿摇晃综合征常见临床表现

婴儿摇晃综合征可以引起一系列临床症状和综合征，而没有头部外伤史。主要表现如下：

1. 轻症　嗜睡、精神萎靡、反应迟钝、呕吐、四肢肌张力低下。

2. 重症　心率增加、呼吸增快、惊厥、嘴唇发绀、双眼凝视或上翻、昏迷。

3. 神经系统异常改变　易激惹、嗜睡、肌肉抖动、癫痫发作，昏迷，甚至死亡。

4. 多数病例可发生单侧或双侧广泛的视网膜出血。

5. 部分病例可出现典型的硬脑膜下血肿三联征，即硬脑膜下出血、脑水肿、视网膜出血。

6. 部分病例可出现长骨骨折或肋骨骨折，大部分病例没有头部及身体局部外伤表现。

7. 20%的病例受伤后数天内死亡，大部分遗留有不同程度的后遗症，包括学习障碍、行为异常、严重的精神心理发育迟滞、瘫痪、失明、不能进食或成为植物人。

8. 婴儿摇晃综合征早期诊断比较困难，父母或监护人不能提供有价值的病史，有时还会刻意隐瞒。

因此，婴儿摇晃综合征的症状轻重程度不一，可伴或不伴有头部外伤病史，患儿可出现轻症或重症表现，这些症状和体征对诊断有重要价值，但是体征很少。当婴儿，尤其是1岁以内的婴儿出现发热、呕吐、嗜睡、精神萎靡、惊厥或意识障碍、昏迷等症状时，要高度警惕是否有婴儿摇晃综合征，应做全身的检查而且必须做触诊和视诊检查。

（四）受伤后及时送医

1. 摇晃或受伤后，婴儿哭泣表示意识感觉存在，若无哭闹，可拍打婴儿足底，刺激其哭泣，或用玩具刺激婴儿，看是否能伸手抓取。若刺激后有反应，是正常的表现。

2. 如果采用多种刺激方法婴儿都没有反应，且出现呕吐、嗜睡、呼之不应等表现时，应立即送医院救治。

（五）群组化活动中婴儿摇晃综合征的预防知识

1. 提高产妇及家属对综合征的认知水平，形成“不要摇晃婴儿”的行动计划，预防婴儿摇晃综合征的发生。

2. 倡导家庭教育，避免体罚婴儿，关注监护人或看护人的家庭及情绪状况。对处于困境的父母，鼓励他们用语言表达情感和困难，提供必要的咨询、指导与帮助，学会正确应对和安抚婴儿的哭闹，稳定自己的情绪。

3. 避免可能引起婴儿摇晃综合征的危险动作和行为，如一些年轻的父母，当婴儿哭闹时，用力地摇晃摇篮或婴儿，或者为了逗乐婴儿不断地向上高举、抛接婴儿，或前后、上下摇晃婴儿的肩膀和胸部，引得孩子咯咯大笑，这些都是危险的动作；乘坐交通工具时，按规范要求使用安全椅。

（周　琴　于晶晶）

群组化活动主题示范：亲子共读——宝宝的第一本书

【主题名称】亲子共读——宝宝的第一本书

【用物准备】布或不织布、铜版纸、打印机、塑封机和塑封膜、剪刀、打孔机和装订环、胶水、魔术贴、串珠、纽扣、毛线、鞋带、拉链、“安静书”素材等

【组内成员】主要促导者、辅助促导者、8～12位产妇及各自所陪伴的一位家属

【活动目标】认识到亲子共读的重要性；由爸爸妈妈亲手做出来带给孩子的第一本书，意义非凡；让家庭成员意识到，人与书并不是先天互相吸引的，开始时必须要有媒介，父母、促导者都是重要的媒介

【活动内容】

1．开场形式　促导者引导：“你愿意为自己宝宝制作一本书吗？宝宝出生之后繁杂事情太多了，如果这个时候你有更多的时间，那么或许可以考虑送他/她一本你做的书。相信这撕不坏的书会受到孩子的喜欢。”

2．促导基本过程

(1) 将“安静书”素材放在一个盒子或图片夹中，在群内进行传递。

(2) 每位成员可选取一个主题，介绍制作简易“安静书”的方法。

(3) 促导者进行示范。用姿势、动作或表情等演示出宝宝的视觉、认知、感知等需求，让群内其他成员来猜测需要对其满足哪一项感知需求。但不能用语言描述。

(4) 当群内成员猜到正确的感知需求时，所有成员可共同针对此需求制作出属于自己宝宝的独一无二的“安静书”。从简单的色彩，到彩色认知，到分辨寻找，到逻辑思维，融合对宝宝的视觉训练、感知、认知和手眼脑协调。

3．结束形式　将所有群组内成员制作的“送给宝宝的第一本书”拍照、创作出相册配上合适的音乐保存，生成电子版相册。在主要促导者的带领下，所有成员一起说：“亲爱的宝贝，我们准备好了，妈妈爱你。”

（陈蜜蜂）

参考文献

[1] 刘宁，李喆，钟际香．高龄二胎产妇产后优化护理及管理的最佳证据总结．中华护理杂志，2019，54（12）：1881-1886．

[2] WHO recommendations on maternal health：guidelines approved by the WHO Guidelines Review Committee. Geneva：World Health Organization，2017.

[3] 谢幸，孔北华，段涛．妇产科学．9版．北京：人民卫生出版社，2018.

[4] Sénat MV，Sentilhes L，Battut A，et al. Postpartum practice：guidelines for clinical practice from the French College of Gynaecologists and Obstetricians (CNGOF). Eur J Obstet Gynecol Reprod Biol，2016 (202)：1-8.
[5] 安力彬，陆虹．妇产科护理学. 6 版. 北京：人民卫生出版社，2017.
[6] 杨孜，张为远．《妊娠期高血压疾病诊治指南（2020）》解读．中华妇产科杂志，2020，55 (6)：425-432.
[7] 周英凤，章孟星，李丽，等．《妊娠期糖尿病临床护理实践指南》推荐意见专家共识．护理研究，2020，34 (24)：4313-4318.
[8] Gascoin G. Early complications and management of newborns during the first month of life. J Gynecol Obstet Biol Reprod (Paris)，2015，44 (10)：1147-1151.
[9] Committee Opinion No. 666：Optimizing postpartum care. Obstet Gynecol，2016，127 (6)：e187-e192.
[10] 张玉侠．实用新生儿护理学. 北京：人民卫生出版社，2015.
[11] 中华医学会围产医学分会．中国新生儿早期基本保健技术专家共识（2020). 中华围产医学杂志，2020，23 (7)：433-440.
[12] 刘真，孙瑜．妊娠期及产褥期静脉血栓栓塞疾病诊治：2015 英国皇家妇产科医师学会指南解读．中华围产医学杂志，2017，20 (12)：841-845.
[13] 刘宁，李喆，钟际香．高龄二胎产妇产后优化护理及管理的最佳证据总结．中华护理杂志，2019，54 (12)：1881-1886.
[14] National Institute for Health and Care Excellence. Postnatal care. Quality standard. Manchester：NICE，2013.
[15] 张莉，张军，黄晓莉. 美国妇产科医师协会《优化产后护理》意见解读．妇产与遗传，2017，7 (4)：37-40.
[16] 罗伯特·约翰逊，艾丝特·克里奇，沃尔特·库克．梅奥育儿全书. 崔玉涛，译．北京：北京科学技术出版社，2017.
[17] 鲍秀兰．0～3 岁儿童最佳的人生开端．北京：中国发展出版社，2006.
[18] 焦富勇．婴儿摇荡综合征. 北京：人民卫生出版社，2010.
[19] 王子莲，杨慧霞，中华医学会妇产科学分会产科学组．妊娠期及产褥期静脉血栓栓塞症预防和诊治专家共识．中华妇产科杂志，2021，56 (4)：236-243.